U0189440

原书第 2 版 (2nd Edition)

Oxford Handbook of
Neuroscience Nursing

原著 [英] Catheryne Waterhouse [英] Sue Woodward

神经科学
护理指南

主审 吴欣娟   主译 韩斌如

中国科学技术出版社

·北 京·

图书在版编目（CIP）数据

神经科学护理指南：原书第 2 版 /（英）凯瑟琳·沃特豪斯 (Catheryne Waterhouse)，（英）苏·伍德沃德 (Sue Woodward) 原著 ; 韩斌如主译 . — 北京 : 中国科学技术出版社，2024.1

书名原文 : Oxford Handbook of Neuroscience Nursing, 2e

ISBN 978-7-5236-0406-9

Ⅰ . ①神… Ⅱ . ①凯… ②苏… ③韩… Ⅲ . ①神经系统疾病—护理—指南 Ⅳ . ① R473.74-62

中国国家版本馆 CIP 数据核字 (2023) 第 234783 号

著作权合同登记号 : 01-2023-1277

策划编辑　刘　阳　孙　超
责任编辑　刘　阳
装帧设计　佳木水轩
责任印制　李晓霖

出　　版　中国科学技术出版社
发　　行　中国科学技术出版社有限公司发行部
地　　址　北京市海淀区中关村南大街 16 号
邮　　编　100081
发行电话　010-62173865
传　　真　010-62179148
网　　址　http://www.cspbooks.com.cn

开　　本　889mm×1194mm　1/16
字　　数　398 千字
印　　张　16
版　　次　2024 年 1 月第 1 版
印　　次　2024 年 1 月第 1 次印刷
印　　刷　北京盛通印刷股份有限公司
书　　号　ISBN 978-7-5236-0406-9/R·3153
定　　价　148.00 元

版权声明

译校者名单

主　审　吴欣娟　　中国医学科学院北京协和医院
主　译　韩斌如　　首都医科大学宣武医院
副主译　李葆华　　北京大学第三医院
　　　　蔡卫新　　首都医科大学附属北京天坛医院
　　　　常　红　　首都医科大学宣武医院
　　　　陈　曦　　首都医科大学宣武医院
译校者（以姓氏笔画为序）
　　　　王庆玲　　首都医科大学宣武医院
　　　　王燕秋　　首都医科大学宣武医院
　　　　刘海霞　　河北医科大学第一医院
　　　　孙克娟　　河北医科大学第一医院
　　　　李秋萍　　首都医科大学宣武医院
　　　　吴　颖　　四川大学华西医院
　　　　余自娟　　首都医科大学宣武医院
　　　　张　冉　　首都医科大学附属北京天坛医院
　　　　张鹤立　　北京大学第三医院
　　　　范凯婷　　首都医科大学宣武医院
　　　　周晓姝　　北京大学第三医院
　　　　徐凤霞　　首都医科大学宣武医院
　　　　高文慧　　首都医科大学宣武医院
　　　　唐　珊　　山西医科大学第一医院
　　　　梅爱英　　首都医科大学宣武医院
　　　　董婷婷　　首都医科大学宣武医院
　　　　蒋　艳　　四川大学华西医院

主译简介

韩斌如，护理学硕士，教授，主任护师，博士研究生导师，首都医科大学宣武医院护理部主任，首都医科大学临床护理学院副院长。中华护理学会第二十八届理事会常务理事、副秘书长，中华护理学会健康管理委员会主任委员，中华护理学会科普工作委员会副主任委员，北京护理学会副会长，北京护理者工作协会副会长，《护理学杂志》《中华现代护理杂志》编委。获华夏医学科技奖卫生管理奖、中华护理学会科技奖、北京护理学会科学技术奖、中国医院管理奖等奖项，先后荣获"首都优秀护理工作者""美丽天使奖""中华医学会突出贡献奖"等称号。主持北京市科学技术委员会、西城区科技专项等研究课题 25 项，于 SCI 期刊发表学术论文 10 篇，于中文核心期刊发表论文 210 余篇，主编及参编著作 15 部，参与制订指南及标准 2 种。

内容提要

本书引进自牛津大学出版社，由英国谢菲尔德大学 Catheryne Waterhouse 和伦敦国王学院 Sue Woodward 护理专家联合编写，为全新第 2 版，是一部细致全面、专注、系统的神经专科护理学实用参考书。著者结合神经专科护理中的最新进展与最佳循证实践，进行了多角度的系统阐述。全书共 14 章，不仅介绍了神经系统的基本结构、生理功能、评估与检查项目、诊断技术，神经系统疾病的常用药物和治疗方法，神经系统急性状态的表现及护理方法，神经科常见问题、症状、疾病的诊疗和护理，神经外科疾病的诊疗和护理，神经重症、神经康复的护理等内容，还对神经科学护理实践的相关政策、神经疾病诊疗和护理中的法律及伦理问题进行了探讨，并特别介绍了神经科疾病的补充和替代疗法、小儿神经科学护理等内容。本书阐释简洁，内容实用，是一部不可多得的神经科学护理案头工具书，可供国内神经专科护理专家、护士及护理专业学生在临床实践中借鉴参考，也可为其他专科护士在护理神经系统问题患者时提供有针对性的指导。

译者前言

　　本书原著由英国谢菲尔德大学 Catheryne Waterhouse 和伦敦国王学院 Sue Woodward 护理专家联袂编撰，旨在为对神经科学护理专业的广大同仁提供帮助。神经科学专业是一个庞大的专业，涉及广泛的神经系统疾病，其中包含许多进行性、恶化、改变生活和限制生命的疾病，不仅影响患者，还影响其家人和照护者。同时，急性损伤和创伤后重症患者的护理在持续康复方面面临着严峻挑战。为了应对这些挑战，本书围绕神经科常见症状、疾病、诊疗、护理等方面提供了翔实的知识，并提供了最好的可用证据来指导实践和护理。本书结构非常清晰且完整，从神经系统的解剖与生理学基础起始，序列梳理神经系统的评估、诊断、常见症状、常见疾病、急性创伤护理、危重症护理、长期护理、护理康复等内容，使读者能够更系统地学习理解。其次，原著者并非简单罗列现有知识，而是将神经外科护理中的最新进展融入了知识体系，以及提供了最佳实践证据以保证在护理中的应用价值。此外，本书还提供了患者对所患神经疾病的看法，通过多视角来呈现相关知识。

　　在此，我要感谢参与本书翻译的每一位译者，我们组建了一支具备强大实力的翻译团队，团队成员来自首都医科大学宣武医院、首都医科大学附属北京天坛医院、北京大学第三医院、四川大学华西医院、河北医科大学第一医院、山西医科大学第一医院，本书译者都是在神经专科方面颇有造诣的护理专家。为确保中文翻译版与原著的一致性和准确性，本书每章都由至少两至三名成员共同翻译与审核，在此感谢团队每一位成员在繁忙的工作中抽出宝贵的时间精推细敲、反复斟酌，经由多轮认真阅读、理解、翻译和审核中文翻译版才得以呈现，其实还有很多帮助过本书翻译的老师们没有署名，我也要感谢每一位译者和"隐形"译者不辞辛劳的付出。同时感谢中国科学技术出版社的编辑和工作人员，他们为此次中文版的引进和出版付出了大量的精力，没有大家精益求精的努力与协作，本书很难顺利呈现给广大读者。相信本书不仅能帮助卫生医疗人员掌握神经外科疾病的最佳护理技术，还能增加医护人员对患者需求的理解及共情，进而深化神经科学护理专业与人文融合发展。

　　由于中外术语规范及语言表述习惯有所差异，中文翻译版可能存在一些疏漏或欠妥之处，恳请读者批评指正。

首都医科大学宣武医院　韩斌如

原书前言

我们想要介绍一下这部全新版本的 *Oxford Handbook of Neuroscience Nursing*。虽然本书旨在为医学生及刚入职的护士提供帮助，但我们身边的朋友、同事或家人也可能会患有神经系统的长期病症，本书应该不失为一个宝贵的资源，可以增加我们对普通人群知之甚少的复杂疾病和症状的管理。

回顾过去 10 年取得的进步，由于疾病的诊断及神经科学护理领域的发展，许多事情发生了很大变化，但固守成规让有些事情仍保持不变。人口老龄化问题及越来越多的慢性健康问题使医疗卫生保健面临巨大变化。有资料显示，在英国，脑卒中是导致严重残疾的最主要原因，并且随着痴呆症、帕金森病和其他神经系统疾病发病率的上升，人们对急诊、初级保健资源和资金的需求越来越大。

神经科学是一个庞大的专业，有多个亚专业，涉及急性住院治疗、康复治疗及居家延续护理等多个领域。许多患有急慢性或退行性疾病的患者，如果不加以诊断和治疗，常发生一些并发症，例如，吞咽困难、吸入性肺炎、膀胱和肠道问题、抑郁症及幸福感丧失，提高了发病率和死亡率。这些患者需要接受常规治疗和个体化治疗的混合疗法，这些疗法与许多专业实践领域相关，需要掌握疾病的相关知识和患者的病情。无论您在哪个专业领域工作，作为卫生医疗人员，您都是多学科团队中的重要利益相关者，在帮助评估、实施和评价所有患者路径的循证护理方面发挥着关键作用。

无论是由急性创伤还是长期病症导致的患神经系统疾病的患者，护理都是高度复杂、情绪化、具有挑战性的，且经常涉及不同层次的伦理决策。我们需要有同情心、技能娴熟、知识渊博、有能力的护士在正确的时间提供正确的护理，使患者及其家属能够适应疾病所带来的破坏性影响。我们希望这部快速参考书能让从业者放心，他们正在为患者提供最佳质量的护理。

目　录

第4章 神经系统检查

第5章 常用药物与治疗方法

第6章 神经系统急症

第 9 章　神经外科护理

第 10 章 神经重症护理

第 14 章 儿科神经科学护理

附录部分

第 1 章　政策对神经科学实践的影响

Policy influences on neuroscience practice

一、概述

本章为读者介绍了英国影响和促进神经病学护理实践发展的相关健康卫生政策。护理人员潜移默化且深刻地影响着医疗保健服务政策的制定，并帮助规范未来的护理实践。国家和地方各级各类专家组成员的参与和努力，直接推动了相关立法、政策和指导方针的制定，进而影响了资源的分配和高质量护理服务的提供。本章还对影响护理实践的关键术语进行了解释，这些解释虽然不是政策或制度中的内容，但对于理解和掌握相关术语非常重要。神经科医护人员经常见到的术语，包括：标准、志愿部门的作用、专家级别的患者、安宁疗护的原则、照护者相关问题。

二、英国国民健康服务（NHS）的长期发展计划（2019）

英国国民健康服务（National Health Service，NSH）的长期发展计划是由多个专业机构和人员协作制定的，包括英国护理质量委员会（Care Quality Commission，CQC）、英国公共卫生部、NHS 质量改善部门、高级管理人员、临床医生和患者等，其目的是将医疗保健服务的重点转移到提升预防医学的重视度上，并在护理质量和资金支配方面给予患者更多的话语权以缩小服务差距。NHS 的长期发展计划中汇集了自 2000 年以来制定的多项法规，包括以下内容。

1.《NHS 发展计划》（2000）（*The NHS Plan*，2000）：重点是增加从业人员数量，减少具备准入资格的申请人员数量，并提出新的目标和标准。

2.《NHS 改善计划》（2004）（*The NHS Improvement Plan*，2004）：致力于将服务导向预防性健康战略，减少不平等性，优先为患有慢性疾病的人群提供照护。

3.《慢性疾病（神经疾病）的国家服务框架》（2005）[*National Service Framework for Long-term（Neurological）Conditions*，2005]：主要为患有慢性神经系统疾病的患者提供服务，如癫痫、多发性硬化（multiple sclerosis，MS）、帕金森病（Parkinson's disease，PD）、卒中和脊髓损伤等，其也与患有糖尿病和类风湿关节炎等其他慢性疾病的患者相关。英国卫生部（Department of Health，DH）发布的国家服务框架（National Service Framework，NSF）旨在提高护理服务标准，为 NHS 信托机构设定目标。

4.《我们的健康、我们的护理、我们的发言权》（2006）（*Our Health*，*Our Care*，*Our Say*，2006）：通过立法试图将以医院为基础的医疗服务转向基层医疗服务。

5.《面向大众的高质量护理》（2008）（*High Quality Care For All*，2008）：目标是提高护理服务质量和患者安全。

6.《健康的生活，健康的人》（2010）（*Healthy Lives*，*Healthy People*，2010）：未来公共卫生服务的长期愿景，强调预防性管理。

7.《公平与卓越：解放 NHS》（2010）（*Equity and Excellence*：*Liberating the NHS*，2010）：废除了初级保健信托机构和卫生策略管理局，目的是将资金和决策权下放给全科医师（general practitioner，GP）。

8.《NHS 未来五年展望》（2014）（*NHS Five Year Forward View*，2014）：认识到英国范围内服务的广泛可变性，强调医疗的不平等性，新药和治疗的花费增加，在试图满足老年患者和精神健康问题患者的需求时面临越来越多的挑战。

长期发展计划的目标

1. 确保每个人都有一个最好的生活开端，例如以下方面。

(1) 将产儿、孕产妇和新生儿的死亡率降低 50%。

(2) 为有早产风险的孕妇提供支持。

(3) 解决儿童肥胖问题。

(4) 改善精神卫生服务。

(5) 为有学习障碍的儿童提供支持。

(6) 改进儿童癌症的治疗方式。

2. 为重大健康问题提供世界一流的护理。

(1) 减少心脏病、卒中和痴呆症的发病率。

(2) 防止过早死亡。

(3) 早期诊断癌症。

(4) 改善精神心理问题的干预策略。

3. 支持健康老龄化。

(1) 增加对初级和社区保健服务的资助。

(2) 协调和整合初级保健服务，使患者能够得到更长时间的居家照护。

(3) 引进和成立快速反应小组，减少不必要的住院。

(4) 改进痴呆重症护理的照护。

(5) 改善患者在安宁疗护上的相关选择。

在国外，要求可持续发展和转型伙伴关系（sustainability and transformation partnership，STP）、综合护理系统（integrated care system，ICS）、地方委员会和志愿机构共同制订行动计划，使其能够实现 NHS 长期计划中提出的长期目标，强调以下五个优先领域。

1. 护理活动应以患者为中心：提倡"以不同的方式做事"，把权利交还给患者，对医疗需求进行自我管理；全科医生和社区服务人员合作发展"初级保健网络"和"综合保健系统"，共同提供服务。

2. 赋予医护人员为未来国民保健提供服务的权力：增加医生、护士、保健专业人员和实习生的数量，促进专业知识和技能的发展。

3. 发挥创新的力量：增加患者和医护人员使用数字技术的机会，以获取服务和健康信息。医护人员可通过"NHS 应用程序"访问患者的相关记录，其被认为是患者信息数字化的"第一道门"。

4. 使纳税人对国民保健服务的投资效益最大化：期望卫生专业人员尽快确定不同的和更具协作性的工作方式，以减少重复提供临床服务，并尽可能减少消耗品、药物、设备和管理方面的成本和支出。

5. 健康促进：加大投资力度，预防肥胖的发生，特别是在儿童中；戒烟，限酒，降低 2 型糖尿病的患病率。

拓展信息

[1] Bernard, S., Aspinal, F., Gridley, K., and Parker, G. (2010). Integrated services for people with longterm neurological conditions: evaluation of the impact of the national service framework. Final Report, SPRU Working Paper No. SDO 2399. Social Policy Research Unit, University of York. ✂ http://

php.york.ac.uk/inst/spru/research/summs/ltnc.php
[2] Department of Health (2005). The national service framework for long-term conditions. 🔗 http://www.dh.gov.uk/en/Publicationsandstatistics/Lettersandcirculars/Dearcolleagueletters/DH_4106704
[3] Department of Health (2006). Our health, our care, our say: a new direction for community services. 🔗 http://www.dh.gov.uk/en/Publicationsandstatistics/Publications/PublicationsPolicyAndGuidance/Browsable/DH_4127552.
[4] NHS England, NHS Improvement. (2019). Implementing the NHS long term plan: proposals for possible changes to legislation. 🔗 https://www.longtermplan.nhs.uk/publication/implementing-the-nhs-long-term-plan/

三、英国国家卫生与临床优化研究所，英国皇家内科医师学会和相关指南

1997 年成立了英国国家卫生与临床优化研究所（National Institute for Health and Care Excellence，NICE），审查证据并确保在整个保健服务中实施最佳护理实践。指南开发小组和临床专家在发布政策和指南之前，要研究临床证据的有效性和成本效益。

（一）NICE 已发布的指南

神经系统疾病的诊治指南，例如：①痴呆症，临床指南（clinical guideline，CG）97（2018）；②癫痫，CG137（2012）；③头部损伤，CG176（2014年修订）；④多发性硬化，CG186（2014）；⑤帕金森病，NICE 指南（NICE guideline，NG）71（2017）。

与神经系统疾病相关的护理指南，例如：①大便失禁，质量标准（quality standard，QS）49（2014）；②成人营养支持，CG32（2006）；③尿失禁，CG148（2012）。

所有指南都可以通过 NICE 网站（http://www.nice.org.uk）下载。

作为一个在有限的财务框架内工作的独立机构，经常在应该支持哪些药物和治疗途径方面艰

难抉择。患者团体和专业人员经常会对 NICE 关于 NHS 资助药物的决定提出上诉，因此 NICE 在决策之前必须在总体成本、对生活质量的影响、延长寿命和可能的不良反应之间权衡利弊，这被称为增量成本效益比（incremental cost-effectiveness ratio，ICER）。

（二）英国皇家内科医师学会和相关指南

英国皇家内科医师学会（Royal College of Physicians，RCP）等其他组织也已经发布了一些指南，如《脑卒中护理指南》，现已更新至第 5 版（RCP，2016）。

苏格兰校际指南网（Scottish Intercollegiate Guidelines network，SIGN）也发布了脑卒中照护、癫痫和头部损伤的管理指南。

拓展信息
[1] Royal College of Physicians (2016). *National Clinical Guidelines for Stroke*. Prepared by the Intercollegiate Stroke Working Party. London: Royal College of Physicians.
[2] Scottish Intercollegiate Guidelines Network: 🔗 http://www.sign.ac.uk

四、NHS RightCare：神经病学（2015）

NHS RightCare 计划于 2015 年启动，旨在通过减少患者治疗方案和患者体验中不必要的变化，从数量和质量上改善医疗保健结果。患有进行性神经疾病的患者经常在诊断和治疗上延迟，服务往往也是分散的，并且难以获得专家级的神经康复服务。为了做出可论证的和一致的改变，由有效的变革领导者、初级保健伙伴、分析师和 ICS 组成的 STP 团队致力于支持当地的 NHS 服务，目标是"第一次就做对"（get it right first time，GIRFT），确保正确的人在正确的时间、正确的地点获得正确的护理。

NHS RightCare 的原则

利用数据、证据和线索，诊断患者管理中的问题并确定改进时机；开发解决方案、规章制度和变革计划；在患者、群体和系统中进行改进。

为了便于实施，制订了一系列措施。

1. 开发数据包和资源，以支持合作伙伴和当地医疗保健系统。为进行性神经疾病的患者提供服务时，就如何应对人口社会学因素、贫困和年龄等关键性和挑战性问题提供实用性的指导建议。

2. 适用于多发性硬化、运动神经元疾病（motor neurone disease，MND）、帕金森病、多系统萎缩（multiple system atrophy，MSA）、进行性核上性麻痹（progressive supranuclear palsy，PSP）和皮质基底节变性患者的服务工具包，包含长期照护情景和案例研究，以便分享最佳实践，包括：①工具包；②去哪里查找工具包；③初级卫生保健包。

3. 为了开发资源以最大化的改进服务，RightCare 积极促进与运动神经元疾病协会、多发性硬化信托机构、帕金森和苏莱德基金会等主要利益相关方和志愿机构的合作。

4. 一种知识管理服务，使人们能够分享知识和经验，从而避免重复性工作并优化干预措施。

拓展信息

[1] NHS England (2019). NHS RightCare. ✎ https://www.england.nhs.uk/rightcare/

[2] Thomas, S. (2019). NHS RightCare and neurology. *British Journal of Neuroscience Nursing*, 15, 128–9.

五、重症监护服务指南，第2版
（GPICS，2019）

在过去的10年里，在改善危重患者的护理方面取得了重大进展，特别是自从成立大型的创伤中心以来，因多发伤、院外心搏骤停、头部损伤等入院的患者数量增加，患者的照护期望不断提高，对危急护理服务的需求也不断增加。

2015年出版了《英国重症监护服务指南》，在此基础上，形成了重症监护服务指南（guidelines for the provision of intensive care services，GPICS）。

GPICS 的第2版于2015年4月首次出版，被英国重症监护协会和重症工作者视为英国成人重症监护服务规划、委托和交付的优质参考资料，临床医生也已经使用其中的循证标准和建议来改善当地的服务和患者的护理，目前 GPICS 也被作为制订紧急服务策略时进行同行审查和评估的工具，并被 CQC 用来作为其他服务的基准。

GPICS 共分为6章，全文均在强调优化患者的照护需求，重视照护结果，确保患者始终在安全、高质量的环境中，由经过培训且经验丰富的医护人员提供充足的照护服务。

（一）确定要考虑的主要领域

1. 重症监护服务的医护人员：医护人员配备、照护体系、培训、高级重症护理实践者、专职医疗保健人员。

2. 重症监护服务的流程：能力管理、扩展重症监护服务、感染控制、康复训练、安宁疗护、器官捐献、能力和决策相关的法规。

3. 重症监护服务的护理实践：神经支持、呼吸支持。

4. 重症监护服务的其他方面：临床调试、重症监护网络、审计和质量改进、科学研究。

5. 重症监护服务的应急准备：重大事件、连环事件、烧伤。

6. 重症护理级别：包括设备、临床信息系统和环境。

（二）危重患者的分类

"高度依赖和重症监护"分期已被另一种分类方法所取代（表1-1），这种分类侧重于患者所需的护理水平，而不是他们所处的场所。

表 1-1 危重患者的分类

0 级	患者的需求可以通过急症医院的普通病房的护理得到满足
1 级	处于病情恶化风险中的患者，或最近从更高护理级别转移过来的患者，他们的需求可以在重症监护团队的延伸服务和支持下在急性病房得到满足
2 级	需要更详细观察或干预的患者，包括支持单个衰竭器官系统或术后护理，以及从更高级别护理中"退出"的患者
3 级	需要单独的高级呼吸支持或基本呼吸支持以及至少两个器官系统的支持的患者，该级别包括所有需要多器官衰竭支持的复杂患者

拓展信息

[1] Department of Health (2004). *Neuroscience Critical Care Report: Progress in Developing Services*. London: Department of Health. ✍ http://www.doh.gov.uk/nhsexec/compcritcare.htm

[2] The Faculty of Intensive Care Medicine and Intensive Care Society (2019). Guidelines for the Provision of Intensive Care Services (GPICS), second edition. ✍ https://www.ficm.ac.uk/standards-research-revalidation/guidelines-provision-intensive-care-services-v2

六、神经科学实践标准

标准管理的概念源于工业，提供了一种检查护理服务和重新检查绩效的方法。它是确保质量的一个重要部分，是一个将理论与实践联系起来的结构化过程。标准规定和推广当前的"最佳实践"，并根据最新的或正在出现的最佳证据不断审查和评估护理，为护理变革提供动力。标准的定义是多种多样的，但本质上是一个持续的过程，寻找最佳实践，设定比较标准，并通过计划行动提供优质服务。

（一）标准的五种主要类型

1. 内部：在组织/中心内——最常见。

2. 外部：在组织/中心之外——防止"重塑规则"或重复性工作。

3. 国际：指导国家卫生政策的优先事项。

4. 战略性：比较组织的策略。

5. 过程：处理组织服务交付中的流程和功能。

（二）建立标准的四个主要阶段

1. 计划：决定以什么为标准。

2. 测量：收集数据。

3. 分析：进行比较，共享信息，整合结果。

4. 实施：行动、监控和审查。

（三）标准的建立有助于以下方面

1. 监督服务。

2. 仔细检查护理服务，找出实践差距和研究要点。

3. 向他人学习。

4. 促进医院间的合作与联系。

5. 确定对额外资源的需求。

6. 减少自满情绪。

7. 减少部门/单位以外的人的误解。

8. 证明护理对患者预后的作用。

9. 建立团队朝着共同的目标努力。

10. 以创新的方式自下而上的进行变革。

11. 为服务对象提供直接的绩效指标。

（四）需要考虑的关键问题

1. 标准：资源的相关性、重要性、范围和可用性。

2. 长期效果：需要综合工作、专业共识和合作协议。

3. 领导力：需要承诺、动力、时间和资源。

4. 沟通：鼓励建立关系网和提高透明度。

5. 教育：方法和过程。

（五）英国国家神经科学标准工作组

英国国家神经科学标准工作组（National Neuroscience Benchmarking Group，NNBG）于 20 世纪 90 年代初在英国成立，成员包括临床护士和护理专业教师，它分为多个区域性团体，提供共享知识和专业技能的活跃网络，促进学习的文化氛围。其目的是规范、推进和改进实践。每个标准包含：①儿科格拉斯哥昏迷指数（Glasgow Coma Scale，GCS）；②一个整体的声明；③实现结果的四个因素：员工教育、患者教育、政策和文件；④关键资源；⑤实际标准；⑥实现每个因素的标志。

标准包括：①在内科、外科和康复等方面的临床治疗上存在差异；②每两年审查一次；③关注实践中出现的问题。

（六）儿科神经科学标准工作组

儿科神经科学标准工作组（Paediatric Neuroscience Benchmarking group，PNBG）成立于 1996 年，是一个由儿科神经科学护士组成的全国性专业小组，旨在制定、实施和监督英国各地的儿科神经科学最佳实践指南。该小组协助英国 17 个神经中心规范实践内容，提供支持和建议，促进神经中心间的比较、共享和改进神经内科护理。

神经科学护士能力发展、患者信息传递、个人审计发展和实施等项目是 PNBG 工作的重要组成部分。标准包含：①儿科 GCS；②脑室外引流（external ventricular drain，EVD）管理；③颅内压（intracranial pressure，ICP）管理；④程序性镇静；⑤疼痛管理；⑥脊髓闭合不全儿童的管理；⑦脊髓神经观察图。

拓展信息

[1] The NNBG is now under the umbrella of the British Association of Neuroscience Nurses. Published benchmarks can be accessed via the website: ✂ http://www.bann.org.uk

七、神经科学护理专家

神经科学护理专家为患有多发性硬化、帕金森病、脑卒中和癫痫等神经疾病的患者服务，专科护理角色能够满足患者复杂的自我护理需求，并协助解决患者不同的身体和情绪问题。

传统的专科护士在医院工作，但现在角色呈现多样化，包括支持初级护理信托、康复和姑息治疗的跨专业工作。

（一）神经科学护理专家的主要作用

1. 为患者和护理人员提供信息。

2. 对心理、社会和身体功能进行评估和干预。

3. 对疾病进行评估和干预。

4. 协调和护理管理。

5. 诊断管理。

6. 患者教育（个人和团体层面）。

7. 药物管理和支持。

8. 自我护理行为支持。

9. 症状预防或解决。

10. 其他健康专业人员的培训与教育。

11. 发展护理系统（指南和护理路径）。

12. 护理规划和病例管理。

13. 研究和审计。

以上组成部分与需要支持的长期患有神经疾病患者的需求密切相关，包括诊断期间、终身适应和应对、应对抑郁、保持个人自主权、满足日常生活需求、管理症状、应对耻辱感、解决关系问题、维持社会支持系统、解决经济就业问题。

（二）资源分配和专科护士配备

英国许多地区仍缺少神经科学护理专家，导致许多疾病慈善机构与 NHS 合作设立相关职位，也得到了制药公司的支持，帮助患者进行自我需求管理或护理。

（三）专科护理协会

现今许多疾病都有独立的专科护士协会，这些协会有力地促进了疾病和专科护理角色的联系，同时制订了专业可持续发展相关角色的知识和能力水平，例如，帕金森病和多发性硬化协会已经确定了从注册医生到护士顾问的职业发展路径，多发性硬化专科护士协会也制定了一份能级管理文件，详细描述了新入职护士、注册护士和护理专家的角色的核心内容（MS Trust，2003）。

拓展信息

[1] Epilepsy Nurses Association: http://www.esna-online.org.uk

[2] MS Trust, UKMSSNA, Royal College of Nursing (RCN). *Competencies for MS Specialist Services*. London: MS Trust.

[3] Multiple Sclerosis Specialist Nurse Association: http://www.ukmssna.org.uk

[4] Parkinson's Disease Nurse Specialist Association: http://www.pdnsa.net/events.html

八、神经外科与神经内科医师

（一）英国神经外科医师学会

英国神经外科医师学会（Society of British Neurosurgeons，SBNS）成立于 1926 年，由在神经外科和神经危重症照护领域工作的医生代表组成。SBNS 每两年召开一次会议，重点工作是介绍科学研究新进展，并审查国家神经外科审计计划（national neurosurgical audit programme，NNAP），以此来提高成员们的专业知识水平。NNAP 最终统计了英格兰所有神经外科患者的信息数据，SBNS 积极参与 GIRFT 项目，促进高标

准的专业实践的实施来改善患者的护理质量。

研究与出版物

1. 2015 年英国神经专业人力资源策划。

2. 辛伐他汀治疗动脉瘤性蛛网膜下腔出血（simvastation in aneurysmal subarachnoid haemorrhage，STASH）：一项多中心随机 3 期临床试验。

3. 欧洲标准 3235：低温治疗创伤性脑损伤后的颅内高压。

4. "BASICS" 试验：抗生素或 Silver 术对比标准的脑室腹膜分流术，为多中心、单盲、随机试验。

5. RESCUEicp（2016）：开颅减压术治疗外伤性颅内压的临床研究。

6. STASH 试验：评价辛伐他汀治疗动脉瘤性蛛网膜下腔出血的疗效。

（二）英国神经内科协会

该协会的目的是在神经病学领域通过高质量的教育和世界级的研究促进高标准的护理实践。

研究与出版物

1. MS-STAT2 研究：使用大剂量辛伐他汀治疗继发性进展性 MS。

2. MIROCALS：改变肌萎缩侧索硬化症的免疫反应和结果。

3. PARC 的调查：了解如何促进患有罕见神经系统疾病的患者进行身体活动。

4. NASHSTUDY：对癫痫发作的管理进行国家级别的审查，识别各医院之间的管理差异，提升管理水平。 http://www.nashstudy.org.uk.

九、神经系统联盟

神经系统联盟是由 80 个国家和地方的神经学慈善机构组成的团体，致力于改善神经疾病患者的生活质量。据估计，目前英国有 1650 万人患有神经系统疾病，其中许多患者的社会护理支

出持续攀升，这反映了社会老龄化，以及新生儿保健的改善增加了患者的生存机会。

研究与出版物

《患者体验调查》（2019）（The Patient Experience Survey，2019）发现，影响神经系统疾病患者生活质量的护理服务存在很大差异，例如，神经系统疾病的就诊和诊断明显延迟，大多数会延迟 12 个月；在整合护理路径上，患者和护理人员之间缺少沟通；缺乏护理计划；缺乏护理质量信息；缺乏对精神健康问题的支持；获得财务帮助的途径有限。

调查的主要建议

1. 制订国家神经病学发展计划。

2. TSP 应优先考虑改进措施。

3. 重新关注以患者为中心的护理。

4. 改善精神卫生服务。

5. 使用政策帮助提高神经系统疾病的护理服务质量。

6. 使长期患有神经系统疾病的患者能够认识并发挥自身在资金、就业和生活质量方面的潜力。

拓展信息

[1] The Neurological Alliance. Neuro Numbers 2019. ⌇ https://www.neural.org.uk/assets/pdfs/neuro-numbers-2019.pdf

[2] The Neurological Alliance. Regional variation in neurology patient experience. ⌇ https://2019survey.neural.org.uk

十、志愿部门的作用

志愿部门，近来也被称为第三部门，在神经系统疾病的护理中扮演着越来越重要的角色。该部门主要由一些小型、中型和大型慈善机构、社区团体和"非营利"组织组成，向法定机构提供一些不同的、免费或仅收取少量费用的服务。由于目前不存在支持和资助这种服务的法定，因此设定志愿部门，以满足地方和国家各级层面的需要。

按照规定，法定资金需要用于"一线"服务。因此，志愿部门争辩说他们提供的许多服务应该被视为"一线"服务。有类似工作经验的人员更加能够理解法定部门的工作人员正在面临着越来越大的压力，并对他们表示同情，同时，在志愿部门工作的人员还面临着另一种压力，在空闲时间里要花大量时间去扮演筹款人、雇主、营销主管、出版商、志愿者、假日组织者、预算负责人、就业法专家、公共演说家和管理人员的角色。

主要服务包括：信息 / 建议、辩护、居丧、咨询、临终关怀、长期照护、康复治疗（职业 / 身体 / 认知）、临时照护服务、日间照护服务，包括提供治疗和神经心理学支持、护理人员的支持和建议、扩展服务、住房 / 过渡性 / 独立生活条件、有益的建议。

专业的服务存在的形式多种多样，如提供"协助犬"等，可以识别主人什么时候会癫痫发作。志愿部门的工作人员也经常参与争取平等和改善服务的活动。当患者接受一线服务后，志愿部门会介入继续提供护理和支持，其中服务多是由慈善机构和非营利性组织提供的。

与其他法定机构一样，志愿部门也会雇佣员工，但志愿者可以做数小时的无偿工作，如果没有志愿者的支持，就无法提供现有的服务，志愿部门将不会继续存在，志愿服务也将不会继续开展。

十一、智力障碍与神经科学

智力障碍是一个涵盖了各种疾病的总称，狭义的智力障碍包括学习障碍、痴呆、长期和持久的精神健康问题、广泛性发育障碍（包括自闭症，阿斯佩格综合征，其他童年瓦解性精神障碍和雷特综合征）和获得性脑损伤等。广义的智力障碍还包括处于学习障碍边缘的人，存在影响日常功能的心理健康问题，但很多人仍未确诊。

（一）流行病学

这些群体的患病率仅为估计数。①轻度至中度学习障碍：在英国有 120 万人（每 1000 人中 25 人）；②严重的学习障碍：在英国有 21 万人；③获得性脑损伤：英国有 17 万人受到长期影响，其中 1.2 万人需要长期护理；④痴呆症：英格兰和威尔士每年有 16.5 万例新诊断的阿尔茨海默病（Alzheimer's disease，AD），占所有病例的 70%。

对于那些存在认知功能受损并患有长期精神健康问题的人，以及那些处于学习障碍和其他心理健康问题边缘的人，目前还没有可用的流行病学数据。

（二）诊断

诊断取决于损伤的原因。某些形式的学习障碍可能在出生前就被发现，例如，当有遗传疾病时。比较轻微的学习障碍通常在童年后期出现。

虽然痴呆症的风险随着年龄的增长而增加，但在英国有 1.8 万名 65 岁以下的人同样也患有痴呆症。

获得性脑损伤对个体发展存在持久的影响，其往往在创伤之后的某个时间点出现。

长期心理健康问题对认知功能的影响随着年龄的增长而增加，而那些有边缘性学习障碍的人似乎更容易在成年初期发展为心理健康问题。

（三）智力障碍的影响

这些影响差别很大，取决于个体以及损伤的原因和严重程度，但一般来说，更常见的问题包括：交流困难、在日常生活的自我护理方面存在困难、移动障碍、癫痫、出现心理健康问题的风险增加、自我孤立、痴呆风险增加、患肥胖或营养不良的风险增加、脱水和尿路感染、便秘、特殊的疾病症状表现、攻击性行为、增加了患癌症

的风险，尤其是胃肠道癌症。

（四）护理目的

主要目的是为患者群体提供主要的医疗服务，提供社会群体性护理，较少提供个体化服务。

（五）在健康环境中照顾智力障碍人士

1. 采用生物 - 心理 - 社会模式提供护理。
2. 使用简单的语言，避免使用比喻。
3. 使用肢体语言，态度友好。
4. 在调查时，研究对象要同时纳入护理人员和患者。
5. 确保他们明白你所说的话。
6. 如果需要，请给他们一些提示，提醒他们吃、喝、如厕等。
7. 如果患者表现出挑战性行为，则立即进行风险评估。
8. 解释攻击性行为，它们通常是一种交流方式。

拓展信息

[1] National Autistic Society: https://www.autism.org.uk/

十二、缓和照顾

缓和照顾是对晚期进展性疾病患者提供的积极的整体护理，包括疼痛管理和症状护理，提供至关重要的心理、精神和社会支持。缓和照顾的目标是提高患者及其家属的生活质量。缓和照顾的许多方面结合积极的治疗也适用于疾病的早期。

（一）缓和照顾在神经系统疾病患者中的作用

1. 控制或改善疼痛、肌肉痉挛、流口水和呼吸困难等症状。

2. 通过促进临终关怀护理机构中人员之间的互动和交流来提供社会支持。

3. 善于与疾病终末期感同身受的人员进行沟通。

4. 提前制订护理计划，以帮助解决生命末期出现的问题。

5. 支持在患者选择的地方死亡。

6. 在整个死亡的过程中提供护理。

7. 对家人和朋友的丧亲之痛予以支持。

（二）协同工作

缓和照顾的从业者均需要在多学科团队中开展工作，通常由专科护士（最大的群体）、医生和社会工作者、康复专业人员组成，进行跨学科合作，通常还包括牧师和其他精神顾问、职业治疗师和物理治疗师等。

（三）干预阶段

在任何进行性神经系统疾病的诊治过程中，有四个要点可能体现了缓和照顾的有效性，有时需要与缓和照顾从业者合作。

1. 诊断的时候，患者和家人可能会对死亡的本质和未来有恐惧和疑问。虽然神经科的医护团队是提供护理和支持的主要来源，但在关于疾病和死亡的沟通以及其他可用的支持方面，缓和照顾团队有很多值得学习的地方。

2. 随着病情加重，症状控制负担增加与功能下降也随之而来，生活中不确定性的增加将会成为一个沉重的负担，出现精神上的担忧，人们不断寻找他们生命的意义，在这个过程中，缓和照顾团队可以提供相当多的专业知识解决问题。

3. 死亡的过程中，临终关怀的专业知识和当地资源是非常宝贵的。

4. 对于长期照护者的丧亲之痛提供护理可能是一个挑战。

（四）缓和照顾和个人经历

每一个患有长期神经系统疾病患者的生活经历都是独特的。但是依然有部分经历或感受是相同的。英国国家缓和照顾委员会（National Council for Palliative Care，NCPC）和神经系统联盟已经以某种方式总结了这一感受和经历，同时也说明了与缓和照顾团队合作是非常重要的。

1. 引起痛苦的顽固性症状，尤其是疼痛，也包括恶心和呼吸困难。

2. 护理在协调和管理复杂需求方面存在的困难和挑战。

3. 寿命可能是有限的。

4. 出现沟通和胜任力方面的问题。

5. 有必要进行护理规划和提前决策。

（五）家庭支持

患有进行性神经系统疾病的患者的家属和朋友面临着特别的挑战，因为他们必须学会接受他们所爱的人的性格和认知的变化，以及身体依赖的增加。当一个人接近生命尽头时，非正式照护者会出现一种复杂的情绪。缓和照顾团队在探索和验证这些情绪方面有一定的经验和专业知识。

（六）小结

重要的是，不要假装觉得一切都会好起来，而是要提供改善的希望，消除对被遗弃的恐惧。

参考文献

[1] The National Council for Palliative Care (NCPC) new toolkit. ℅ http://www.ncpc.org.uk

拓展信息

[1] Help the Hospices: ℅ http://www.hospiceinformation.info

十三、照护者

照护者主要有两种类型：有偿和无偿。

（一）有偿的照护者

有偿的照护者通常受雇于法定服务机构或志愿组织，他们可以被雇佣作为护理人员、辅助人员或伙伴，提供友谊或陪伴。

然而，在极端情况下，遭受脑损伤（或医疗事故）的人可能会收到赔偿/保险赔偿，并且可能会自己雇佣照护人员。然而，成为雇主也有自己的压力。例如，合同、假期权利、病假工资、工作时间和培训等问题都必须考虑在内，为了应对这种情况，很多道路交通事故的受害者获得了赔偿金后，他们会雇佣案件管理人来处理这项工作。

（二）无偿的照护者

家庭成员往往默认成为照护者，人们通常认为，当患者离开医院后，家庭成员将承担照护者的责任。这可能是一个巨大的负担，因为无偿的照护者不得不放弃自己的工作和其他角色来照顾患者。更重要的是，他们可能不具备必要的技能或健康的身体来充分承担这一角色。

人们认识到，关系的破裂通常是因为家庭照护者所承受的生理、心理和社会压力比较大，比如有时伴侣作为主要的照护者可能是不合适的，因为相互之间关系美好的一面会受到影响，而一个有偿的照护者就不会出现这种情况。Headway UK 是一个脑损伤慈善机构，帮助脑损伤患者和他们的照护者。

如果一名家庭成员进行有偿照护，雇主只允许有限的休息时间，这是可以理解的。最终，家庭成员必须决定是否放弃工作以及其他收入，才能成为全职的照护者。

（三）照护者的评估

重要的是，无偿照护者在出院前需要被评估，评估其需求，就像患者在没有足够的支持下不能自行出院到社区一样，同样的，也不能让"无偿照护者"处于感到脆弱和危险的境地，他们也必须拥有一个强大的支持网络。

无偿照护者不应该处于其他人员期望他们承担这个角色的位置。护士和社会工作者不仅有照顾患者的责任，也有义务帮助无偿照护者制订最佳的短期、中期和长期的解决方案。专业人员必须意识到，对于无偿照护者而言，一个短期的解决方案通常可能会成为所有人都无法接受的长期解决方案。

（范凯婷 译 常红 校）

CHAPTER 2

第2章 神经解剖学与生理学基础

Underpinning neuroanatomy and physiology

一、神经系统划分

神经系统分为中枢神经系统（central nervous system，CNS）（图2-1）和周围神经系统（peripheral nervous system，PNS）（图2-2）。中枢神经系统由大脑和脊髓组成。周围神经系统由12对脑神经和脊髓神经组成。

二、神经系统细胞

有两种不同的细胞群：神经元和神经胶质细胞。

（一）神经元

神经元是大脑和神经系统的功能细胞，包括：①体细胞（存在细胞体内），典型的体细胞包含一个突出的细胞核，不包含中心粒，因此不能进行有丝分裂，当其受损时不能够自行恢复；体细胞还包含线粒体、核糖体和粗面内质网（又称尼氏小体），使细胞质呈现粗糙、灰色的外观；②几种接收输入信号的分支树突；③一种传递输出信号的细长轴突，轴突的底部附着在轴突小丘处，动作电位从轴突小丘和轴突之间的边界产生，轴突的分支被称为侧支，轴突在整个大脑中以束或簇的形式存在，在中枢神经系统的不同区域之间提供广泛的相互联系；④一个或多个突触小结，突触小结分别位于每个分支的顶端，作为突触的一部分，使神经元与其他细胞进行交流。

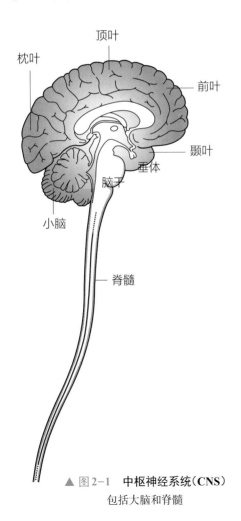

顶叶
枕叶
前叶
颞叶
垂体
脑干
小脑
脊髓

▲ 图2-1 中枢神经系统（CNS）
包括大脑和脊髓

012

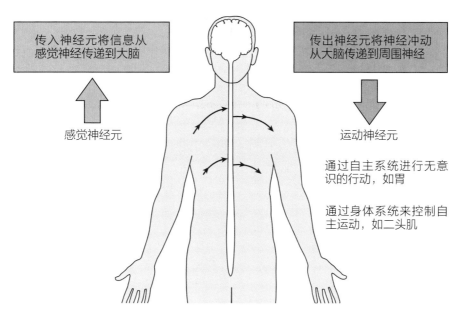

传入神经元将信息从
感觉神经传递到大脑

传出神经元将神经冲动
从大脑传递到周围神经

感觉神经元

运动神经元

通过自主系统进行无意
识的行动，如胃

通过身体系统来控制自
主运动，如二头肌

▲ 图 2-2　**周围神经系统（PNS）**

PNS 描述了大脑和脊髓外的神经系统的每个部分，传出神经元进一步分为交感神经（刺激
作用，如增加心率）和副交感神经（抑制靶器官 / 系统的作用，如降低心率）

1. 神经元形状

(1) 多极神经元：多极神经元由细胞体发出多个树突和一个轴突，控制骨骼肌的运动神经元。

(2) 单极神经元：单极神经元的树突和轴突是衔接着的，细胞体位于轴突的一侧，PNS 中的感觉神经元。

(3) 双极神经元：由一个树突和一个具有细胞体的轴突组成，如支配眼睛和耳朵的脑神经。

2. 神经元类型

(1) 感觉神经（传入神经）：在外部和内部环境之间传递信息。

(2) 运动神经（传出神经）：将信息从中枢神经系统传递到其他组织、器官或系统。

(3) 中间神经元：与大脑和脊髓内的多个神经元连接。

（二）神经胶质细胞

神经胶质细胞调节神经元周围的环境，支持

和保护神经组织。

1. 中枢神经胶质细胞

(1) 星形胶质细胞，是中枢神经系统中最大和数量最多的神经胶质细胞，通过分泌人体所必需的化学物质来维持血脑屏障（blood-brain barrier，BBB），保护中枢神经系统免受循环过程中产生的毒素的破坏，同时为神经元和其他细胞提供保护，并帮助修复其他受损的神经组织。

(2) 少突胶质细胞，分泌中枢神经系统内轴突周围的白色、富含脂质的髓鞘，提高脉冲沿轴突的传导速度。相邻细胞之间的间隙被称为 Ranvier 节点。

(3) 室管膜细胞，排列在脊髓的中央管和心室中，参与脑脊液（cerebrospinal fluid，CSF）的产生，室管膜表面的纤毛有助于整个中枢神经系统中脑脊液的代偿。

(4) 小胶质细胞，是中枢神经系统中最小和最罕见的神经胶质细胞，通过中枢神经系统的毛细血管壁迁移，吞噬白细胞，可提供类似于白细胞的保护功能。

2. 周围神经胶质细胞

施万细胞，在周围神经和脑神经周围产生髓鞘。

拓展信息

[1] Crossman, A.R. and Neary, D. (2010). *Neuroanatomy: An Illustrated Colour Text*, 4th edn. Edinburgh: Churchill Livingstone.

三、动作电位

动作电位序列对于神经系统的感觉功能、运动功能和综合功能之间的交流至关重要。当发生刺激后，神经细胞的细胞膜会从静息状态开始去极化，然后复极化回到原始状态。

（一）去极化

1. 神经细胞的树突接收刺激。

2. 电压门控通道打开，钠（Na^+）离子进入细胞质。

3. 随着刺激的增加，更多的 Na^+ 通道打开，膜电位从 $-70mV$ 增加到 $+30mV$。

4. 通道关闭，内膜中的正离子逐渐增加至比负离子多，这一过程被称为去极化。

（二）复极化

1. 一旦 Na^+ 通道关闭，钾（K^+）通道打开，允许 K^+ 离开细胞，细胞膜开始重新极化至静息电位。

2. 由于 K^+ 通道反应较慢，去极化的过程也比较慢。

3. Na^+ 和 K^+ 通道不会同时打开，同时打开会阻止动作电位的产生。

4. 当内膜复极化到 $-70mV$，K^+ 通道关闭，膜电位恢复到静息电位。内膜处于刺激前状态，动作电位完成。

（三）不应期

不应期阻止神经元接受其他的或任何强度的刺激，直到其恢复到静息电位。

（四）全有或全无原则

1. 刺激的振幅小或持续时间短均不会导致内膜的电位变化。

2. 刺激逐渐增大，直至达到阈值，会导致动作电位的发生。

3. 只要刺激水平高于阈值，均会引起相同幅度的动作电位，否则，不能产生动作电位。

（五）连续传导

脉冲以 1m/s 的速度沿无髓鞘的纤维传递。当动作电位达到峰值时，细胞内会出现过量的正离子，正离子沿着细胞膜的内表面扩散，在扩散方向的轴突上依次达到阈值产生动作电位，使得动作电位沿着轴突向前移动。

（六）跳跃传导

脉冲以 50m/s 的速度沿髓鞘纤维中传递时，去极化只能在轴突上的 Ranvier 节点发生。传输速度取决于：①温度；②有无髓鞘；③髓磷脂纤维的直径。

（七）影响传导的因素

影响传导的因素包括：①有毒物质，如药物、病毒和感染；②脱髓鞘；③疲劳；④危重症。

拓展信息

[1] Martini, F., Bartholomew, F., Edwin, F., and Nath, J. (2018). *Fundamentals of Anatomy and Physiology*, Global Edition, 11th edn. New York: Pearson.

[2] Tortora, G. and Derrickson, B. (2017). *Principles of Anatomy and Physiology*, 15th edn. London: Wiley.

四、神经传递

一个神经元沿着其轴突传递一个动作电位，并通过释放神经递质，或通过两个神经元之间或一个神经元和一个效应细胞之间的间隙（突触）传递，化学递质可在突触后的神经元细胞或效应细胞中触发，如肌肉细胞、腺体或内分泌细胞。

刺激可能会兴奋或抑制接收细胞，这取决于所涉及的神经递质和受体。①一个突触只在一个方向上起作用；②通过突触间隙中被称为神经递质的化学物质传递信息；③神经元可同时接收数千个突触传递的信息。

（一）神经递质

最常见的神经递质包括：①延髓运动神经元、自主神经节前纤维、节后胆碱能纤维和中枢神经系统中许多神经元内胆碱能突触中的乙酰胆碱（acetylcholine，ACh），神经元内胆碱能突触中的乙酰胆碱可被乙酰胆碱酯酶迅速分解；②去甲肾上腺素（去甲肾上腺素）；③多巴胺；④伽马 – 氨基丁酸（gamma-aminobutyric acid，GABA）；⑤5– 羟色胺。

目前已发现 100 多种神经递质，其作用仍在研究中，示例见表 2–1。

（二）神经传递的过程

1. 内膜的去极化导致电压通道打开，使钙离子（Ca^{2+}）进入细胞质，并触发神经递质释放到突触间隙。

2. 神经递质通过突触间隙扩散，并与突触后膜上的受体结合，Na^+ 通道受到刺激，逐步去极化。

3. 突触后膜上的受体活性降低以再次接收刺激，神经递质会重新被突触前的神经末梢吸收或破坏。

4. 突触囊泡包含数千个神经递质分子，刺激发生时会将化学物质释放至实解间隙中。

拓展信息

[1] Tortora, G. and Derrickson, B. (2017). *Principles of Anatomy and Physiology*, 15th edn. London: Wiley.

五、在健康人群和患者中的神经递质

冲动传导受损是许多急性和慢性神经和精神疾病的主要病因之一。环境、生理或心理因素也可能对神经递质的功能产生不利影响，从而导致疾病的发生或发生风险增加。

（一）神经系统紊乱和神经递质

1. 阿尔茨海默病和癫痫：伽马 – 氨基丁酸（GABA）的水平降低。

2. 肉毒杆菌毒素可抑制乙酰胆碱的释放，阻止肌肉收缩。

3. 重症肌无力是由抗体损伤乙酰胆碱受体导致全身神经肌肉无力引起的。

表 2–1 常见的神经递质及其作用

名 称	作 用	动 作
5– 羟色胺	调节饥饿感，控制行为和睡眠，并影响神经内分泌调控	抑制
儿茶酚胺	参与来自基底神经节支配的精细运动	抑制
去甲肾上腺素	自主神经系统的主要递质	兴奋和抑制
伽马 – 氨基丁酸和甘氨酸	影响脊髓、小脑、基底神经节和大脑中高级中枢的突触	兴奋

4. 帕金森病：基底神经节和黑质中多巴胺能神经元不足。

5. 5- 羟色胺与偏头痛的发作有关。

（二）神经递质和药物

1. 精神分裂症：神经抑制药有助于阻断多巴胺受体。

2. 抑郁和焦虑症对苯二氮草类药物有反应，影响 GABA 的释放。

3. 情绪障碍：氟西汀等三环类药物影响 5- 羟色胺水平。

4. 麻醉药，如阿曲库铵、琥珀甲溴铵、罗库溴铵等神经肌肉阻断药，抑制神经递质的功能。

六、大脑功能区

大脑功能区见图 2-3。

（一）额叶

功能：①主要控制对侧功能；②运动皮层位于中央前回；③语言：布罗卡区控制语言的产生；④性格；⑤主动性、适当性和抑制：促进 / 抑制；⑥大脑皮质抑制膀胱和肠道的排泄。

（二）顶叶

功能：①感觉皮层位于中枢后回；②对姿势、触摸、被动运动和温度的感知；③较低的视野；④对听觉和视觉方面的理解；⑤身体形态的概念；⑥对环境的认识；⑦视觉空间意识和构建形状的能力。

（三）颞叶

1. 功能：包括以下 5 个方面。①听觉皮层；②语言理解（韦尼克区域）；③学习和记忆：近期和

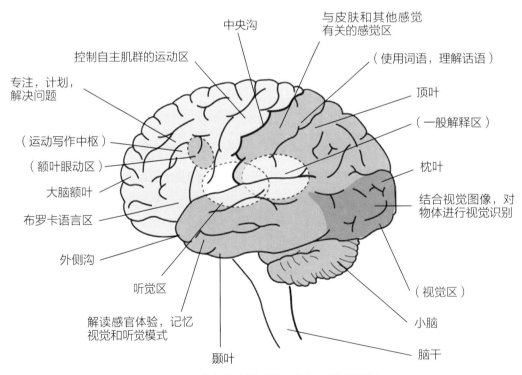

▲ 图 2-3 脑矢状位图（括号内为功能区描述）

图片转载自 Isobel Fitzgerald O'Connor and Dr Michael Urdang, *Handbook for Surgical Cross-Cover*, p.208, Figure 6.1 © Oxford University Press, 2008

远期；④边缘叶区域；⑤上部视觉通路。

2.优势半球：在听语言方面很重要。

3.非优势半球：对声音、节奏和音乐的听觉很重要。

（四）枕叶

功能：①视觉感知；②与其他功能叶共同进行解释、记忆等的连接。

（五）小脑

一个具有两个主要功能的自动处理中心。①身体肌肉的调整，有意识和潜意识的控制运动的程序和微调；②自主运动的平衡和协调。

（六）脑干

1.中脑、脑桥、延髓（自主神经核）。

2.心血管中心：心率、肌肉收缩强度和血液流动。

3.呼吸中枢：呼吸的频率和节律。

4.脑神经核：Ⅷ、Ⅸ、Ⅹ、Ⅺ和Ⅻ。

5.中转站：交叉到大脑的另一侧。

6.网状结构：意识。

（七）大脑边缘系统

功能上而非解剖学上的分组：①建立情绪状态；②将大脑皮层的智力功能与脑干的自主功能联系起来；③有助于记忆的存储和检索。

七、脊髓通路

将冲动从大脑皮层传递到脑神经核或脊髓的运动神经元被称为上运动神经元（upper motor neuron，UMN）。从脊髓延伸到骨骼肌的运动神经元被称为下运动神经元（lower motor neuron，LMN）（图 2-4）。

由于神经支配的缺失，腰大肌损伤会导致肌肉的松弛性麻痹。对 UMN 的损伤会产生一定程度的痉挛，这是由于肌肉的持续刺激和收缩引起的。

八、自主神经系统

自主神经系统（autonomic nervous system，ANS）控制着身体所有的"自动"功能，即那些不由自主控制的功能。ANS 神经元横跨两个区域控制内稳态，中枢神经系统和前庭神经系统。

（一）由 ANS 控制的主要功能 / 系统

由 ANS 控制的主要功能 / 系统包括心血管系统、呼吸、消化、排泄、温度调节。

ANS 有两个主要的分支，交感神经和副交感神经。这两种划分通常是相互配合的，两种划分的效果之间有一个平衡（表 2-2）。

（二）交感神经

交感神经在刺激下占主导地位，并对"战斗或逃跑"反应负责。

（三）副交感神经

副交感神经在人体休息和消化时起主导作用，负责膀胱和肠道的排空，通常产生与交感神经刺激相反的效果。

九、脑神经

有 12 对脑神经从脑干内的细胞核发出（表 2-3）。有些是只存在感觉神经，有些是运动神经和感觉神经同时存在，在内脏腺体或器官，如心脏和肺等存在自主神经，即交感神经和副交感神经。

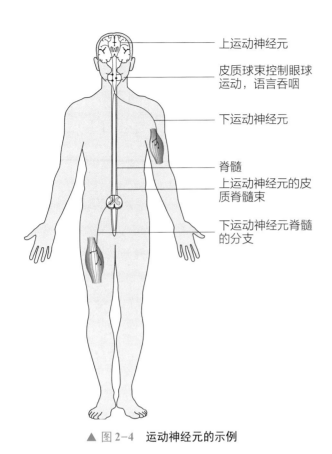

上运动神经元

皮质球束控制眼球运动，语言吞咽

下运动神经元

脊髓
上运动神经元的皮质脊髓束

下运动神经元脊髓的分支

▲ 图 2-4　运动神经元的示例

十、血脑屏障

血脑屏障通过选择性控制血液和大脑之间的物质交换，为易受损的大脑提供保护。脑毛细血管会选择性调节营养物质的进入，阻止内源性代谢废物和治疗性外源性物质等有害物质的通过，从而维持脑内环境的稳定。

血脑屏障主要是由形成脑组织毛细血管的内皮细胞和其他细胞组成，共同与脑毛细血管内皮相互作用形成血脑屏障，包括星形胶质细胞、周皮细胞、神经元、其他胶质细胞。

血脑屏障是由这些细胞的共同作用形成的，细胞之间的相互作用导致脑毛细血管内皮细胞的结构和功能改变，从而发挥血脑屏障的作用（图 2-5 ）。

表 2-2　交感神经和副交感神经的主要作用

靶器官 / 功能	交感神经反应	副交感神经反应
瞳孔	扩张	收缩
心率	↑	↓
血液流向心脏和骨骼肌	↑	↓
血压	↑	↓
气道	扩张	收缩
呼吸频率	↑	↓
肠道蠕动	↓	↑
唾液分泌	↓	↑
肠道分泌物	↓	↑
膀胱肌肉	放松	收缩
尿道括约肌	收缩	放松
汗液产生	↑	

（续表）

靶器官/功能	交感神经反应	副交感神经反应
毛发	起鸡皮疙瘩反应	
肾上腺	分泌肾上腺素和去甲肾上腺素	

表 2-3　脑神经的作用、神经支配和功能

脑神经		作　用	支配和功能
I	嗅神经	感觉	传递嗅觉。始于鼻子的嗅黏膜，止于嗅球。可能在头部损伤、颅底骨折、额叶肿瘤或许多神经退行性疾病中受损
II	视神经	感觉	从眼睛传递视觉信息。视神经起始于视网膜，在视交叉处相交，然后终止于丘脑的外侧膝状体核
III	动眼神经	运动	• 参与眼球运动和副交感神经对瞳孔大小的控制。从中脑开始，支配上、内侧、下直肌，控制眼球运动 • 控制透镜的形状和进入眼睛的光量，病变可引起上睑下垂、瞳孔收缩丧失、斜视和复视
IV	滑车神经	运动	通过支配上斜肌来控制眼球运动。损伤会导致复视
V	三叉神经	混合	传递来自头部、面部的感觉信息，以及对咀嚼肌肉的运动控制。三个分支：眼科（眼睛、鼻腔、鼻窦、前额和鼻子）、上颌（下眼睑、嘴唇、脸颊、鼻子）和下颌（太阳穴、下牙龈和牙齿）
VI	外展神经	运动	通过支配侧直肌来控制眼睛的运动。瘫痪导致会聚斜视
VII	面神经	混合	控制面部表情的肌肉，传递舌前2/3的味觉，也传递副交感神经到泪腺、下颌下腺和舌下腺
VIII	前庭蜗神经（听神经）	感觉	听觉（耳蜗部分）和平衡、位置（前庭部分）
IX	舌咽神经	混合	控制喉咙肌肉的运动，副交感神经控制腮腺，舌后1/3的味觉，监测主动脉的血压变化
X	迷走神经	混合	运动部分控制吞咽所必需的咽、喉、腭的肌肉，以及胸腔和腹腔的内脏器官。还负责控制心脏、肺和腹部器官的副交感神经
XI	副神经核	运动	颅根与迷走神经一起支配腭、咽和喉。脊椎控制着颈部和肩部的肌肉
XII	舌下神经	运动	控制舌的运动。单独的分支支配着舌4个外部肌肉中的3个和舌所有的内部肌肉

（一）结构差异

1. 闭锁小带

作为前面提到的细胞相互作用的结果，在细胞-细胞连接界面上出现了极其有效和封闭的"闭锁小带"。

2. 减少窗孔和膜表面积

脑毛细血管内皮细胞含有较少的窗孔，这限制了物质在毛细血管壁上的运动。此外，脑毛细血管内皮的腔膜相对缺乏褶皱，这减少了可用于物质扩散的表面积。

这些结构上的变化实际上封锁了水溶性物质从血液进入大脑的通道，水溶性物质如电解质、葡萄糖和水溶性氨基酸必须通过其他方式进行跨膜运输。

脂溶性物质能够通过血脑屏障扩散，但血脑屏障保留了许多机制，限制潜在毒素通过毛细血

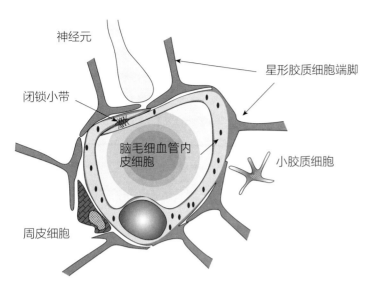

◀ 图 2-5 一种脑内皮细胞：血脑屏障的结构

管扩散到大脑中，这些机制显示出了脑毛细血管与外周毛细血管的化学差异。

（二）化学差异

1. 线粒体数量增加

脑毛细血管内皮细胞由大量线粒体组成，线粒体以三磷酸腺苷（adenosine triphosphate，ATP）的形式产生能量，以驱动内皮的代谢活动。

2. 药物外排蛋白

血脑屏障包含膜结合蛋白和细胞内蛋白，可以识别大量的脂溶性物质。在内皮细胞的腔膜中发现了药物外排蛋白，并被认为排出从血液扩散到大脑的脂质物质。这些蛋白质根据其浓度梯度排出物质，即从膜（低浓度）到血液（高浓度）；排出物质过程中以 ATP 的形式消耗大量的能量。药物外排蛋白包括：P- 糖蛋白（P-glycoprotein，Pgp）、乳腺癌抗药性蛋白（breast cancer resistance protein，BCRP）、多药耐药相关蛋白（multidrug resistance-related protein，MRP）。

在这些蛋白质中，P- 糖蛋白可能在限制药物进入大脑方面发挥重要作用，限制药物在中枢神经系统病理中的作用。

这些蛋白质可能在激素和其他自稳态介质从大脑到血液的运输中发挥作用。

3. 血脑屏障中的药物代谢酶

大脑中存在着大量的代谢酶，除了可能在药物代谢中发挥作用外，在大脑的氧化过程中也发挥作用。

十一、脑血流动力学

（一）颅内容物

颅内容物包括大脑和细胞内液（85%）、脑脊液（7%～10%）和血液（7%～10%）。这三种成分是不可压缩的，即它们的空间不能压缩到更小，但可以相互交换。

（二）Monro-Kellie 学说

由于颅内体积是固定的，如果颅内压（intracranial pressure，ICP）保持不变，颅骨内任何组成部分的体积变化都需要一个或多个其他组成部分的体积代偿性变化。

（三）神经生理学

1. 脑血容量（cerebral blood volume，CBV）是指大脑中循环血液的量，由脑干中的自动调节系统控制。

2. CBV 受全身血压（blood pressure，BP）、心功能、血液黏度、化学和代谢因素（pH、CO_2、O_2 值）的影响。

3. 血压过低：平均动脉压（mean arterial pressure，MAP）< 60mmHg，与严重脑损伤后残疾和死亡率增加有关。

4. 正常 ICP=0～10mmHg。

5. 脑灌注压（cerebral perfusion pressure，CPP）是维持大脑血压梯度的驱动力，其临界阈值是 60～70mmHg。

6. 通过记录颅内压，以全身性 MAP 与颅内 MAP 的差异 ICP 计算 CPP：

$$CPP=MAP-ICP$$

7. 大脑顺应性是指大脑在改变或增加容量时调节和维持正常平衡的能力。

8. 顺应性的程度受额外体积的量、颅骨中自由空间的量以及可用于适应任何变化的时间的影响，例如，与急性硬膜外血肿相比，缓慢生长的肿瘤。

9. 当一个或多个内容物的体积开始增加时，大脑就可以首先进行代偿，以维持正常的 CPP 和 ICP。

10. 颅内体积的微小增加会显著增加 ICP 并降低 CPP。

11. 一旦所有代偿机制失衡，ICP 则会升高。

（四）代偿机制

1. 脑脊液体积减少。可以通过再吸收增加、产生减少、移位至腰膜等方式减少脑脊液体积。

2. 血容量减少。颅内静脉受压，血液被迫进入硬脑膜窦，回流至静脉循环。

3. 脑组织移位和脑疝。脑组织进入任何可用的空间，直到其开始被压缩至枕骨大孔，称为脑疝。

拓展信息

[1] Woodward, S. and Mestecky, A.-M. (2011). *Neuroscience Nursing: Evidence-Based Practice*. Oxford: Wiley-Blackwell.

十二、脑脊液循环

脑脊液是一种透明、无色、可以缓冲和保护大脑和脊髓免受损伤的液体。每日侧脑室、第三和第四脑室的脉络膜丛和室管膜细胞产生 500ml 脑脊液（25ml/h）（图 2-6）。脑室系统循环的脑脊液量维持在 120～150ml，这表明了脑脊液连续产生和再吸收的程度。

（一）成分

脑脊液的成分主要包括：水、蛋白质、电解

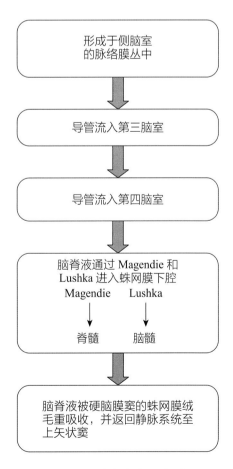

▲ 图 2-6　脑脊液（CSF）流量

质（钠、钾、氯化物、葡萄糖）和淋巴细胞。

（二）脑脊液压力和颅内压

正常脑脊液压力。卧位为 60～180mmH$_2$O，坐位为 200～350mmH$_2$O。

颅内压直接受脑内脑脊液体积变化的影响。这些体积的变化可能是以下原因造成的：①脑脊液生成速率的变化；②脑脊液血流受阻；③脑脊液再吸收率的变化。

脑脊液产生过多、循环或再吸收异常可导致脑积水，这可能是脑室外引流的指征。

十三、脑血液循环

（一）动脉循环

大量神经系统疾病及继发性并发症均与脑循环功能障碍有关。大脑需要总心输出量的 20% 来维持其正常功能，自动调节通过对脑血管直径的变化做出反应，确保脑血流量保持相对恒定。

大脑无法储存氧气（O$_2$）或葡萄糖，这使得它特别容易受到血液供应中断的影响。缺氧 2 分钟即可造成不可逆的脑损伤。其中前交通动脉连接左右脑，后交通动脉提供侧支循环，连接后循环和前循环。

（二）静脉循环

静脉循环从大脑半球表面和大脑内部结构流出缺氧的血液。浅表引流流入位于大脑上方的各种硬脑膜窦。最大的是上矢状窦，从前到后位于大脑的中线。静脉血从脑深部结构流入大静脉，再流入盖伦大静脉，与下矢状窦合并，流入直窦，然后流入颈静脉（图 2-7）。

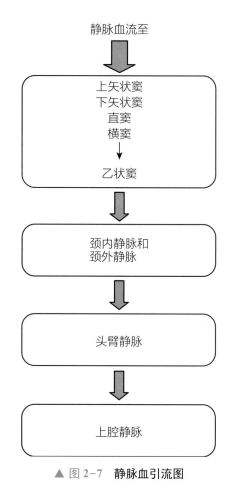

▲ 图 2-7 静脉血引流图

（范凯婷 译 常 红 校）

第 3 章　神经系统评估

Neurological assessment

一、意识水平评估

意识被定义为一种对自身和环境的普遍觉知，具有对外界刺激做出适当反应的能力。意识对神经损伤的反应是敏感的，而且往往是神经损伤的第一个指标。根据病因的不同，意识水平的降低可能在几分钟内迅速发生，也可能在几小时或几周内缓慢发生。

意识状态有多个级别，跨越从意识完全清醒到对所有外部刺激均无反应的整个范围。

有两种机制会对意识水平（level of consciousness，LOC）产生影响：①觉醒，脑干网状激活系统的损伤会影响意识水平；②认知机制，大脑半球的弥漫性损伤对认知功能产生不利影响。

（一）意识水平改变的病因

意识水平改变的病因包括以下内容。

1. 代谢：低血糖/高血糖、尿毒症、胰腺炎和肝性脑病。

2. 电解质紊乱。

3. 神经系统：癫痫、肿瘤、脑卒中、短暂缺血性发作。

4. 缺氧缺血性损伤：头部损伤、一氧化碳中毒。

5. 感染性疾病：脑膜炎、脑炎。

6. 心脏疾病：血管迷走神经性反应、心律失常。

7. 与环境有关的：药物过量、毒素、过敏反应。

8. 精神疾病和精神药物（安非他明、三环抗抑郁药）。

（二）诊断和检验

确定意识水平改变的原因首先要了解详细的病史（包括患者、亲属或护理人员）、现病史和用药史（包括处方用药和药物滥用史）。

1. 初步检查

内容包括：①完整的神经系统评估（包括格拉斯哥昏迷评定量表）；②生命体征，如体温、血压、脉搏、氧饱和度；③呼吸模式改变的评估；④呼吸气味的评估（酒味、烂苹果味可能提示有酮体）；⑤肢体评估，如评估肌张力、姿势、反射能力；⑥检查脑膜炎的体征和症状（蛛网膜下腔出血、脑膜炎或感染的迹象）⑦有癫痫发作活动的证据或病史；⑧皮肤改变，如皮疹、瘀伤、色素沉着；⑨眼底检查，如视盘水肿、玻璃体下出血、感染性视网膜病变、糖尿病和高血压的征象；⑩耳镜检查，如耳朵出血或脑脊液漏的迹象。

2. 初步检验

内容包括：①尿检，检查葡萄糖的存在；

②全血筛查，包括血糖、尿素和电解质、肝功能水平、全血计数（FBC）、毒理学（血液或尿液）；③计算机断层扫描（CT）或磁共振（MRI）扫描；④动脉血气分析；⑤脑电波图（EEG）；⑥腰椎穿刺（LP）。

（三）昏迷的定义

当患者的格拉斯哥昏迷指数评分为 8 或以下时，即被评估为处于"昏迷"状态，即：①感受疼痛刺激睁眼（E2）；②对疼痛刺激肢体会回缩（M4）；③言语难辨（V2）。

（四）预后

1. 昏迷无意识的时间越长，出现严重残疾的概率就越大。

2. 年轻的患者在初次受伤后得到较好康复的机会最大。

3. 患者发病前的状态会影响患者的长期预后。

二、格拉斯哥昏迷指数

Graham Teasdale 与 Bryan J. Jennett（1974）创建了这份 15 分制的昏迷量表，通过评估与大脑功能区域直接对应的三种行为反应来评估患者的意识水平：①睁眼反应；②言语反应；③运动反应。

该量表允许医生对刺激的神经系统状态进行快速、重复地评估。

每个反应都对应一个与患者的最佳反应性水平或缺陷程度相关的数值。最高的分数是 15 分，最低的分数是 3 分，即①无睁眼（E1）；②无发音（V1）；③对疼痛刺激无反应（M1）。

设置一个准确的神经功能基线是很重要的，这样随后的评估就可以与之进行比较。

（一）睁眼反应

睁眼反应评估患者的清醒程度（表 3–1），直接评估上行网状激活系统的活动水平（参阅第 2 章）。

表 3–1 睁眼反应得分 *

4 分	当医生靠近患者时，患者会自主睁眼
3 分	呼唤会睁眼
2 分	眼睛在柔和的刺激下会睁开。这可以升级为体表疼痛刺激，例如，用最后一个指关节远端的指甲边缘刺激体表（刺激强度逐渐增加，最长持续时间为 10 秒）
1 分	对言语或疼痛刺激均无反应

*. 不可测（not testable, NT）：如果由于局部干扰因素，如眼窝周围肿胀使患者无法睁开眼睛，难以进行准确的评估，则记录为 NT

（二）言语反应

言语反应评估分别位于颞叶 / 额叶的韦尼克语言中枢（语言理解中枢）和布洛卡语言中枢（言语表达中枢）（表 3–2）。

❗评估前要确定听力敏锐度。

（三）运动反应

运动反应评估大脑皮层运动区的完整性和患者理解语言或指令的能力（表 3–3）。

表 3–2 言语反应得分

5 分	对人、地点和时间有定向力。患者能清晰陈述自己的名字（个人信息）、当前所在地点（城市或医院）、当年年份和月份
4 分	答非所问。患者的回答不准确，但仍然能用句子说话
3 分	可说出单字。患者对问题有反应，但用词是随机的，不能构成完整的句子
2 分	可发出声音。患者有应答，但听不清内容，往往像是呻吟或哭泣
1 分	患者对声音或任何疼痛刺激都没有反应

表 3–3　运动反应得分 *

6分	可依指令动作：按指令完成 2 次不同的动作，如抬臂、伸舌、露齿、竖拇指
5分	对疼痛刺激定位反应：予疼痛刺激时，如压眶、斜方肌挤压，患者能移动肢体试图消除疼痛，如手臂穿过中线向下巴移动
4分	对疼痛刺激躲避反应，肢体屈曲正常：手臂能绕肘部向疼痛源弯曲
3分	异常屈曲，去皮质强直：疼痛刺激后呈去皮层状态，上肢屈曲，下肢伸直
2分	异常伸展，去脑强直：疼痛刺激后呈去脑强直状态，上、下肢伸直
1分	没有反应

*. 不可测（not testable，NT）：如果由于局部干扰因素，如患者使用了气管插管或气管切开，导致患者言语反应或沟通困难，或者患者有脊柱损伤或神经系统疾病，使他们无法活动肢体，则可以记录为 NT

（四）最佳实践指导

1. 记录手臂的最佳反应。

2. 即使是有很小的变化也可能是重要的，必须进行处理。

3. 发现任何恶化情况应立即向主管护士 / 医务人员报告，并增加观察频率。

4. 如果在总体评分中下降 2 分或在运动评估中下降 1 分，必须立即向资深护士和医务人员报告。

5. 在格拉斯哥昏迷指数评估时，序列评估比一次性评估更重要。

6. 图表中的所有部分都必须根据患者的情况来完成。神经系统状态上的任何遗漏或偏差都必须在患者的记录中进行解释。

7. 必须在格拉斯哥昏迷量表上记录点（•）（见附录 C），而不是用线或打钩来记录。

8. 每位患者的反应记录提供了大脑功能最清晰的指示，如 E4、V5、M6。

9. 在交接班开始时，描述您所看到的情况以及患者对每个类别的反应，而不是依赖于 GCS 评分。

10. 为了建立一个准确的基线并确保评估的连续性，用于评估定向力的具体问题应保持恒定，包括使用过的疼痛刺激形式。

11. 实习护士应该在合格职业护士 / 医师的直接监督下完成格拉斯哥昏迷量表的填写。

12. 如果有疑问，请与其他护士一起检查你的检查结果。不要认为你弄错了——患者的病情可能已经发生变化了。

13. 患者和家属有机会讨论格拉斯哥昏迷量表的记录及其与他们的个人需求之间的相关性。

参考文献

[1] Jennett, B. and Teasdale, J. (1974). Assessment of coma and impaired consciousness: a practical scale. *Lancet*, 2, 81–4.

拓展信息

[1] British Association of Neuroscience Nurses. National Neuroscience Benchmarking Group. http://bann.org.uk
[2] Teasdale G (2014) Forty years on: updating the Glasgow Coma Scale. *Nursing Times*; 110: 42, 12–16. https://www.glasgowcomascale.org/who-we-are/
[3] Woodward, S. (1997). Practical procedures for nurses. No 5.1 Neurological observations. Glasgow Coma Scale. *Nursing Times*, 93(45 Suppl.), 1–2.
[4] Woodward, S. and Mestecky, A.-M. (2011). *Evidence-Based Neuroscience Nursing*. Oxford: Wiley-Blackwell.

三、瞳孔评估

瞳孔评估是对患者神经系统评估的重要组成部分。瞳孔的大小、形态或对光反射的改变通常是颅内压（intracranial pressure，ICP）增高的晚期表现。定期、重复地与以前的评估进行比较有助于识别细微的变化迹象。

（一）正常状态

1. 形状：瞳孔在正常状态下应该是圆形的。如果瞳孔呈现椭圆形或不规则的形状可能表明颅脑损伤或脑神经受压。

2. 正常状态下人体左右瞳孔的大小应该是相等的（25% 的人双侧瞳孔大小不等，无已知病因或病理结果）。

3. 在没有光线照射眼睛的情况下，瞳孔的直径在 3～5mm。

4. 瞳孔对光线照射的反应很灵敏。

5. 双侧瞳孔在接受强光刺激时都会（同时）收缩。

（二）需注意的先决条件

1. 任何由于眼科手术造成的瞳孔形状不规则现象，如外伤、白内障、假眼、其他疾病过程或颅底手术造成的局部神经损伤。

2. 可能导致瞳孔收缩的药物，如麻醉药或局部 β 受体阻滞药。

3. 可能导致瞳孔放大的药物治疗，如阿托品或三环类抗抑郁药。

（三）瞳孔检查

1. 瞳孔检查应该用明亮的笔式手电筒在半暗的房间内进行。

2. 在做瞳孔反应测试时要求患者看远处的物体（防止调节反射和辐辏反射干扰评估）。

3. 调节反射是通过要求患者将视线从远处物体重新聚焦到近处物体来观察的。

4. 观察双眼，确认它们的反应是等大等圆的。

5. 评估瞳孔的直接和间接对光反射都是很重要的。

6. 眼底镜禁用于瞳孔检查，因为它的光线不够强，不能引起良好的反应。同样也不该使用大的手电筒，因为它的光束太宽了。

7. 瞳孔反应应记录为：+，有反应；-，无反应；SL，反应迟钝或轻微。

8. 及时向医护人员报告患者偏离基线特征的任何变化。

（四）光反射评估

1. 直接光反射：将光源从眼睛外部移向瞳孔。瞳孔应迅速做出反应，并在光源移除后立即恢复到原来的大小。对每只眼睛重复上述步骤，注意观察任何差异。

2. 间接光反射：将光源对准一只眼睛时，两个瞳孔都应该收缩。

评估时不要直接将手电筒从一只眼睛横跨鼻梁移向另一只眼睛。

（五）瞳孔异常反应

1. 单侧瞳孔无反应可能是由于扩大的肿块（如肿瘤、血块或脓肿）引起的，导致部分颞叶通过小脑幕（硬脑膜褶皱）压迫第三脑神经引起的。

2. 双侧瞳孔散大固定可能是内侧颞叶突出的一种指征，被认为是晚期症状。

3. 双侧瞳孔呈针尖样缩小，瞳孔调节反射表失，可能是脑桥出血或阿片类药物过量的症状。

4. 当瞳孔扩张或收缩时就会出现虹膜震颤反应。这种"闪烁感"可以在第三脑神经受压增加时观察到。

四、肢体运动评估

肢体运动评估是患者神经系统评估的重要组成部分，为今后的评估和比较提供了基线。任何无法解释的肢体运动变化都可能是脑损伤的症状，有助于确定损伤的程度和位置。该评估结果将与瞳孔反射和格拉斯哥昏迷指数一起记录在神经系统评估表上。

（一）需要注意的先决条件

1. 既往病史可能妨碍正常的肢体运动，如脑卒中、肌肉骨骼疾病或脊柱疾病。

2.任何急性骨科损伤都必须加以考虑。

3.在评估之前对患者的理解水平作评价是很重要的，有某种程度的语言障碍或失语症的患者可能无法理解指令。

4.应该观察运动的类型（无意识的或自主的），同时比较身体两侧四肢的力量。

（二）肢体运动评估

1.直接指令

通过直接指令进行肢体运动的初始评估。要求患者克服重力抬起四肢或在轻微阻力下移动四肢。四肢的力量单独评估如下。①正常：能在正常力量范围内运动；②轻微虚弱：四肢不能克服重力完全抬起，在阻力作用下移动困难；③严重虚弱：四肢可以侧向移动，但无法克服重力或阻力移动。

2.疼痛反应

对于无法听从指令的患者，应观察在施加疼痛刺激时的肢体反应。评估患者对中枢疼痛刺激（如斜方肌挤压）的反应，以及他们是否试图移除刺激。这些反应可表现为：①正常的屈曲和收缩：移动快速，手臂从躯干上移开，肘部屈曲，肌肉不僵硬；②屈曲异常：移动缓慢，前臂和双手紧贴身体、四肢呈偏瘫姿势，肘部有屈曲，肌肉僵硬；③伸展：四肢伸直、伸出和展开，肩膀和前臂外旋，肌肉僵硬；④无运动反应（在施加最大疼痛刺激后）。

五、吞咽评估

许多有神经系统问题的患者会出现吞咽障碍。这些患者可能有发生误吸的风险，并发展为肺部感染以及吸入性肺炎。患者发生误吸时并不总是很明显，因为他们不一定会咳嗽和发出呛咳声。该问题也被称为沉默性误吸。

为确保患者的安全，让那些有误吸风险的患

者不会出现问题，吞咽评估是至关重要的。吞咽问题的最初迹象之一可能是呼吸窘迫。

> ❗ 如果有疑问：不要让患者吞食，并咨询言语 – 语言治疗师（SLT）进行评估，以确保万无一失。

（一）护理人员在床边进行吞咽评估

一些护理学会允许护理人员进行床旁吞咽评估，而另一些则不允许。应当始终遵循当地的指导方针和政策。

> ❗ 存在"呕吐反射"并不表示吞咽安全。

评估时患者应坐直，头部保持直立。如果患者意识不够清醒，不能维持这种姿势并保持注意力，则不需要进一步评估。

评估影响安全吞咽的因素包括：①嘴唇的动作和紧闭嘴唇的能力；②舌的动作；③自主咳嗽的能力；④音质（"湿音"可能表示有误吸，如吸入患者自己的唾液）。

评估吞下一茶匙水的能力：①观察患者吞咽情况，检查吞咽时喉头是否向上移动；②将水放入患者口中后，观察吞咽过程中吞咽延迟超过几秒钟；③吞咽后观察1分钟，是否有延迟咳嗽；④观察脸颊内是否有积水；⑤再次检查音质，听听是否有"湿音"或"咕噜声"，有的话可能表明水停留在喉部周围，水没有被吞咽；⑥观察是否有明显的误吸症状，如咳嗽、窒息或呼吸困难。

如果出现上述任何一个迹象，则应认为患者的吞咽是不安全的，应该采取必要的预防措施。

（二）言语 – 语言治疗师吞咽评估

言语 – 语言治疗师能对吞咽功能进行更详细的评估。言语 – 语言治疗师可以使用纤维光学内窥镜在床边评估患者吞咽的安全性。可以通过视频透视检查进行更全面的评估，以确定具体问题。

1. 纤维光学内镜评估

将一个细而柔软的纤维光学内窥镜轻轻地插入患者的鼻腔，然后进入患者的咽部。治疗师在患者吞咽液体或饮食时，可以清楚地观察到患者咽部和喉部结构的功能。

2. 活动影像放射造影

活动影像放射造影需要患者吞咽不透射线的液体和不同稠度的固态食物，同时拍摄实时 X 线视频，然后由言语 – 语言治疗师和放射科医师进行分析。

患者不需做特殊准备。

拓展信息

[1] Woodward, S. and Mestecky, A.-M. (2011) *Evidence-Based Neuroscience Nursing*. Oxford: Wiley-Blackwell.

六、疼痛评估

疼痛是一种主观体验，只能由经历过疼痛的患者本人对其进行准确的描述和评估。护士自己的判断和其他因素往往是一种障碍。一些我们认为是轻微的而不是特别疼痛的手术通常会比大型神经外科引起更多的疼痛。不要对患者的疼痛做出任何假设——使用疼痛评估工具。

（一）疼痛评估工具

应选择适合患者认知功能的评估工具。详细的评估工具（如麦吉尔疼痛问卷）对危重症和困惑的患者没有帮助，但可能对慢性疼痛评估有帮助。

需要评估疼痛的三个关键因素：①性质；②强度；③位置。同时需要评估持续时间和任何加重 / 缓解因素。

1. 适合急性疼痛评估的工具示例

(1) 数字分级评分法（例如，患者在 0～3 或 0～10 之间）。

(2) 视觉模拟评分法（visual analogue scale, VAS）：要求患者在 10cm 长的线上做标记，除了 0 和 10 以外不要有其他标记，以在线两端提供基点。横线为 0 的一端，表示无痛；为 10 的一端，表示剧痛；中间部分表示不同程度的疼痛。让患者根据自我感觉在横线上划一记号，表示疼痛的程度。

(3) 痛感标尺（垂直标尺，显示 0～10 的标记）。

(4) Wong-Baker 面部表情疼痛量表。展示一系列具有不同面部表情的照片——对非英语国家的人和儿童尤其有用。

2. 适合慢性疼痛评估的工具示例

(1) 牛津疼痛评分量表。

(2) 麦吉尔疼痛问卷表。

（二）影响护士决策的因素

1. 疼痛的个人体验。

2. 护士的个人背景、文化和种族。

3. 患者的行为：患者的笑或开玩笑往往不被认为存在疼痛，但这可能是患者通过分散注意力来摆脱痛苦，或者在访客面前摆出一副勇敢的样子。

4. 患者年龄（年龄较大的患者更容易被认为存在疼痛，但由于害怕镇静和呼吸抑制，给予镇痛的可能性更低）。

5. 系统观察：护士通过观察患者的脉搏和血压升高来确认患者自诉的疼痛，但在急性疼痛 24 小时内，患者身体在生理上适应了疼痛，使得观察结果显示正常。

6. 患者的性别和生活方式。

（三）护理干预

1. ❗ 黄金法则：相信患者告诉你的，记录他们对疼痛的评分，而不是你自己的想法。

2. 使用适当的疼痛评估工具。

3. 给予镇痛后重新检查疼痛评分。

七、神经病理性疼痛评估

神经病理性疼痛是由中枢神经系统或周围神经系统的损伤或紊乱引起的。它可能是急性的，也可能是慢性的。

可能造成神经病理性疼痛的常见情况，包括：①带状疱疹；②糖尿病神经病变；③吉兰－巴雷综合征（恢复期）；④三叉神经痛；⑤多发性硬化；⑥脑卒中后；⑦截肢后幻肢痛。

神经病理性疼痛不同于其他急性和慢性疼痛。它通常被描述为一种持续的灼烧感或搏动感，患者可能会经历感觉异常和持续的"针刺感"。患者应由神经科医生进行评估，并进行详细的神经系统检查，同时应特别注意感觉测试和评估。

神经病理性疼痛评估工具

目前已有许多特定的神经病理性疼痛评估工具可用，欧洲神经科学学会联盟（Cruccu 等，2010）对相关证据进行了系统回顾，并制定了神经病理性疼痛评估指南。

疼痛的性质和强度应分别进行评估和记录，和任何其他疼痛评估一样。

简单的疼痛评估工具（如 VAS）可能足以评估神经病理性疼痛，但不推荐使用麦吉尔疼痛问卷表这样的工具。

参考文献

[1] Cruccu, G., Sommer, C., Anand, P., et al. (2010). EFNS guidelines on neuropathic pain assessment. *European Journal of Neurology*, 17, 1010–18.

拓展信息

[1] White, S. (2007). Assessment of chronic neuropathic pain and the use of pain tools. In: Woodward, S. (ed.). *Neuroscience Nursing: Assessment and Patient Management*, pp. 29–40. London: Quay Books.

八、镇静评估

监测和评估镇静水平在危重患者的管理中是至关重要的。镇静过度或不足与住院时间的延长、发病率和死亡率增加有关。

（一）镇静的目的

镇静的目的包括：①促进护理干预措施实施；②减少焦虑和压力，并有助于诱导遗忘；③促进睡眠和催眠，减少创伤后应激障碍的发生率；④控制疼痛，使患者能够忍受不愉快的外科手术或治疗；⑤减少意外自我拔管或移除侵入性耗材和导管的风险；⑥减少对需要机械通气支持的患者使用神经肌肉阻滞药；⑦可减少患者呼吸机依赖的时间，有助于患者提前离开重症监护病房；⑧抑制自主反应，减少氧气消耗，改善呼吸机的人机不同步问题；⑨促进患者的舒适度，使患者愿意合作、沟通和参与护理。

1. 镇静过度

(1) 可能会增加患者使用呼吸机的时间，相应增加护理费用。

(2) 导致呼吸抑制：推迟撤机时间。

(3) 在不使用呼吸机的患者中，导致严重的高碳酸血症、缺氧和呼吸停止。

2. 镇静不足

(1) 血压、脉搏频率和耗氧量的增加。

(2) 意外拔出了重要的插管和导管。

(3) 出院后可能会引发创伤后应激障碍。

(4) 使用神经肌肉阻滞药的患者更可能有镇静不足的风险。

（二）镇静评分系统

1. 每个患者对镇静的反应都是不同的；监测可确保用药剂量的准确性。

2. 根据治疗的持续时间，镇静药可以间歇性或连续给药。

3. 有效的疼痛控制可减少继发性并发症，提高患者的依从性，并加速恢复。适当的镇痛作用可以减少其他镇静治疗的必要性。

4. 有几个有效的评分工具可用。①线性模拟量表：使各种镇静成分可独立进行测量；②拉姆齐镇静量表是一个例子，根据患者的可唤醒程度，它使用了六个不同的等级水平或分数，它既适用于重症病房，也适用于使用麻醉药或镇静药物的普通病房。

5. 与格拉斯哥昏迷指数不同，它施用的刺激不应该是让患者感到痛苦的或引起不适的；相反，评估应该更具有观察性，而且不能过度干扰患者的睡眠模式。

6. 使用双频谱监测器可进一步加强评估。双频指数（bispectral index，BIS）评分低于 60 相应于 Ramsay 镇静量表的 5 级。

Ramsay 镇静量表

Ⅰ级：焦虑、烦躁不安。

Ⅱ级：合作、安静、有定向力。

Ⅲ级：仅对指令有反应。

Ⅳ级：对光刺激反应灵敏。

Ⅴ级：对刺激反应迟钝。

Ⅵ级：无反应。

拓展信息

[1] DeJonghe B., Cook D., Appere-de-Vecchi C., Guyatt G., Meade M., and Outin H. (2000). Using and understanding sedation scoring systems: a systematic review. *Intensive Care Medicine*, 342, 1471–7.

九、认知评估

认知描述了诸如思维、感知和记忆等心理过程。认知涉及许多不同的因素，所有这些因素都需要进行评估：①定向力；②记忆力；③注意力和集中力；④评估能力；⑤情感/情绪；⑥抽象推理；⑦洞察力。

（一）简单的床边评估

让患者读报纸标题或一篇短文，然后与他们讨论所读到的内容。对于那些不懂英语或有语言障碍的患者则使用图片。例如，他们能认出名人的脸吗，或者他们能分辨并欣赏一系列面部表情之间的差异吗？

通过让患者阅读报纸，你能在床边评估以下所有内容：①患者是否理解你要求他们做的事情，他们是否遵循了你的指示？②他们能在报纸上保持足够长的注意力来完成任务吗？③他们能记住刚读过的内容吗？④他们能否讨论所读的故事并对其内容的未来含义做出结论吗？

简明精神状态检查量表

这是识别认知障碍程度最常用的床边筛查工具，自其发表以来已被证明是一种有效和可靠的工具（Folstein 等，1975），但它不能用于不讲英语或有失语症的患者。这个工具在床边很容易使用，可以识别患者是否有认知障碍。使用该工具只需要几分钟的时间。

简明精神状态检查量表（mini mental state examination，MMSE）评估以下认知元素：①对时间和地点的定向力；②初始记忆和短期记忆（持续几秒到几分钟）；③语言能力；④计算能力。

给出的评分值为 0～30 分，24～30 分被认为是在正常范围。

（二）特定认知评估

有些患者需要更详细的认知评估，这类患者需要转诊给临床神经心理专家。

参考文献

[1] Folstein, M.F., Folstein, S.E., and McHugh, P.R. (1975). 'Mini-mental state'. A practical method for grading the

cognitive state of patients for the clinician. *Journal of Psychiatric Research*, 12, 189–98.

拓展信息

[1] Woodward, S. and Mestecky, A.-M. (2011). *Evidence-Based Neuroscience Nursing*. Oxford: Wiley-Blackwell.

十、功能评估：巴塞尔指数

功能评估主要用于评估康复环境中的功能恢复结果。有多种工具可用于评估功能恢复结局，最常用的是巴塞尔指数（Barthel index）和功能独立性量表（functional independence measure，FIM）/功能评估量表（functional assessment measure，FAM）。

这些工具旨在为临床医生和研究人员提供一个客观和可靠的残疾和功能评估。它们也可用于评估所提供康复服务的效果。

巴塞尔指数

巴塞尔指数（Mahoney 和 Barthel，1965）是一种广泛用于评估康复环境中的功能恢复结果的量表（表 3-4）。虽然这主要被联合卫生专业人员使用，但对护士来说，它也是一个简单和实用的工具，用来评估患者的功能结果。

1. 得分。对患者的每一项进行评分，总分值为 20 分。

2. 难点。该工具非常主观，可以有不同的解释。对于许多项目，没有指明需要多大程度的协助。因此，与其他功能评估工具相比，巴塞尔指数可能对患者能力随时间的变化不是很敏感。

参考文献

[1] Mahoney, F.I. and Barthel, D.W. (1965). Functional evaluation: the Barthel index. *Maryland State Medical Journal*, 14, 61–5.

表 3-4 巴塞尔指数

项 目	得 分
大便控制（肠道）	0= 完全失控
	1= 偶尔失控
	2= 可控制大便
小便控制（膀胱）	0= 完全失控
	1= 偶尔失控
	2= 可控制小便
个人卫生	0= 依赖
	1= 独立
如厕	0= 依赖
	1= 需要协助
	2= 独立
进食	0= 依赖
	1= 需要协助
	2= 独立
转移	0= 依赖
	1= 最大协助
	2= 最小协助
	3= 独立
行走	0= 依赖
	1= 独立使用轮椅
	2= 由一个人帮着行走
	3= 独立
穿衣	0= 依赖
	1= 需要协助
	2= 独立
上下楼梯	0= 依赖
	1= 需要协助
	2= 独立
沐浴	0= 依赖
	1= 独立

十一、功能评估

（一）功能独立性量表（FIM）

功能独立性量表（functional independence measure, FIM）是由 Granger 等人于 1986 年提出。该量表的使用者需接受使用和评分方面的培训，以确保获得可靠和一致的结果。

大多数护士本身不会被要求使用这个工具，但他们可能会通过病例讨论参与评估过程，并需对患者的能力进行评论，详情见下。

它是一种被广泛使用的功能评估量表，可以在约 20 分钟内完成，可以在病例会议上，也可以通过观察患者，或通过电话访问来进行。它包括 18 个项目，旨在评估患者在康复治疗过程中随着时间的推移在功能和独立性方面的变化。每个项目根据患者的依赖 / 独立程度进行评分，从 0（完全依赖）至 7（完全独立）。

这是一个有效和可靠的工具，但对某些神经系统疾病方面确实有局限性，因为它不能评估与认知或沟通相关的许多功能。与巴塞尔指数相比，功能独立性量表的评分范围更广，对变化更为敏感。

FIM 涵盖的项目，包括以下内容。

1. 自理能力：进食、个人卫生、沐浴、穿上衣、穿裤子、如厕。

2. 括约肌控制：小便（膀胱）管理、大便（肠道）管理。

3. 移动：转移到床上、椅子上或轮椅上，转移到厕所，转移到浴缸和淋浴间。

4. 行动：步行 / 轮椅、上下楼梯。

5. 沟通：理解力、表达力。

6. 社会认知：社会交往、解决问题、记忆力。

（二）功能评估量表（FAM）

开发功能评估量表（functional assessment measure, FAM）这个工具是为了对 FIM 进行补充。该工具另外确定了 12 个项目，与 FIM 所确定的 18 个项目一起形成一个包含 30 个项目的量表。

FAM 涉及的主要领域是那些 FIM 覆盖的领域，即认知、沟通、行为和在社区中的工作能力，这些通常被认为是对患者最重要的问题。

英国版的 FIM+FAM 已开发完成。

FAM 涵盖的其他项目包括以下内容。

1. 自理能力：吞咽。

2. 移动：上车。

3. 行动：社区内活动。

4. 沟通：阅读、书写、言语理解力。

5. 社会心理：情绪状态、调整能力、就业能力。

6. 认知功能：定位、注意力、安全意识。

参考文献

[1] Granger, C.V., Hamilton, B.B., and Sherwin, F.S. (1986). *Guide for the Use of the Uniform Data Set for Medical Rehabilitation*. Buffalo, NY: Uniform Data System for Medical Rehabilitation Project Office.

拓展信息

[1] Hall, K.M., Hamilton, B.B., Gordon, W.A., et al. (1993). Characteristics and comparisons of functional assessment indices: disability rating scale, functional independence measure, and functional assessment measure. *Journal of Head Trauma Rehabilitation*, 8, 60–74.

[2] Hawley, C.A., Taylor, R., Hellawell, D.J., and Pentland, B. (1999). Use of the functional assessment measure (FIM+FAM) in head injury rehabilitation: a psychometric analysis. *Journal of Neurology, Neurosurgery, and Psychiatry*, 67, 749–54.

十二、营养评估

人们早就知道，住院患者由于基础医疗状况而出现营养不良的风险很高。这对于有神经系统问题的患者来说是一个特别的问题，既影响那些有长期症状的患者，也影响那些由于各种原因患上急症或危重症的患者。

一些患者可能因自身进食困难或吞咽困难而出现营养问题，而另一些患者则因严重创伤后发生的高代谢状态和分解代谢而出现营养不良。

❶ 对神经系统患者的营养评估是至关重要的，这正是护理人员需要做的。

营养评估应采用一个有效、可靠的工具。目前有许多营养评估工具，地方公立医院可能专门开发了自己专用的工具。其他护理场所可能使用的是国家认可的工具，如营养不良通用筛查工具（Malnutrition Universal Screening Tool，MUST）[英国肠外肠内营养协会（British Association of Parenteral and Enteral Nutrition，BAPEN），2003]。欧洲临床营养与代谢协会（European Society for Clinical Nutrition and Metabolism，ESPEN）也会推荐一些指南和筛查工具。

（一）BAPEN 问卷

BAPEN 列出了对每位入院患者都必须问的四个问题：①你最近有没有无意中掉体重？②你吃得比平时少吗？③你的正常体重是多少？④你身高多少？

这是所需的最低评估。所有患者入院时都应称体重并记录身高，然后在整个住院期间定期称重并记录。

（二）营养不良通用筛查工具

BAPEN 制定了营养不良通用筛查工具，以供急症医院和社区使用。该工具旨在识别那些有营养不良或有营养不良风险的患者，或肥胖患者。该工具可以从英国肠外肠内营养协会的网站上获得。

（三）体重指数

体重指数（body mass index，BMI）是衡量身高体重比的指标。其计算公式如下：

BMI= 体重（kg）/ 身高 ^{2}（m^2）

❶ 由于这种计算使用的是实际体重，该指数可能无法准确反映积液过多的患者的营养状况，应谨慎使用。

（四）人体测量评估

人体测量和营养评估给出了去脂体重（肌肉量）和体脂的测量方法，所以通常比体重指数更能衡量营养状况。护士通常不进行这些评估，但可由营养师来进行。

这些测量包括以下内容。①皮褶厚度（评估体脂）：可在不同部位测量，如三头肌、二头肌；②上臂臂围（评估肌肉和骨骼以及皮下脂肪）；③上臂肌围：由上述两项测量计算得出，能反映蛋白质 – 能量营养不良的迹象。

（五）生化和实验室评估

一些危重患者需要更精确的营养状况和数据来计算营养需要量。

例如，使用氮平衡法计算患者的蛋白质需要量。该法是通过测量患者 24 小时内尿液中尿素氮含量来实现的。如果氮的排出量减少，那么患者就被认为处于正氮平衡状态，并且摄入了足够的蛋白质。如果氮的排出量没有减少，则相反。

这些检查由营养师进行，护士必须：①记录 24 小时内的所有食物摄入量；②收集患者在检查早上第一次排尿后 24 小时内的全部尿液。

参考文献

[1] British Association for Parenteral and Enteral Nutrition (2003, revised Aug 2016). *Malnutrition Universal Screening Tool: 'MUST'*. Redditch: BAPEN.

拓展信息

[1] British Association for Parenteral and Enteral Nutrition: http://www.bapen.org.uk/
[2] European Society for Clinical Nutrition and Metabolism: http://www.espenblog.com/

十三、膀胱功能评估

失禁和膀胱问题在神经系统疾病中很常见。失禁评估是一项护理工作，而且经常需要详细的评估。应向所有患者询问提示性问题，以确定他们是否可能有膀胱问题。一些公立医院制订了提示性问题清单，这些问题可以提醒护士问题存在的可能性。

提示性问题示例：①你一天需要排尿几次？（正常：6～7次）②你晚上要起床多少次去排尿？（正常：0～1次）③你是否曾经急匆匆地跑到厕所去排尿？④你有没有觉得你的尿液排不干净？

如果通过提示性问题怀疑患者有膀胱/失禁问题，必须进行详细的失禁评估。

（一）失禁评估检查表

建议使用评估检查表/失禁评估工具：①起到备忘录的作用，确保没有遗漏；②确保按照逻辑顺序进行评估；③提供记录数据的方法；④作为评估干预措施的基准。

应使用有效和可靠的工具，但得到实践验证的工具并不多（Woodwar，2006）。

（二）详细的失禁评估

详细的膀胱问题评估必须包括以下内容。

1. 一般病史

包括：①既往病史、手术史和产科病史（不要假设失禁问题是由神经系统疾病引起的）；②用药史（检查药物是否有影响膀胱的不良反应）；③行走能力和手灵巧度；④处理问题的历史记录。

2. 泌尿系统症状

包括：①频率（＞6～7次/日）；②夜尿（夜间不止一次）；③急迫性；④尿迟疑（难以排出）；⑤排尿费力；⑥尿后余沥；⑦夜遗尿（尿床）；⑧压力性漏尿（咳嗽、打喷嚏、大笑时漏尿）；⑨排尿困难（排尿时有灼烧感）。

3. 体格检查

包括：①观察患者会阴皮肤有无擦伤和潮湿迹象；②经直肠检查（per rectum，PR）评估便秘；③观察子宫脱垂的迹象。

4. 检验

包括：①尿检：特别是亚硝酸盐和白细胞（提示感染）；②排尿后残余尿量测量（最好使用膀胱扫描，因为这是无创的，但如果没有，也可以进行插管）；③考虑做尿流动力学检查。

参考文献

[1] Woodward, S. (2006). Development of a valid and reliable tool for assessment of urinary incontinence in people with neurological problems. *British Journal of Neuroscience Nursing*, 2, 247–55.

拓展信息

[1] Association for Continence Advice: http://www.aca.uk.com
[2] Bladder and Bowel Community: https://www.bladderandbowel.org/

十四、肠道功能评估

大便失禁和其他肠道问题在神经系统疾病中很常见。肠道评估是一项护理工作，而且经常需要详细的评估。与膀胱评估一样，应向所有患者询问提示性问题，以确定他们是否可能有肠道问题。一些公立医院制订了一份提示性问题清单，这些问题可以提醒护士问题存在的可能性。

提示性问题示例：①你多久大便一次？（正常：每天不超过3次，每3天不少于1次）②你是否曾急匆匆地跑到厕所去大便？③你有没有大便排不干净的感觉？④你排便很用力吗？

如果通过提示性问题怀疑患者有肠道/大便失禁问题，必须进行详细的肠道评估。

（一）肠道评估检查表

建议使用肠道或大便失禁评估检查表：①起

到备忘录的作用，确保没有遗漏；②确保按照逻辑顺序进行评估；③提供记录数据的方法；④作为评估干预措施的基准。

这类工具的例子可以在Norton和Chelvanayagam（2004）中找到。

（二）详细的肠道评估

详细的肠道问题评估必须包括以下内容。

1. 一般病史

①既往病史、手术史和产科病史（不要假设肠道问题是由神经系统疾病引起的）；②用药史（检查药物是否有影响肠道的不良反应）；③饮食和液体摄入；④行走能力和手灵巧度；⑤处理问题的历史；⑥肠道问题对生活方式和人际关系的影响。

2. 肠道症状

①最让患者感到困扰的症状/主要问题；②通常的排便习惯/频率（任何偏离正常限度的都应引起注意）；③粪便的一致性（使用布里斯托尔粪便形态量表：可在Bladder and Bowel Community网站上获取）；④直肠出血（擦拭时或马桶内：如厕时出血是一个危险的症状，需要进一步检查）；⑤排泄黏液；⑥费力；⑦粪便排泄不净的感觉；⑧污粪或大便失禁；⑨排便前或排便中与排便有关的疼痛（疼痛部位：直肠/腹部；排便时是否有缓解？）⑩手指协助排便（用手指插入直肠或阴道以协助排便）。

3. 体格检查

①观察患者会阴皮肤有无擦伤和污损、瘢痕、肛裂、痔疮和直肠脱垂等迹象；②直肠检查以评估便秘。

4. 检验

患者可能需要进行更详细的检验，例如：①肛门直肠生理功能（肛门括约肌功能和反射检查）；②结肠传输试验（摄入不透射线标记物后的腹部X线片）诊断慢传输。

参考文献

[1] Norton, C. and Chelvanayagam, S. (2004). *Bowel Continence Nursing*. Beaconsfield: Beaconsfield Publishers Ltd.

拓展信息

[1] Association for Continence Advice: ✆ http://www.aca.uk.com
[2] Bladder and Bowel Community: ✆ https://www.bladderandbowel.org/
[3] Norton, C., Nunwa, A., Taylor, A., et al. (eds.) (2008). *Oxford Handbook of Gastrointestinal Nursing*. Oxford: Oxford University Press.

（王庆玲 译　　陈曦 校）

第4章 神经系统检查

Neurological investigations

一、计算机断层扫描

计算机断层扫描（computed tomography，CT）是一种特殊的X线扫描过程，计算机被用来汇总和重建在多个平面上获得的图像。几条X线同时从不同的方向穿过被检查的身体区域。

当X线穿过组织后，就可以测出它们的相对强度。穿过密度较低的组织（如，脑脊液或脑组织）的X线将比穿过密度较高的组织（如，骨骼）的X线更强。

然后用计算机计算出组织的相对密度并显示图像，密度极低的区域（如，鼻窦中的空气或脑室中的脑脊液）显示为黑色，密度高的区域（如，颅骨）显示为白色。脑组织密度介于这两个极端之间，呈灰色阴影（图4-1）。

可以通过注射造影剂来显示增强区域。在血脑屏障被破坏的地方，例如肿瘤或脑脓肿周围，造影剂能够穿过脑组织，在图像上很明显。

（一）患者准备

1. CT扫描可以在门诊进行的，需要的准备工作很少。

2. 在进行扫描之前，患者通常被要求摘下隐形眼镜或眼镜、发夹和助听器。

3. 年龄非常小的患者，不配合的患者，或者

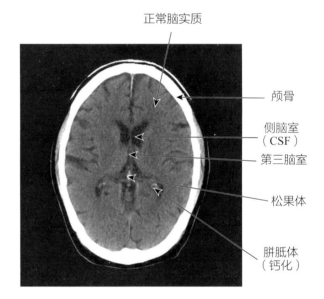

正常脑实质
颅骨
侧脑室（CSF）
第三脑室
松果体
胼胝体（钙化）

▲ 图4-1 CT扫描使用电离辐射产生二维交叉结构的截面。它们被用来确定骨破坏或钙化的程度。致密的结构，如骨骼呈现白色，其他软组织呈现不同深浅的灰色，黑色代表空气空间。图像可以进一步通过静脉注入不透射线的造影剂增强。CT在检测出血、脑积水、大肿瘤、脑萎缩和颅底骨成像方面特别有用

有严重运动障碍的患者通常需要镇静，以确保他们在扫描期间保持静止。

（二）检查后护理

一般不需要特别的检查后护理，但是如果患者使用了药物镇静，应该观察患者直到其完全清醒。

二、磁共振成像

磁共振成像（magnetic resonance imaging，MRI）产生内部器官和组织的详细图像。患者躺在一个巨大的圆柱形磁铁里，比地球磁场强数千倍的无线电波穿过他们的身体。这就迫使人体的原子核以不同的方式排列，当信号停止，原子重新排列到正常位置时，它们就会发出无线电波，扫描仪接收到这些电波并将其转换为图像（图 4-2）。

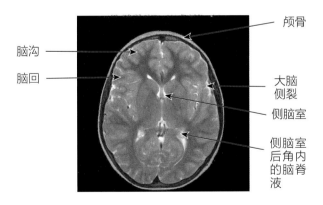

脑沟
脑回
颅骨
大脑侧裂
侧脑室
侧脑室后角内的脑脊液

▲ 图 4-2　**MRI** 扫描可以用来补充 **CT** 扫描的结果。这是一种使用磁场和非电离射频信号的非侵入性（无创性的）医学影像技术。信号的强度描述了各种组织的亮度和清晰度，这些组织被描述为高强度或"亮"，中等强度，"灰色"，或低强度，"暗"。这是用来比较可能的异常与正常组织的表现。扫描的解释将取决于记录的图像类型和造影剂的使用。T_1 图像上 CSF 显示为"黑色"。T_2 图像上 CSF 呈"白色"

MRI 是非侵入性的，不涉及 X 线，但是磁铁与许多植入设备或金属假体不兼容。

（一）患者准备

1. 确定禁忌证。如果患者意识丧失，必须要找他的近亲属来了解情况。

2. 告知患者进入扫描仪后可能会产生幽闭恐惧，出现上述情况他们可以与工作人员沟通。

3. 协助患者换上检查服，取下手表、发夹和珠宝。手机和信用卡的磁性信息将被删除，因此不能带进扫描室。

4. 任何人进入扫描仪附近不得携带任何铁磁性物体，以免出现"导弹效应"，物体飞进扫描仪造成损坏或伤害。

注意事项

1. 妊娠前 3 个月应避免注射造影剂和扫描。

2. 噪音：振动会产生很大的噪音，患者会感到非常不安。护耳装置可以播放患者要求的音乐，并允许工作人员与患者进行交流。

3. 幽闭恐惧症：可能会发生恐慌发作。有些患者需要镇静或全身麻醉（general anaesthetic，GA）。

🛑 绝对禁忌证

1. 心脏起搏器、迷走神经刺激器、内部除颤器、耳蜗植入物和深部脑刺激器、胰岛素或巴氯芬泵、弹片、旧的动脉瘤夹，以及与金属加工相关的人眼中的金属碎片。

2. 钛合金材料通常与 MRI 兼容。患者需要提供有关假体的详细信息，包括植入日期和型号，以阐明兼容性。

（二）检查后护理

不需要特别的检查后护理。

三、功能磁共振成像

功能磁共振成像（functional MRI, fMRI）是一种磁共振扫描，自 20 世纪 90 年代初以来一直被用于检测大脑内的功能活动。

由于其低风险和广泛的可用性，它现在是绘制大脑功能活动的常用成像形式。它比正电子发射断层扫描（positron emission tomography, PET）或单光子发射计算机断层扫描（single photon emission computed tomography, SPECT）更常用，这两种扫描通常只用于研究。

功能性 MRI 显示了氧的代谢，这是基于与神经元活动相关的假设。大脑神经元不能储存氧气或葡萄糖，当大脑的一个区域活跃时，就需要更多的氧气，所以流向大脑这个区域的血液就会增加。这是可以测量的，因为含氧血液与无氧血液发出不同的 MRI 信号。

在扫描仪中，患者可能会被要求进行一系列认知测试或其他任务 / 活动，这取决于所评估的大脑功能区域。

（一）患者准备

常规的 MRI 检查前，患者需要完成全面的问卷调查；如果患者意识丧失，联系他的近亲属询问情况。其他准备与 MRI 相同（参阅第 4 章的磁共振成象）。

（二）检查后护理

与 MRI 相同，不需要特别的检查后护理。

四、磁共振/计算机体层血管成像与静脉造影

磁共振血管成像（magnetic resonance angiography, MRA）和计算机体层血管成像（CT angiography, CTA）是非侵入性的，因此比传统血管造影风险小得多。

（一）MRA

MRA 是利用磁共振扫描仪，而不是 X 线和 CT 扫描来显示大脑和颈部的血管。它可以使用或不使用造影剂，由于不使用 X 线，它不具有传统血管造影术的风险。MRA 也可以在不需要直接向股动脉或其他大动脉注射造影剂的情况下进行，从而将并发症的风险降到最低。如果使用造影剂，则通过外周套管进行静脉注射。

1. 患者准备

常规的 MRI 检查前患者需要完成全面的问卷调查；如果患者意识丧失，联系他的近亲属询问情况。

2. 检查后护理

与 MRI 相同，不需要特别的检查后护理。

（二）CTA

CTA 有助于脑血管成像：①确定溶栓的适用性；②检测可能导致缺血的动脉粥样硬化；③检测脑动脉瘤或动静脉畸形（arteriovenous malformation, AVM）；④术前详细检查肿瘤的血液供应。

1. 患者准备

(1) 协助患者换检查服。

(2) 患者应摘掉所有首饰、眼镜、助听器和

假牙。

(3) 询问患者的过敏情况，特别是以往对造影剂的过敏情况。

(4) 如果要使用对比剂，扫描前患者可能需要一段时间的 NBM。

(5) 提醒患者，在扫描期间他们需要保持静止。

2. 检查后护理

不需要特别的检查后护理。

（三）磁共振 /CT 静脉造影

脑静脉循环也可能是问题的来源，这些血管也可以通过磁共振静脉造影或 CT 静脉造影成像。

五、正电子发射体层摄影扫描

（一）PET

正电子发射体层摄影（positron emission tomography，PET）扫描并不广泛应用，经常用于研究目的。这是核医学部门进行的众多研究之一，也是功能性神经成像的一种形式，显示的是神经系统内的代谢活动，而不是实际结构。

PET 扫描使用注射正电子发射放射性形式的葡萄糖或类似吸入形式的氧气。注射后，造影剂进入高糖或高氧代谢区域，例如大脑，这些区域因此在扫描上可见。当放射性物质分解时，正电子被释放出来，产生三维彩色图像。

一些细胞，如恶性细胞，分裂迅速，代谢活性增加。如果它们存在，注入的放射性核素就会被捕获，并被 PET 扫描检测到。PET 还可以用于癫痫或 AD 等疾病的诊断。

（二）患者准备

1. 患者不应饮用含咖啡因的饮料或酒精，在扫描前 24 小时内不应吸烟，因为这会影响细胞代谢。

2. 在 PET 扫描之前，不应该给患者注射葡萄糖。

3. 患者可能被要求在扫描前 4～12h 内接受禁食，具体时间取决于被检查的器官。

4. 患者教育很重要。建议患者：①在注射后的 1 小时，需要休息，让放射性葡萄糖分布到整个脑组织——可随身带一本书，如果可带一个个人音响 /MP3 播放器来缓解无聊；②扫描大约需要 1 小时，整个过程中他们需要躺着不动；③如有不适，通知扫描部工作人员。

5. 在扫描过程中，患者可能会被要求进行一些认知评估，例如心算，回答问题。

（三）检查后护理

1. 鼓励患者多喝水，对促进放射性物质代谢，排出体外有帮助。

2. 不需要其他具体的护理，但患者在扫描后 6～24h 内不应与婴儿或孕妇接触——与进行扫描的部门确认具体的时间。

拓展信息

[1] NHS Direct: 🖰 http://www.nhsdirect.nhs.uk

六、单光子发射计算机断层成像扫描

单光子发射计算机断层成像（single-photon emission computed tomography，SPECT）是一种非侵入性成像技术，包括伽马射线扫描，像 PET 一样，可以评估大脑功能。

SPECT 与 PET 的不同之处在于，注入的放射性同位素有助于穿过血脑屏障，并在脑内血流最高的区域被吸收。放射性同位素由伽马照相机检测，注射后立即可获得图像。

SPECT 最初用于测量脑血流，可以检测由于一些神经系统疾病而导致的血流变化，例如：①脑卒中；②使用其他成像技术不可见的头部损伤；③部分癫痫；④评估患者癫痫手术时的癫痫起源；⑤脊柱应力骨折。

（一）患者准备

1. 患者教育很重要。告知患者他们需要：①扫描过程需要 20min 至 1h，在扫描过程中保持静止；②扫描过程中如有不适，及时通知扫描部门工作人员；③注射后休息 10～20min。

2. 患者可能会对放射性同位素注射产生过敏反应。在患者进入扫描室之前，确保按要求使用肾上腺素。

3. 在注射过程中，观察患者对注射的反应，如发痒、呼吸短促。

（二）检查后护理

鼓励患者多喝水，将体内的放射性物质排出体外。

七、脑血管造影术

脑血管造影是通过对大脑血管的成像来检测动脉瘤（图 4-3）或动静脉畸形（AVM）。它可能是有创或无创（MRA）。有创的血管造影约有 1% 的人会有脑卒中的风险。因此，除非绝对必

要，否则避免。如果做，可以作为一个日间病例来进行血管造影。

有创的血管造影术是在镇静下进行的，偶尔也可在麻醉下进行。在股动脉穿刺后，向颈动脉注入造影剂。

颅骨的 X 线图像是在注射造影剂前后拍摄的；计算机能够从对比扫描中减去普通图像，从而留下血管的图像。

（一）术前护理准备

1. 确保向患者充分解释手术过程，并征得患者同意。

2. 患者需要良好的卫生，以最大限度地减少感染的风险；患者应在当天洗澡或淋浴，并穿上干净的病号服。

3. 没有必要刮腹股沟剃毛，如果皮肤被割伤，这可能会增加感染的风险。

4. 如果是麻醉，患者可能需要在几个小时前开始空腹。

5. 住院患者应被护送到放射科，并移交给放射科护理人员。

（二）护理人员在手术中和影像科室中的角色

1. 始终安抚患者，并向其解释保持静止的必要性。

2. 检查同意书和患者准备情况。

3. 手术过程中协助擦洗。

4. 静脉插管和镇静。

5. 术后恢复 - 全身性观察和检查部位。

6. 护士可引导日间病例出院。

（三）术后护理

1. 定期全身观察（体温、脉搏、呼吸和血压）+ 神经系统观察（至少每半小时一次）。

2. 检查穿刺部位有无出血和血肿。

3. 卧床休息 4h。

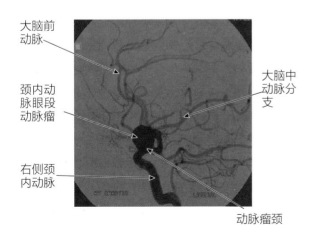

大脑前动脉
颈内动脉眼段动脉瘤
右侧颈内动脉
大脑中动脉分支
动脉瘤颈

▲ 图 4-3　显示动脉瘤在前脑血供上的位置的脑血管造影

4. 镇静作用消失后，口服液体和吞咽饮食是安全的。

5. 如果发生出血，立即按压并呼叫医生。

6. 如果出现血肿，使用加压敷料并通知医生。

（四）可能出现的并发症

并发症包括出血、血肿形成、穿刺部位感染、脑血管痉挛、脑卒中。

八、脑电图

脑电图（electroencephalography，EEG）是对来自大脑的微小的、不断变化的电位的无创研究。这种电位可以从头皮记录下来，用于测量大脑不同部位的电压差异。由此产生的轨迹代表了由相互连接的神经元产生的突触后电位的总和。

（一）EEG 的临床应用

1. 对癫痫综合征进行分类，从而优化治疗。

2. 确认诊断为非惊厥状态。

3. 监测麻醉深度，特别是在治疗癫痫持续状态。

4. 区分脑病和原发性精神疾病综合征。

5. 在某些情况下，将癫痫发作与其他疾病区分开来，如非癫痫发作、晕厥和运动障碍。

6. 儿童出现无法解释的语言退化或失语。

7. 监测某些癫痫综合征（如儿童失神癫痫）对治疗的脑电反应。

8. 研究已知癫痫出现新的癫痫发作类型，如婴儿痉挛。

9. 无法解释的意识改变，如中昏迷或昏睡状态。

（二）记录的方法

1. 使用胶体胶或黏合剂粘贴，头皮连接 21 个电极。

2. 电极位置测量使用"国际 10/20 系统"电极位置。

3. 日常记录主要在清醒状态下进行，患者闭上眼睛。短暂地睁眼时间也被记录下来。同步心电图记录。

4. 可以添加额外的电极来记录感兴趣的特定区域。

（三）患者准备

除了对检查过程的解释，无须其他的准备。

（四）激活技术

1. 换气过度：剧烈进行 3～5min 可激活全身性癫痫性放电。在儿童失神癫痫中很有用，在这种情况下，未能引起癫痫样改变，诊断则不太可能。

2. 光刺激：在离患者 30cm 处放置闪光灯，1～60Hz 的频率在睁眼和闭眼时出现。产生持续性的全面性癫痫样异常，表现为光敏反应。

3. 睡眠剥夺：受试者通常 24h 保持清醒。异常的发生率增加，特别是癫痫样病变。

4. 自然或药物诱发睡眠：可增加诊断癫痫样异常，某些类型的癫痫更常出现在睡眠中。

（五）检查后护理

不需要特别的术后护理。如有需要，协助患者洗头以脱去胶水。

（六）解读脑电图

1. 正常活动

(1) α 活动：频率范围为 8～13Hz。从大脑后部区域可见。可以在优势侧有更高的振幅。在闭眼时可见。

（2）β 活动：频率范围为＞ 13Hz。两侧大脑半球，最大在额面。在眼睛睁开或焦虑的受试者中占主导。

（3）θ 活动：频率范围为 4～8Hz。通常见于幼儿，也可见于困倦时。

（4）γ 活动：频率范围＜ 4Hz。通常可见于成年人慢波睡眠，在婴儿身上也能看到。

2. 异常活动

（1）癫痫样：①局灶：放电表现为尖波或棘波。可以使用 10～20 系统从记录中进行定位，辅助电极通常是有用的。颞区是局灶性癫痫样活动和发作间期放电最常见的部位。②广义：放电通常采取棘波或多棘波复合波的形式。通常有前显性，尤其是原发性全身性癫痫。

（2）非癫痫样：①局灶：出现在大脑皮质局灶性损伤的区域。通常被视为缓慢活动的增加或有时被视为脑电图信号振幅下降。②广义：弥漫性异常慢节律，见于脑病（通常为代谢性）、脑积水和发作后状态。最常见于正面，也可表现为对称性的双侧正常背景节律减慢。

九、肌电图

肌电图（electromyography，EMG）记录肌肉内的电活动。肌电图可以用来区分由肌肉本身的原发病引起的肌肉无力和由神经系统问题引起的肌无力。电极针通过皮肤直接插入肌肉，记录肌肉内的电活动。肌肉的活动是在患者休息时测量的，但有时他们会被要求在检测过程中自主收缩肌肉。将记录收缩过程中产生的动作电位评估。

（一）患者准备

对患者进行宣教，包括以下内容。

1. 小电极针将被放置在被测试的肌肉中，这可能与肌内注射的感觉类似。

2. 在检查后的短时间 / 几天内，肌肉可能会有瘀伤。

3. 不需要其他特定准备。

（二）检查后护理

不需要具体的检查后护理，但患者可能需要一些轻微的镇痛。

十、诱发电位

诱发电位评估神经的传导速度。髓鞘损伤会减慢传导速度。

目前，可以测量多种不同的诱发电位：①听觉诱发电位（auditory evoked potential，AEP）测量从耳朵到颞叶听觉皮质的听觉通路的传导速度；②视觉诱发电位（visual evoked potential，VEP）测量从眼睛后部到枕叶视觉皮层的视觉通路的传导速度；③体感诱发电位（somatosensory evoked potential，SSEP）测量从外周到顶叶皮层感觉通路的传导速度。

对于所有的诱发电位，施加刺激，然后测量大脑记录这一刺激所需的时间。然后将此传导速度与以毫秒为单位的正常值进行比较，以确定是否降低了传导速度。

每次测试通常持续约 30min。

（一）AEP

有时被称为脑干听觉诱发电位（brainstem auditory evoked potential，BAEP）。

患者戴着耳机，一台电脑通过耳机播放发出一系列的咔嗒声。这些录音是从放置在头皮上的听觉皮质上的头皮电极上获得的。电极的连接方式与 EEG 相同。

白噪声被播放到对侧的耳朵中，以确保 AEP 一次从一侧被记录下来。在测试过程中，患者需要以放松的姿势休息，可能很少服用镇静药。

（二）VEPS

要求患者坐在屏幕上的棋盘前，或者看着一道闪光。灯光以预定的间隔闪烁，或者更常见的是，棋盘上的黑白方块交替出现。记录来自放置在枕叶上的头皮电极。

（三）SSEP

要求患者放松地坐在椅子上或躺在沙发上。与 AEP 一样，重要的是患者始终保持放松，并可给予轻度镇静。

皮肤电极放置在手臂或腿上的大神经上，间歇性地施加小电流。这应该不会很痛，但患者可能会感到皮肤上有轻微敲击的感觉。

（四）患者准备

1. 患者教育很重要，解释操作流程。

2. 如果患者有视觉诱发电位，确保随身携带他们惯用的眼镜进行远距离 / 阅读——他们在测试过程中需要戴上这些眼镜。

（五）检查后护理

不需要特定的检查后护理，但如果使用了镇静药，则应观察患者，直到完全清醒。

十一、腰椎穿刺

腰椎穿刺包括在马尾水平放置细孔针进入椎管，获取脑脊液标本进行分析。这通常是在患者的床边进行的，在操作过程中需要一名护士协助医生进行腰穿，并在整个过程中支持和安抚患者。

对于颅内压升高和颅骨内肿块病变的患者不应进行腰椎穿刺术，因为这可能导致脑疝。

（一）术前准备

1. 患者左侧卧位，弯曲膝盖贴近胸部（胎儿体位）：这有助于打开椎骨之间的空隙，以便插入针（图 4-4）。如果患者不能平躺，也可以让患者坐在床的一侧，俯身靠在床头柜上，用枕头支撑。

2. 护士需要协助准备用于腰椎穿刺的设备。

3. 患者应穿长衫或宽松的衣服，以便能够接近脊柱并容易找到骨标志（如髂骨）。

4. 检查是否对皮肤消毒液过敏，例如碘制剂。

5. 必须告知患者手术可能的风险，并且必须征得患者同意手术。

（二）手术中

1. 在整个过程中安抚患者。

2. 局部麻醉药被注射到椎管周围的皮肤和硬脑膜中时，提醒患者这可能会刺痛。

3. 一旦局部麻醉起效，通常在 $L_4 \sim L_5$ 或 $L_5 \sim S_1$，脊椎针（套管针和套管针）通过椎间隙进入椎管。确保患者始终保持静止是至关重要的。

4. 一旦到位，套管针取出，脑脊液将流过中空的脊椎穿刺针。

5. 此时，可通过连接压力计记录脑脊液压力。

6. 护士可协助采集标本：准备一个通用的容

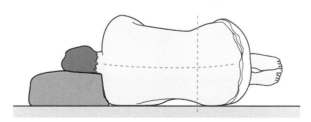

▲ 图 4-4 准备腰椎穿刺时患者的正确体位

转载自 Mohammad Sharief (2004). Lumbar puncture and CSF *examination, Medicine*, 32(9): pp 44–46, DOI: https://doi.org/10.1383/medc.32.9.44.49909. Copyright© 2004 Elsevier Ltd. All rights reserved.

器，放在脊椎针的正下方，脑脊液缓慢滴落。不要用标本容器接触针头。记住，脑脊液是一种体液，所以应该戴手套。确保容器按照收集的顺序贴上标签，通常是收集三个。

7. 一旦手术完成并取下针头，在穿刺部位按压一小段时间，然后包扎。

（三）术后护理

1. 鼓励患者短时间休息一段时间。

2. 鼓励患者多喝水。

3. 检查穿刺部位脑脊液有无渗漏。

4. 记录穿刺完成时的生命体征结果。

（四）潜在并发症

1. 腰椎穿刺后头痛

这将在大约 30min 内发生。每四个患者中就有一个。没有证据表明术后延长卧床休息时间（例如，4～6h）会降低这种风险。这被认为是由于脑脊液压力低，可能是由于手术后硬脑膜撕裂引起的，大多数会在几天至 1 周内消失。使用较小的针头和良好的技术可以降低风险。如果出现头痛，坐起来往往会加剧这种情况，鼓励患者平躺，卧床，多喝水。按处方实施简单的止痛，如对乙酰氨基酚。

2. 脑脊液漏

①检查穿刺点是否有透明的稻草色液体。如果发生这种情况，可以通过检测液体中是否存在葡萄糖来确认脑脊液漏；②对穿刺部位施压，并通知医务人员；③观察患者腰穿后头痛情况。

3. 意识水平的改变

在极少数情况下，患者的神经功能可能会恶化。这是紧急医学情况。如果发生这种情况，每 15min 记录一次神经系统评估，马上通知医护人员。

4. 感染和脑膜炎

有时，患者在术后会恶化。存在感染可能引起脑膜炎。建议患者报告恶心呕吐症状及头痛加重、颈部僵硬和任何发热的情况。

十二、肌肉活检

肌肉穿刺活检是在局部麻醉下进行的，以获得组织样本，可用于鉴别诊断肌肉和中枢神经系统疾病。如果需要更大的肌肉组织，则可在局部麻醉的情况下，在手术室通过皮肤上的小切口（开放活检）进行手术。

（一）术前准备

1. 必须征得患者的同意，并且必须向患者解释与手术相关的风险。

2. 检查是否对皮肤消毒液过敏，例如含碘制剂。

3. 确保患者穿着长衫或脱下了相关衣物。

4. 患者在床上保持半卧位或舒适的姿势。

5. 活组织检查通常从大腿根部进行。在患者腿下放置一张手术中单，以防止皮肤消毒液流到床上。

（二）手术中

1. 根据需要协助医务人员，并在整个过程中安抚患者。

2. 向患者解释，局部麻醉可能会刺痛，但理论上他们不会感到任何疼痛。向他们解释，他们可能会感到一些拉力或压力。

（三）术后护理

1. 在伤口处敷上敷料，每半小时观察一次是否有出血或血肿形成。

2. 按照程序记录一组生命体征。

3. 按规定进行镇痛，活检后部位可能会感到疼痛几天。

十三、睡眠监测

睡眠监测的目的是评估睡眠期间的呼吸功能，并识别是否存在睡眠呼吸暂停综合征。

（一）睡眠呼吸暂停

呼吸频率整夜波动，在快速眼动（rapid eye movement，REM）睡眠中短暂的呼吸暂停是正常的。当这些发作时间延长时，睡眠呼吸暂停可能会出现问题，可能是由以下原因引起的：①脑干梗死；②阻塞型睡眠呼吸暂停；③肥胖；④黏液性水肿；⑤肢端肥大症。

患有睡眠呼吸暂停综合征的患者通常会在白天打鼾、困倦和清晨头痛。

（二）睡眠监测

包括患者住院接受夜间血氧饱和度监测，有时还需要录像。接受鼻腔持续正压通气（continuous positive airway pressure，CPAP）治疗的患者可进行进一步的评估和睡眠监测。

（三）患者准备

患者可以在前一天晚上入院，第二天早上醒来后出院。

确保患者带一个过夜包、洗漱用品和第二天的换洗衣服。①提醒患者，工作人员每小时进入房间检查患者的血氧饱和度情况，但不会叫醒患者；②将血氧饱和度探头套在患者的手指上，用胶带固定，并确保舒适；③患者只要准备好就可以入睡。

（四）检查后护理

除非技术人员要求患者等待，通常患者可以在早餐后自行离开。

为患者提供早餐。

（孙克娟　刘海霞　译　　王庆玲　校）

CHAPTER 5

第 5 章　常用药物与治疗方法

Common drugs and treatments

一、神经递质

自然产生的神经递质是一种化学物质，通过突触将信号从突触前神经末梢传递到突触后神经元的受体。它们作为钙依赖性过程释放，并在其释放的神经元内合成和终止。合成神经递质可以模仿天然神经递质在外源性应用时的效果。

（一）神经递质和药物

药物可以改变神经传递的阶段，以治疗神经和非神经性疾病。图 5-1 显示了药物如何影响神经传递。

（二）神经递质受体

1. 神经递质通过与神经元膜上的蛋白质受体结合，对靶细胞发挥作用。

2. 神经递质与受体的结合导致靶细胞发生化学或电变化；不同的受体引起不同的变化。

3. 受体与神经递质的结合具有特异性，例如多巴胺受体特异性结合多巴胺。

4. 神经递质通过与中枢神经系统内不同位置的一系列特定受体结合，能够发挥一系列作用——这些受体亚型对靶细胞产生不同的作用。

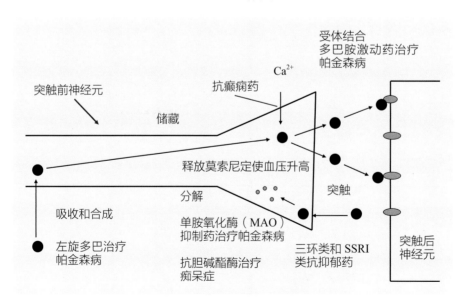

▲ 图 5-1　针对神经系统疾病的药物治疗

SSRI. 5- 羟色胺再摄取抑制药

（三）药物和受体

与受体结合的药物可分为以下两类。

1. 激动药：与受体结合并模拟神经递质作用的药物，例如激动药多巴胺与纹状体中的多巴胺受体结合。

2. 拮抗药：与受体结合但没有作用的药物，即阻断神经递质的作用。抗精神病药物通过阻断多巴胺受体发挥作用。

除了与预期受体结合以发挥治疗效果外，药物还可以作为激动药或拮抗药与其他受体结合，并可能导致不良反应。例如，三环类抗抑郁药，如阿米替林，通常用于治疗神经病理性疼痛，阻断毒蕈碱乙酰胆碱受体，产生视物模糊、口腔干燥、尿潴留等"抗胆碱"不良反应。

二、静脉注射用人免疫球蛋白

免疫球蛋白是一种天然存在的蛋白质，免疫系统通过它来产生抗体和其他因子，以监测、结合和破坏抗原，如细菌、病毒、真菌和孢子。免疫球蛋白是从健康个体捐献的人血浆中提取的正常人免疫球蛋白的集合（浓缩抗体），必须像对待和使用任何其他血液制品一样，保持同等的谨慎和重视。

（一）一般说明

免疫球蛋白疗法可用于治疗多种原发性和继发性自身免疫性疾病以及许多其他免疫缺陷疾病。在高剂量时，它通过尚未完全理解的机制改变患者的免疫反应。对于某些神经系统疾病，免疫球蛋白治疗尚未获得许可，但仍被认为对某些情况有益。有关疗效、免疫球蛋白使用指南以及关于安全用药，可参见英国神经学家协会指南和英国国家医疗服务体系 2019 年《免疫球蛋白调试指南》（*Immunoglobulin Commissioning*

Guidelines）。

1. 常见的神经适应证。包括：①多发性硬化；②吉兰 – 巴雷综合征；③重症肌无力急性加重；④原发性免疫缺陷；⑤急性和慢性炎性脱髓鞘性多发性神经病（chronic inflammatory demyelinating polyneuropathy，CIDP）；⑥多灶性运动神经病。

2. 通常起始剂量为 2g/kg，持续 2～5 天（例如，0.4g/kg，连用 5 天）：①剂量四舍五入到最接近的适用瓶规格；②有时会使用理想体重。

（二）重要提示

1. 治疗方法必须获得患者同意，因为免疫球蛋白是一种血液制品，理论上有较低的风险会造成病毒传播和血液传播，例如，朊病毒病、乙型或丙型肝炎或 HIV。

2. 许多公司都会生产免疫球蛋白产品，在批次和制剂上存在很大差异，在临床上不可以交替使用。

（三）潜在的不良反应

输液相关的不良反应可以通过减慢或暂停输注，或者通过静脉输注对症药品和使用对乙酰氨基酚，使以下症状得以缓解：①头痛；②寒战；③发热；④背痛；⑤过敏反应（罕见），立即停止输液，并按照过敏反应指南进行处理。

其他不良反应包括：①轻度、可逆性中性粒细胞减少或淋巴细胞减少；②肾损害，尤其是蔗糖含量高的配方；③血浆高度黏稠（高黏血症），有关于引起脑梗死和心肌梗死的罕见报道；④无菌性脑膜炎；⑤皮疹。

（四）管理详细信息

1. 遵守产品特性总结和（或）当地指南。

2. 批号必须记录在患者病历中，以便出现重大不良反应时跟踪产品的使用情况。

3. 输液速率具有产品的特殊性，但第一次输注时应缓慢，以减少不良反应的风险；再根据患者的耐受性加快输液速度。

4. 免疫球蛋白可以静脉注射或皮下注射。应使用带有内置通气管道和 15μm 过滤器的给药装置，因为白蛋白偶尔会从溶液中沉淀出来。

5. 由于存在发生过敏反应的潜在风险，应密切监测患者的生命体征和症状。

6. 随后的输注通常根据症状的复发情况重复进行，并且可以在之前耐受的输注速度下开始，无须逐渐增加滴速。

7. 卫生部维持一个国家免疫球蛋白使用数据库，以监测免疫球蛋白的适应证并收集其他长期数据。

监测

1. 在开始治疗时记录基线观察结果（体温、脉搏、呼吸、血压），在所有首次输注时记录半小时，或在调整速率后记录半小时。

2. 根据制造商的说明，在第一次输液完成后，必须继续观察患者 1h，在随后的输液后继续观察 20min。

拓展信息

[1] Association of British Neurologists. Guidelines. ✍ https://www.theabn.org/page/abnguidelines Department of Health (2008). *Clinical Guidelines for Immunoglobulin Use*, 2nd edn. London: Department of Health.

[2] NHS England (2019). Immunoglobulin Commissioning Guidelines, V1.3 Feb. ✍ https://www.england.nhs.uk/publication/

三、类固醇

（一）一般说明

1. 皮质类固醇在体内以醛固酮、氢化可的松和皮质酮的形式自然存在，并在肾上腺皮质中产生。

2. 皮质类固醇影响碳水化合物和蛋白质代谢（糖皮质激素活性）以及水和电解质平衡（盐皮质激素活性）。

3. 皮质类固醇对生存至关重要，它们在肾上腺皮质中合成，以应对身体在压力环境下（如疾病、手术）的反应。

4. 氢化可的松（糖皮质激素活性）和氟氢可的松（盐皮质激素活性）用于肾上腺功能衰竭（如艾迪生病）患者的替代治疗。

（二）抗炎作用

1. 糖皮质激素主要的治疗特点是其强大的抗炎和免疫抑制作用。

2. 类固醇具有细胞内作用，作用于细胞核以减少炎症介质的产生，增加抗炎介质的产生；它们还能抑制血管扩张。

3. 常用的类固醇药物包括：氢化可的松、泼尼松龙、甲强龙、地塞米松。

4. 这些药物并没有同等的抗炎效力，也就是说，它们在毫克水平上并不相同。例如，地塞米松是最有效的，氢化可的松是最无效的。

皮质类固醇用于许多潜在的炎症或自身免疫性疾病。临床适应证不胜枚举，但常见的适应证包括：①多发性硬化的临床致残性复发；②减少与脑肿瘤、神经外科手术或创伤性脑损伤相关的脑水肿；③重症肌无力（谨慎使用，快速滴注可加重病情）；④慢性炎症性脱髓鞘性多发性神经病；⑤血管炎；⑥对有过敏反应风险的药物治疗的辅助治疗，例如一些单克隆抗体。

（三）不良反应

1. 代谢不良反应：库欣综合征由于多种原因（包括垂体腺瘤、肾上腺疾病、小细胞肺肿瘤或使用类固醇）导致皮质醇水平过高，会产生一系列症状："满月脸"和腹部脂肪增加、皮肤变薄、高血压、伤口愈合不良、肌肉萎缩、白内障、骨质疏松症、高血糖症、发胖。

2. 抑制对感染的反应，并增加发生机会性感染的风险。

3. 消化不良。

4. 情绪改变。

5. 内源性糖皮质类固醇合成的抑制：在长期治疗后快速或突然停用糖皮质类固醇可导致潜在的致命的急性肾上腺功能不全。

（四）不良反应说明

1. 炎性疾病应使用尽可能低的剂量进行治疗，以尽量减少不良反应；为了达到这一目的，经常添加类固醇保护药（→参阅本章的"免疫抑制药"）。

2. 不良反应的发生率与治疗的剂量和持续时间有关，除了高剂量治疗引起的暂时性高血糖外，代谢不良反应不太可能在短期内发生，即 < 2 周。

3. 应向患者提供一张类固醇卡，随身携带，详细说明治疗持续时间和复查日期。

4. 口服皮质类固醇通常在早上服用，以配合身体最大限度地产生内源性类固醇。

5. 可以通过隔日给药或间歇给药来减少不良反应。

6. 可能需要长期类固醇治疗的患者（如重症肌无力、血管炎）应采取适当的预防措施，以预防类固醇诱导的骨质疏松症，因为类固醇在初始治疗期间对骨骼的减薄作用最大：①双膦酸盐、骨化三醇和激素替代品是可选的治疗方法；②通常开具双膦酸盐；③钙和维生素 D 补充剂可用于膳食维生素 D 摄入不足的患者，但应与双膦酸盐的服用时间间隔至少 2 小时，因为同时服用会大大减少后者的吸收。

四、免疫抑制药

（一）一般说明

免疫抑制药通常与类固醇合用作为"类固醇

保留药"，以减少类固醇需求和长期不良反应。治疗目标是患者完全停用类固醇或尽可能降低类固醇剂量。

免疫抑制药比类固醇毒性小，但确实存在显著不良反应的风险（表 5-1），在开始治疗前应与患者讨论风险和益处。

（二）作用机制

环磷酰胺、甲氨蝶呤和硫唑嘌呤是最初用于抗癌治疗的细胞毒性药物。它们的抗增殖作用是通过抑制免疫系统中快速分裂细胞（包括淋巴细胞）的产生达到广泛的免疫抑制作用。

1. 这三种药物均可引起骨髓抑制，因此患者应注意立即报告异常的出血、瘀伤及感染。

2. 也建议进行全血计数监测。

环孢素的免疫抑制作用被认为是抑制 T 淋巴细胞以及抑制白细胞介素 -2 和干扰素 γ 的产生。霉酚酸酯通过比广泛的抗增殖药物（如硫唑嘌呤）更具选择性的机制来阻断淋巴细胞的增殖。

（三）长效免疫抑制药

1. 长期接受免疫抑制的患者发生机会性感染的风险更高。

2. 接受免疫抑制药治疗的患者患癌症的风险更高。

五、镇痛药

（一）一般说明

镇痛药可用于各种原因引起的神经痛，以缓解轻微的不适感。如头痛、急性病引起的剧痛（如蛛网膜下腔出血），或优化对通气患者的镇静，也可用于控制神经纤维损伤引起的神经性疼痛。

（二）对乙酰氨基酚

1. 作用机制目前未被完全理解，但使用

表 5–1　神经系统疾病常用免疫抑制药及其适应证

药　物	适应证	剂量范围[1]	不良反应[1]
硫唑嘌呤	CIDP，多灶性运动神经病变，重症肌无力，多发性肌炎，血管炎	2～3mg/（kg·d）[2]	胃肠道不良反应、骨髓抑制、皮疹、肝毒性
环孢素	Behçet 综合征（白塞病），重症肌无力，多发性肌炎，结节病		胃肠道不良反应、头痛、震颤、感觉异常、电解质和脂质异常、高血压、肾功能不全
环磷酰胺	血管炎缓解的诱导和维持	冲击疗法：10～15mg/kg，口服 / 静脉注射，或连续治疗：1～2mg/（kg·d）	恶心、脱发、骨髓抑制、出血性膀胱炎[3]、膀胱癌
甲氨蝶呤	血管炎、皮肌炎	2.5～25mg，每周，口服	骨髓抑制、口腔溃疡 / 口炎、肺纤维化、肝毒性[4]
麦考酚酯	重症肌无力、血管炎	500～1500mg，每日 2 次	腹泻、白细胞减少、PML（肺小结石病）
利妥昔单抗	神经炎症疾病	500～1000mg，每 6～12 个月	低血压、支气管痉挛、皮肤反应、流感样症状如发热、身体僵硬和头痛

(1) 要获得每种药物的完整指南，请咨询当地指南和产品特性的总结（SPC）（ http://www.emc.medicines.org.uk/），但请注意，适应证和剂量可能超出制药公司的建议

(2) 可以测量患者的硫嘌呤甲基转移酶活性。TMPT 是代谢硫唑嘌呤的酶之一，较低的水平可能会增加不良反应的风险。对于 TMPT 活性低的患者，在开始治疗时应谨慎

(3) 出血性膀胱炎是由高反应性代谢物丙烯醛通过膀胱引起的。应鼓励患者多喝水，把丙烯醛排出体外。美司钠可中和丙烯醛，可考虑用于有出血性膀胱炎风险的患者，一般不需要环磷酰胺剂量＜ 1.5g

(4) 联合处方叶酸 5mg 可使不良反应最小化。治疗方案多种多样，包括甲氨蝶呤治疗后 2 天，每周服用 5mg 或每日服用 5mg，甲氨蝶呤治疗当天除外

广泛。

2. 不良反应是非常罕见的，但使用过量引起的肝毒性是致命的。

3. 成人剂量为每 4～6h 使用 0.5～1g；24h 内不超过 4g。

4. 可与阿片类镇痛药联合使用：考达莫、地拉莫。

5. 包含在许多非处方止痛药、咳嗽及感冒治疗药物中——仔细检查药物图表和用药史，以避免用药过量。

（三）非甾体抗炎药（NSAID）

1. 例如布洛芬、双氯芬酸、萘普生和吲哚美辛。

2. 具有镇痛、消炎和解热的功效。

3. 抑制炎性前列腺素的产生。

4. 对炎症性疼痛特别有效。

5. 可能的不良反应包括：①消化不良、消化性溃疡；②肾脏损害，特别是与其他肾毒性药物，如血管紧张素转换酶抑制药和血管紧张素 Ⅱ 受体拮抗药一起使用时；③增加出血风险，谨慎使用华法林；④部分患者哮喘加重。

6. 吲哚美辛专门用于偏头痛。

（四）阿片类药物

1. 通过作用于大脑和脊髓内的阿片受体来调节疼痛通路。

2. 可用于急性和慢性疼痛，包括神经性疼痛的强效镇痛药。

3. 阿片类药物的效力各不相同，且剂量不等，例如芬太尼的效力是吗啡的 100～150 倍；25μg/h 的贴剂相当于每天口服 90mg 吗啡。

(1) 弱阿片类：可待因（口服、注射）、二氢可待因（口服、注射）、吗啡（口服、注射）。

(2) 强阿片类：羟考酮（口服、注射）、芬太尼（贴片、含片）。

4. 阿片类药物的不良反应包括恶心和呕吐、便秘、呼吸抑制、嗜睡、瘙痒（来自吗啡）、困惑和幻觉、有依赖和滥用的可能性。除了便秘，患者对慢性治疗的不良反应产生了耐受性。

5. 在适当的情况下，最初应使用简单的镇痛药，如对乙酰氨基酚或非甾体抗炎药，然后逐步使用弱阿片类药物，如可待因和二氢可待因，然后使用强阿片类药物。

（五）神经性疼痛

1. 原因：①脱髓鞘（多发性硬化和吉兰 - 巴雷综合征）；②糖尿病神经病变；③单纯疱疹病毒（疱疹后神经痛）；④截肢（幻肢疼痛）；⑤脑卒中。

2. 药物治疗：①阿片类药物，如吗啡、曲马多；②抗抑郁药，如阿米替林、丙咪嗪、度洛西汀；③抗痉挛药物，如加巴喷丁、普瑞巴林、卡马西平、拉莫三嗪；④局部麻醉药，如利多卡因贴剂；⑤大麻素，如大麻隆（未批准其适应证）。

六、左旋多巴与帕金森病药物

（一）一般说明

1. 帕金森病（Parkinson's disease，PD）的运动症状可归因于基底节区产生多巴胺神经元死亡。

2. PD 运动症状的药物治疗可以增加或模拟大脑中的多巴胺功能。

3. 并不是所有形式的 PD（如血管性帕金森综合征）对药物治疗都有良好的反应。

4. 正确的给药时间对最佳的症状控制极为重要。

5. 药物治疗仅针对症状。

6. 随着疾病进展，症状的治疗变得更加困难。

7. 长期治疗，特别是左旋多巴，与运动波动的发展有关，包括：①运动困难；②剂量终末撤回效应；③快速的、有时不可预测的开关现象。

（二）药物治疗

1. 左旋多巴

主要的治疗方法，这是多巴胺的生物前体，在大脑中被转化为多巴胺。与外周脱羧酶抑制药、苯塞拉嗪和卡比多巴联合使用可大大减少不良反应。

2. 多巴胺受体激动药

这类药物可以通过激活基底神经节中的多巴胺特异性受体来模拟多巴胺的作用（→参阅第 8 章的"帕金森病"）。包括普拉克索、罗匹尼罗、罗替高汀 24h 贴剂、溴隐亭、脱水吗啡（脱水吗啡是一种非常有效的多巴胺激动药，可皮下注射，起效快，持续时间短）。

3. 单胺氧化酶 B（MAO-B）抑制药和儿茶酚胺 - 甲基转移酶（COMT）抑制药

这类药物可以通过阻断分解多巴胺的酶来增加多巴胺的作用。① MAO-B 抑制药，如司来吉兰、雷沙吉兰；② COMT 抑制药，如恩他卡朋、托卡朋。

4. 金刚烷胺

可能通过抑制多巴胺神经元对多巴胺的再摄取而增强多巴胺的作用。

（三）疾病早期的治疗方案

1. 左旋多巴、多巴胺激动药、MAO-B 抑制药。

2. 左旋多巴是金标准治疗，但与长期运动并发症有关。

3. 多巴胺激动药和 MAO-B 抑制药可考虑用于年轻患者。

（四）PD 伴运动症状的治疗方案

1. 改良释放型左旋多巴制剂的作用时间稍长一些，降低了与运动障碍相关的中断时间和峰值浓度：①改良释放型左旋多巴制剂必须吞服；② ❶ 改良释放型左旋多巴制剂和标准左旋多巴制剂看起来和听起来都非常相似。

2. COMT 抑制药可延长左旋多巴的使用时间，但可通过增加峰值浓度引起运动障碍。

3. 金刚烷胺可缓解运动障碍。

4. 脱水吗啡用于非发作期，对于频繁和（或）不可预测的发作患者可静脉注射脱水吗啡。

5. 脱水吗啡的缺点，包括：①成本高；②给药问题（需要注射）；③长期使用阿普吗啡引起的皮肤刺激；脱水吗啡应使用 0.9% 氯化钠注射液稀释。

（五）所有治疗都有的不良反应

1. 恶心呕吐：①随餐服用可减轻恶心呕吐；②多潘立酮是治疗的首选；③中枢作用的多巴胺拮抗药，如甲氧氯普胺和丙氯拉嗪，会加重运动症状，必须避免。

2. 便秘。

3. 嗜睡。

4. 体位低血压。

5. 神经精神方面的不良反应：意识混乱、幻觉（视觉）、妄想、病态冒险、性欲亢进；多见于多巴胺激动药。

（六）药物特有的不良反应

1. 尿液染色：使用恩他卡朋尿液呈红棕色。

2. 肝毒性：与托卡朋相关，需要定期监测肝功能。

3. 纤维化反应：麦角衍生物多巴胺激动药引起肺、心脏和腹膜后纤维化反应。

七、多发性硬化的疾病改善疗法

疾病修饰治疗（甲泼尼龙除外）的目的是减少复发的次数和疾病进展的严重程度，这在临床试验中通常用残疾状态扩展量表（expanded disability Status scale，EDSS）来衡量。可用的治疗方法包括以下内容。

- β 干扰素：干扰素 β-1a（Rebif® 和 Avonex®）和干扰素 β-1b（Betaferon®）
- 醋酸格拉替雷
- 那他珠单抗
- 奥瑞珠单抗
- 大剂量甲泼尼龙用于临床致残性复发
- 特立氟胺
- 芬戈莫德
- 阿仑单抗
- 血浆置换

（一）一般说明

β 干扰素用于缓解多发性硬化的复发。它们的费用导致了其使用标准的制定。

活动性疾病定义为包含以下一种或多种情况：①在过去两年内出现两次临床显著复发；②过去一年出现一次致残性复发；③磁共振扫描在一年之内出现新发病灶，或者钆增强扫描下的进展性病灶。

对于对疾病修饰治疗没有反应的高活性多发性硬化，可以考虑使用米托恩醌和血浆置换。

由于费用问题，那他珠单抗已被英国国家卫生与临床优化研究所（NICE）批准用于快速发展型多发性硬化的复发缓解，这是指一年内两次或两次以上的致残复发，以及磁共振成像上一个或多个钆增强病变，或与之前的磁共振成像相比，病变负荷显著增加。

（二）β干扰素

1. 干扰素是机体在面对病毒感染时自然产生的；多发性硬化的确切机制尚不完全清楚。

2. 给药途径因产品而异：① Avonex®：肌内注射；② Rebif® 和 Betaferon®：皮下注射。

3. 常见的不良反应包括：①注射部位反应（更换注射部位）；②流感样症状；③头痛；④血液疾病：中性粒细胞减少、淋巴细胞减少等（需要监测）；⑤肝酶增加；⑥抑郁。

（三）醋酸格拉替雷

1. 作用机制尚不完全清楚。

2. 常见的不良反应包括：①注射部位反应（更换注射部位）；②流感样症状；③头痛；④胸痛和心悸；⑤焦虑和抑郁；⑥胃肠道不良反应：恶心、呕吐和便秘。

（四）米托恩醌

1. 这是一种细胞毒性药物；服用时应非常小心。

2. 潜在的不良反应包括：①骨髓抑制；②尿液和巩膜呈蓝色；③肝毒性；④心脏毒性：累积效应，限制长期使用；⑤恶心和呕吐；⑥在药物外渗时具有极强的刺激性。

（五）血浆置换

→参阅第 5 章的"治疗性血浆置换"。

（六）那他珠单抗

1. 抗 A4 整合素单克隆抗体：抑制 T 淋巴细胞转移到中枢神经系统。

2. 每 4 周静脉滴注一次。

3. 输液相关的不良反应包括：①尿路和胸部感染；②头晕、恶心；③荨麻疹；④僵硬；⑤超敏反应，包括过敏反应（＜ 1% 的患者）。

4. 在一些使用那他珠单抗的患者中已经有进行性多灶性白质脑病（progressive multifocal leucoencephalopathy，PML）的报道。

八、抗癫痫药物

（一）抗癫痫药物治疗原则

抗癫痫药物（antiepileptic drug，AED）经常被用来控制和管理癫痫疾病患者。然而，它们也可以用于治疗疼痛，尤其是三叉神经痛和肝后神经痛。在颅脑损伤、神经外科手术和脑肿瘤患者的治疗中，抗癫痫药物常用于预防癫痫发作。

抗癫痫药物通过多种方式发挥作用，但其目的是通过多种机制降低神经元的电兴奋性。有些药物（如拉莫三嗪）属于广谱抗癫痫药物，对不同类型的癫痫发作均具有一定的效果。

有许多新的抗癫痫药物可用于治疗不同类型的癫痫。治疗的主要方法是消除或减少癫痫发作的次数，同时尽量减少不良反应，使患者能够维持正常的生活方式。

（二）一般说明

1. 高度的依从性对于癫痫控制至关重要，必须避免漏服。

2. 确保服从正确的给药时机及制剂（如缓释制剂）。

3. 如果患者禁食，例如，对于手术患者，抗癫痫药物仍然应该使用。在特殊情况下，如果无法做到这一点，应就抗癫痫药物给药的替代途径寻求专家建议。

4. 许多抗癫痫药物会引起中枢神经系统剂量相关不良反应，例如，困倦、嗜睡、共济失调、眼球震颤、认知功能障碍。除癫痫持续状态外，药物治疗通常从小剂量开始，并根据癫痫发作控制和不良反应逐渐增加至耐受剂量。

（三）卡马西平

1. 改良释放制剂可以减少血浆水平的波动，从而控制癫痫发作并减少峰值血浆浓度对中枢神经系统的损害。

2. 如果有任何差异，应仔细检查处方并与医务人员或药房人员确认。

3. 应定期监测肝肾功能；如果出现溃疡、瘀斑或出血，应建议患者立即就医。

4. 缓释片不应压碎或咀嚼。

（四）左乙拉西坦

1. 可以单一用药或与其他抗癫痫药物联合用药。

2. 常见的不良反应可能包括头晕、疲倦、易怒、精神错乱、皮疹、食欲缺乏和虚弱。

3. 左乙拉西坦会促进自杀念头，患有抑郁症或情绪波动的患者应该慎用。

（五）肠内营养混悬液——通过肠内营养给药

1. 混悬剂中苯妥英的化学形态不同于胶囊剂和注射剂；如果患者改用苯妥英钠混悬液，则需要改变剂量（表 5-2）。

2. 肠内营养：与肠内营养同时给药会显著降低苯妥英的吸收——在给药前后应停止肠内营养

表 5-2 苯妥英等量剂量

苯妥英钠剂量 （胶囊或注射剂）	苯妥英混悬液 等量剂量
100mg	90mg
200mg	180mg
250mg	225mg
300mg	270mg
350mg	315mg

2 小时。

（六）癫痫持续状态的药物治疗

检查目前的治疗方案，其中应包括可逆病因的治疗，如低血糖。药物治疗包括以下内容。

1. 苯二氮䓬类药物

(1) 苯二氮䓬类药物通常是一线治疗药物，主要包括：①劳拉西泮（静脉给药）；②地西泮（静脉给药或直肠给药）；③咪达唑仑（含片给药）。

(2) 可能的不良反应有：①呼吸抑制；②低血压；③心肺衰竭。

(3) 注意监测脉搏、呼吸、血压和血氧饱和度——尤其是使用地西泮时，不良反应可能会延长。

2. 苯妥英钠

(1) 可以给予静脉负荷剂量（成年人 15～20mg/kg）以迅速达到治疗水平。静脉输注的不良反应可能是：①心律失常 *；②低血压 *；③血栓性静脉炎和组织损伤伴外渗。

> * ❶ 速率相关反应：输注速度不应超过 50mg/min；降低老年患者的输注速度。建议进行心电监测。

(2) 苯妥英钠注射液稀释后可能会沉淀，建议使用纯注射液。

(3) 如需稀释，需用 0.9% 氯化钠溶液稀释，并加用 0.2μm 在线过滤器；观察有无絮状物沉淀；避免长期静置。

3. 苯巴比妥

(1) 可以给予静脉负荷剂量（成年人 10mg/kg），以迅速达到治疗水平。快速输注可能导致：①低血压；②呼吸抑制。

> ❶ 成年人输注速度不应超过 100mg/min。建议密切监测患者情况。

(2) 未能控制癫痫持续状态可能需要使用麻醉药，包括丙泊酚和硫喷妥钠。此类药物应在有适宜监测条件的重症监护室中使用。

九、治疗性血浆置换

（一）一般说明

血浆置换是一种从血细胞中去除和分离血浆以及替换白蛋白（通常是人血白蛋白和 0.9% 氯化钠的混合物）的技术。这种方法主要适用于自身免疫性疾病，它通过去除炎症介质和自身抗体起作用，例如：①吉兰 - 巴雷综合征；②重症肌无力；③慢性炎症性脱髓鞘性多发性神经病。

在免疫球蛋白治疗无效后，通常考虑进行血浆置换。由于免疫球蛋白与血浆置换的功效相当，并且易于获得且给药相对容易，因此通常使用免疫球蛋白。

这两种治疗可能产生的不良反应包括：①低血压；②对血浆替代物的超敏反应；③血栓形成；④低钙血症导致刺痛和感觉异常；⑤柠檬酸盐用作抗凝药，可引起低钙血症。

（二）血浆置换和药物

1. 与蛋白质高度结合的药物可以通过血浆置换去除。

2. 在可能的情况下，应将服药推迟到血浆置换后，但个别患者的情况应与医务人员讨论。

十、大麻类药物

（一）大麻素类

2018 年，大麻类药物成为 Schedule 2 管制药物的处方药；英国国家临床医学研究所和英国国家医疗服务体系于 2019 年发布了附加指南。目前大多数大麻类药物仍未获得许可，临床患者无法获取那些条例中规定的处方限制的药物。

大麻通常被认为是一种具有精神活性的娱乐性药物，包括欣快和放松，过度使用会导致心动过速、焦虑、记忆力受损、精神病风险增加和认知障碍。

（二）一般说明

1. 试验表明某些类型的癫痫 [Lennox-Gastaut 综合征（LGS）和 Dravet 综合征（DS）] 的惊厥发作频率降低。然而，考虑到药物相互作用、疗效和药物依赖的影响，需要在更广泛的癫痫控制方面进行更多研究。

2. 已被证明能有效减少慢性和神经性疼痛，特别是糖尿病性神经病变、疱疹后神经痛、纤维肌痛、多发性硬化和癌症。

3. 痉挛是几种神经系统疾病引起的疼痛和致残结果。现在可以为患者提供为期 4 周的治疗试验，如果与痉挛相关的症状减少 20%，则可以继续进行治疗。

4. 在常规药物治疗失败的情况下（大麻隆），接受化疗的患者出现顽固性呃逆和呕吐。

5. 目前，许多大型随机临床试验正在探索基于大麻的医药产品的治疗效果。

6. 在一些神经系统疾病的管理中增加治疗应用的潜力。

（三）禁忌证

1. 既往有滥用大麻史。
2. 先前存在精神健康问题。
3. 肝、肾或心血管损伤。
4. 与其他药物的潜在相互作用。

拓展信息

[1] Legislation.gov.uk (2018). The Misuse of Drugs (amendments) (cannabis and license fees) (England, Wales and Scotland) Regulations 2018. ✍ http://www.legislation.gov.uk/uksi/2018/1055/made

[2] NICE (2019). Cannabis-based medicinal products. NICE guideline [NG144]. ✍ https://www.nice.org.uk/guidance/ng144

（唐　珊　译　陈　曦　校）

CHAPTER 6

第 6 章 神经系统急症
Neurological emergencies

一、颅内压升高与脑疝

（一）生理学

颅内体积相对固定，如果颅内压保持不变，任何成分的体积变化都会导致其他一个或多个成分体积的代偿性变化，这被称为 Monro-Kellie 学说（→参阅"第 2 章，脑血流动力学"）。

1. 颅腔内包含：①脑脊液：7%～10%；②脑和细胞内液：85%；③脑血容量：7%～10%。

2. 随着颅内压力增加，大脑试图通过以下方式进行代偿。

(1) 减少脑脊液容量：①再吸收增加；②减少生成量；③向腰骶部移位。

(2) 脑血流量移位：脑静脉血液受压，回流至体静脉循环。

(3) 脑内容物移位：脑内容物顺应性改变，从一个颅内间隔移位到另一个颅内间隔，直至压缩突出枕骨大孔。

3. 颅内压升高超过 40～50mmHg 将阻塞脑血流，导致弥漫性全身缺血。

4. 婴儿颅骨可以适应压力的微小变化，但一旦囟门闭合，颅骨则会变硬。

（二）刺激因素

1. 颅内占位性病变：肿瘤、出血、脓肿。

2. 脑水肿：颅脑损伤、炎症、感染。

3. 脑脊液增加（脑积水）：蛛网膜下腔出血、感染。

4. 低氧血症和高碳酸血症。

（三）脑疝形成

当脑组织移位超过一定的解剖界限则称之为脑疝，有三种类型。

1. 小脑幕上疝：扣带回疝压迫胼胝体周围动脉导致缺血性梗死。

2. 小脑幕切迹疝：颞叶钩回疝在中脑和小脑幕之间，压迫同侧大脑动眼神经，可观察到固定、扩张的瞳孔。

3. 小脑扁桃体疝：颅后窝受压，压迫脑桥并将小脑扁桃体向下从枕骨大孔压出，影响脑干呼吸中枢，导致心脏和呼吸停止。

二、癫痫持续状态

癫痫持续状态（status epilepticus，SE）是癫痫连续发作之间意识未完全恢复又反复发作，或持续时间 30min 以上不自行停止。癫痫持续状态的分类如下。

1. 惊厥性癫痫持续状态：①常见于儿童、有学习障碍和大脑结构性病变者；②表现为全身性强直阵挛性发作，可为临床诊断提供依据。

2.非惊厥性癫痫持续状态：未明确的精神状态改变，主要依据脑电图加以诊断。

（一）诱因

1.急性感染，尤其是儿童。

2.脑卒中。

3.缺氧。

4.代谢紊乱。

5.酒精中毒或戒断。

6.潜在疾病进展。

7.非预期停服抗癫痫药物。

（二）癫痫持续状态的不同阶段

1.前期：通常在癫痫持续状态之前痫性发作次数增加，需及时治疗以避免发展为癫痫持续状态。

2.早期：30min内连续惊厥发作，伴随脑电图异常。

3.确定期：发作持续30～60min，此时机体内环境处于不平衡状态，持续60min后机体失代偿，生命体征出现显著变化。

4.难治期：①发作时间超过1小时，仍需紧急治疗；②导致中枢神经系统不可逆性损伤，低血糖、缺氧缺血风险增加。

5.微小发作期：①如果癫痫持续数小时，可能出现该状态，惊厥性癫痫发作的幅度和程度缓慢下降；②昏迷加深，表现为不同程度意识障碍伴（不伴）微小面肌、眼肌、肢体远端肌肉的节律性抽动，需严密监测脑电图异常放电活动；③处于该阶段的成年人死亡率高达65%。

（三）惊厥性癫痫持续状态的治疗

治疗取决于以下几方面。

1.癫痫持续状态的阶段。

2.是否是癫痫的首次表现。

3.既往服用抗癫痫药物和（或）最近的变化。

4.其他潜在原因，如心因性非痫性发作。

（四）护理目标

1.控制癫痫发作。

2.维持生理平衡。

3.对已知患有癫痫患者的治疗。

（五）治疗

1.前期

(1) 如癫痫发作之间意识清醒，可口服苯二氮䓬类药物（如氯巴占10mg）阻止癫痫发作。

(2) 如癫痫发作之间嗜睡，可肛入安定10～20mg，若癫痫持续发作，10min后重复给药。

(3) 如果癫痫持续发作，也可经口予以咪达唑仑10mg，10min后重复给药。

2.控制癫痫发作

(1) 静脉给予劳拉西泮（4mg），若癫痫持续发作，10～20分钟后重复给药。

(2) 如果第一次给药后癫痫仍持续发作30分钟，可给予：苯妥英注射液15～18mg/kg，速率50mg/min；或磷苯妥英钠注射液，按负荷剂量15～20mg苯妥英钠当量（Pe）/kg，速率150mg Pe/min；和（或）苯巴比妥10mg/kg，速率为100mg/min。

3.难治期

(1) 无法有效控制癫痫发作时，可转至重症监护室给予巴比妥类药物治疗。

(2) 异丙酚也可能对癫痫持续状态有作用。

(3) 出现明显的临床或脑电图癫痫发作后，可选用选择性通气疗法，持续使用12～24h后停止。

(4) 发作缓解后，可使用心电监护仪进行严密监护。

（六）监测和管理

1. 必要时进行心肺复苏，保持心肺功能。

2. 缺氧严重时需确保气道通畅，给予吸氧。

3. 确定癫痫发作的病因。

4. 神经系统体格检查，观察生命体征、心电图和常规血指标。

5. 对任何异常情况给予针对性治疗。

6. 强化监测，包括脑电图。

7. 有酗酒史患者可给予硫胺素治疗。

（七）非癫痫发作性疾病（NEAD）

非癫痫发作性疾病（non-epileptic attack disorder，NEAD），即没有脑电图痫样放电的发作性临床发作（也称为分离性癫痫发作或心因性非痫性发作）。常与潜意识对创伤事件的应激反应有关，比如性虐待、身体虐待或丧亲之痛。若癫痫发作不典型，对基础治疗效果不佳，可考虑非癫痫发作性疾病，进一步通过脑电图或视频遥测持续监测加以诊断。

（八）流行病学和预后

1. 惊厥性癫痫持续状态的年发生率为（18～28）/10 万（英国年新增 9 000～14 000 例病例）。

2. 占神经系统重症监护室入住人数的 3.5%。

3. 死亡率约为 20%，主要取决于病因。

4. 疾病预后主要由病因决定。

5. 神经系统和智力不可逆损伤，尤其可能在儿童中出现。

6. 发病风险随着发作时间的延长而增加。

三、神经肌肉性呼吸衰竭

许多神经系统疾病会导致呼吸衰竭，有些可能导致呼吸功能迅速恶化，需要严密监测及紧急干预，如重症肌无力、吉兰 - 巴雷综合征。

其他情况也会导致呼吸衰竭，需制订针对性方案加以控制，例如：MND、慢性神经病、慢性肌肉疾病。

（一）监测呼吸功能

评估至关重要，尤其是对于呼吸功能方面的评估，应定期监测。

1. 呼吸频次。

2. 呼吸时肌肉收缩、浅呼吸和鼻呼吸状况。

3. 用力肺活量（forced vital capacity，FVC），是指一次深吸气后的最大呼出的气体容积，即尽力最大吸气后，尽力尽快呼气所能呼出的最大气量，存在神经肌肉呼吸衰竭时会下降。

4. 血氧饱和度。

5. 动脉血气分析。

❶ 气流量峰值主要测量气道阻力，神经肌肉性呼吸衰竭的患者气道狭窄度通常不会改变，该测量对于该类患者指导有限。

（二）用力肺活量

1. 使用肺活量测试仪进行测量。

2. 指导患者勿过于用力吹气——可能会损伤肺活量测试仪。

3. 确保屏住气时，口与口唇部不要有缝隙，如果无法做到良好密闭可使用口罩。

4. 让患者尽力尽量吹气。

如果没有肺活量测试仪，可以让患者深呼吸，然后在不呼吸的情况下尽可能长时间地大声数数来粗略评估肺活量。

在年龄、身高和性别匹配的标准下，FVC 正常值常为 70～75ml/kg。若 FVC ＜ 20ml/kg 或下降超过 30% 需紧急干预。

❶ 若 FVC 下降到 1.5L，请立即进行医疗评估及治疗。

患者通常在肺活量过低前进行选择性通气，

一旦在 1.5～1.0L 间则需紧急通气治疗。

（三）护理管理

1. 定期观察呼吸功能，特别是用力肺活量。
2. 如呼吸功能出现恶化：①立即通知医生；②让患者端坐位，尽量减少隔膜压力，最大限度地通气；③遵医嘱给氧；④确保抢救车备用状态，但最好放置在病房外避免增加患者心理压力；⑤安抚及陪伴患者；⑥协助医生进行评估；⑦如果需要，快速呼叫麻醉师，并准备将患者转至重症监护病房。

拓展信息

[1] Garner, A. and Amin, Y. (2006). The management of neuromuscular respiratory failure: a review. *British Journal of Neuroscience Nursing*, 2, 394–8.

[2] Crimi, C., Pierucci, P., Carlucci, A., Cortegiani, A., and Gregoretti, C. (2019). Thematic Revie Series. Long-term ventilation in neuromuscular patients: review of concerns, beliefs, and ethical dilemmas. *Respiration*, 97, 185–96.

四、误吸

患者可能在吸入时出现咳嗽，伴或不伴有咳嗽和窒息表现。

（一）误吸的常见原因

1. 在麻醉诱导、插管 / 呕吐或患者因其他原因失去意识且气道未受保护时，胃内容物吸入至气道中。
2. 神经系统疾病，如脑卒中、MND、PD、颅脑损伤、MS，以及导致吞咽困难的其他神经系统疾病。

（二）误吸后果

1. 胸部感染和肺炎。
2. 脑氧合度下降。
3. 死亡。

（三）患者评估

1. 评估患者吞咽功能（→参阅第 7 章的"吞咽问题（吞咽困难）"）。
2. 评估呼吸功能：①速度和深度；②血氧饱和度；③听诊有无湿啰音和呼吸音降低。
3. 定期测量体温。

（四）疑似误吸的护理

1. 如果情况允许，让患者半卧位或坐位。
2. 保持 NBM。
3. 停止鼻胃管喂养，必要时检查管路位置。
4. 监测氧饱和度，遵医嘱给氧。
5. 患者若有气管插管，给予气道抽吸。
6. 寻求紧急医疗诊治。

拓展信息

[1] Groher, M. and Crary, M. (2015). *Dysphagia: Clinical Management in Adults and Children*. St. Louis, MO: Elsevier.

五、急性脊髓压迫

（一）诱发原因

1. 脊椎病（尤其是老年人）。
2. 急性椎间盘脱垂。
3. 脊柱转移癌。
4. 原发性脊髓肿瘤（室管膜瘤、脑膜瘤）。
5. 直接创伤（→参阅第 9 章的"脊髓损伤"）。

（二）症状

1. 脊髓完全受压后，病变水平以下的功能（运动，感觉和自主神经反射）完全丧失。
2. 不完全性脊髓受压可表现出不同的症状，增加诊断难度。
3. 感觉丧失。
4. 急性背部疼痛。
5. 尿急或无痛性尿潴留。

6. 便秘或大便失禁。

（三）诊断

1. 疾病史：现存的体征和症状。

2. 完整的神经系统检查。

3. 放射学：MRI 扫描、脊柱 X 线片。

4. 胸部 X 线片。

5. 常规血液、凝血、红细胞沉降率（erythrocyte sedimentation rate，ESR）、钙和维生素 B_{12} 检测。

（四）并发症

1. 暂时性或永久性神经功能缺损：尤其是运动体征。

2. 脊髓休克。

3. 马尾综合征：腰骶神经根损伤，影响下肢、膀胱和肠道。

（五）治疗

1. 手术减压。

2. 放射治疗。

3. 类固醇治疗。

4. 保守治疗：固定制动。

六、自主神经反射不良

自主神经反射不良的特点在于脊髓损伤 [通常在胸椎中位以上（T_6 脊髓及以上平面）] 所引起的以血压阵发性骤然升高为特征的一组临床综合征，常由低于损伤水平的疼痛或有害刺激所触发。

高血压是由交感神经系统过度刺激引起。脊柱病变阻止疼痛信息向上传递，并刺激病变下方的交感神经，同时伴有明显的血管痉挛。机体试图对交感神经系引发的不适当刺激做出代偿性反应，但因为下行神经束传导不畅，进一步使高血压长期存在。

自主神经反射不良需要早期和适当治疗，因为血压迅速升高可导致癫痫发作、脑出血、心肌梗死和死亡，常见于脊髓休克恢复后反射活动恢复时。

（一）临床表现

症状多样，包括：严重高血压、心动过缓、两侧头痛、损伤平面以上出汗、皮肤发红出现红斑、损伤平面以下立毛肌收缩、鼻塞、寒战、焦虑、恶心。

（二）护理目标

出现自主神经反射不良应紧急处理。治疗目的是控制血压，识别和消除疼痛 / 有害刺激诱因，包括以下方面。

1. 让患者半卧位护或坐位。

2. 松解衣物。

3. 发作期间每 2～5 分钟监测一次血压。

4. 寻找病因并消除有害刺激。

5. 快速评估可能的激发因素。

6. 检查膀胱，必要时行导尿。

7. 检查大便阻嵌塞 / 便秘情况。

8. 排除其他原因的疼痛 / 有害刺激。

9. 如果 1 分钟后血压仍未下降或不明确原因，需立即通知医生进行药物治疗。

（三）激发因素

自主神经反射不良常见于管路堵塞或其他形式的堵塞引起的膀胱膨胀。

其他原因包括：①直肠扩张 / 便秘；②压力性损伤；③暴晒；④尿路感染（urinary tract infection，UTI）；⑤膀胱痉挛；⑥内脏疼痛 / 内脏创伤；⑦向内生长的脚趾甲；⑧深静脉血栓（deep vein thrombosis，DVT）；⑨怀孕 / 劳动；⑩严重焦虑。

（四）治疗

1. 使用降压药立即降压。

2. 通常的治疗是快速 / 短时间的给药，如硝酸盐。

3. 如果口服硝酸盐无效，考虑静脉用药。

4. 监测用药后血压情况，避免出现血压过低。

（五）预防

对患者进行教育，预防复发至关重要，包括与膀胱、肠道和皮肤管理有关的健康教育。

拓展信息

[1] Spinal injuries association: http://www.spinal.co.uk

七、神经源性休克

神经源性或血管源性休克是由于自主神经支配系统控制小动脉、小静脉和小静脉中平滑肌收缩性的交感神经抑制引起的。其特征是血管张力突然下降，血管扩张导致循环系统中的液体量增加，从而引发相应的血压下降。常发生于 T_6 水平以上的脊柱病变或损伤中。将其从各种复杂情况下与其他类型的休克（如过敏性休克、败血症性休克或低血容量性休克）进行鉴别非常重要。

（一）影响因素

1. 脊髓急性创伤 / 损伤。

2. 严重失水。

3. 毒品。

4. 麻醉。

5. 神经系统疾病。

（二）体征和症状

临床症状包括以下方面。

1. 强振幅的心动过缓（每分钟 50～70 次或

以下）。

2. 外周血管舒张作用引起的低血压。

3. 神经功能障碍。

4. 损伤水平之下皮肤温度受环境温度影响降低。

5. 损伤水平之下无法正常出汗。

（三）治疗

1. 除非收缩压＜ 80mmHg，否则避免使用大量静脉输液纠正低血压。

2. 当心率＜ 50bpm 时，使用大剂量阿托品治疗心动过缓。

3. 谨慎进行经口咽气管内吸引，可能导致心动过缓和心搏骤停。

4. 在急性脊髓压迫时，禁忌使用琥珀胆碱，因为可能导致心动过缓和心搏骤停。

拓展信息

[1] Spinal injuries association: http://www.spinal.co.uk

八、术后恶化

神经外科术后恶化是脑和脊髓复杂手术的常见并发症。未能发现并及时干预和处理该事件可能会对患者造成灾难性后果。任何常规手术都可能导致并发症，特别是当涉及麻醉时。

（一）一般管理

1. 记录生命体征：呼吸模式和频率、脉搏和血压。

2. 预防低血容量：记录中心静脉压（central venous pressure，CVP）和血压。

3. 采用预防性抗血栓措施：抗栓塞长袜和气动加压弹力袜。

4. 在不过度镇静或影响患者意识水平的情况下提供镇痛。

5. 焦虑、恐惧和沟通困难会加重疼痛，需要持续对患者进行安慰和解释。

6. 控制高热：对乙酰氨基酚和积极的降温措施。

7. 监测血液电解质、凝血、血红细胞沉降率、血红蛋白。

8. 观察伤口是否有血肿或脑脊液渗漏的迹象。

9. 观察感染迹象。

10. 改变体位以避免压力造成的问题。

11. 对预先存在的疾病或残疾进行控制。

12. 确保家属了解治疗、进展和预后。

13. 与多学科团队（multidisciplinary team，MDT）合作，为出院或转移到另一家医院或病房做准备。

（二）呼吸支持

1. 血气分析：获取缺氧和高碳酸血症的征兆。

2. 监测呼吸频率和氧饱和度。

3. 观察是否有分泌物滞留的征兆。脑神经受损，特别是舌下神经和舌咽神经受损可能会抑制正常的气道保护机制，导致口腔分泌物误吸。

4. 肺部物理治疗。

（三）循环管理

1. 维持精准的体液平衡。

2. 维持正常血容量：钾和钠的正常水平。

3. 静脉注射液体以提高或维持中心静脉压和脑灌注压（cerebral perfusion pressure，CPP）。

4. 服用血管活性药物以维持脑灌注压。

5. 一旦患者的临床状况允许，立即开始经口进食。

6. 如果吞咽反射被评估为不安全，使用肠内营养。

7. 每小时记录尿量，并监测尿比重（尿崩症征兆）。

（四）神经外科管理

1. 格拉斯哥昏迷指数（GCS）观察：观察与基线数据的差异。

2. 评估肢体运动、感觉和力量。

3. 监测颅脑神经功能和完整性。

4. 至少每小时记录一次瞳孔的反应。

5. 观察癫痫发作的迹象。

6. 将头部抬高保持在 15°～30°。

九、颅脑手术术后

开颅术后可能出现许多问题和并发症。早期诊断和及时干预可防止神经功能恶化。

（一）诱发原因

1. 低氧血症和高碳酸血症。

2. 颅外、硬膜下和颅内脑内血肿形成。

3. 弥漫性脑水肿。

4. 癫痫。

5. 感染。

6. 栓塞。

7. 脑积水。

（二）早期/急性并发症

1. 无效通气或呼吸问题。

2. 血气指标异常。

3. 咳嗽或呕吐反射异常：分泌物误吸。

4. 伤口出血或血肿。

5. 局部神经缺陷：感觉和运动障碍。

6. 意识水平改变：颅内压增高、昏迷指数下降、意识水平下降、行为变化、运动缺陷、头痛、瞳孔反应变化。

7. 生命体征：库欣三联征；血压上升，脉搏下降，呼吸模式改变，脉压增大。

8. 电解质失衡：失水、尿崩症。

9. 发热。

10. 一般术后并发症（麻痹性肠梗阻、深静脉血栓、恶心、呕吐、疼痛）。

（三）短期并发症

1. 感染：伤口、脑膜炎。

2. 脑脓肿。

3. 脑脊液漏（耳漏、鼻漏）、积气。

4. 脑积水。

5. 认知障碍：焦虑和困惑。

6. 膀胱功能障碍、感觉或运动功能障碍。

7. 肠道功能紊乱：改变饮食、经鼻肠管肠内营养和药物治疗。

（四）长期并发症

1. 骨髓炎。

2. 癫痫。

3. 颈动脉海绵窦瘘。

4. 颅骨缺损。

5. 脑积水。

6. 弥漫性脑损伤。

7. 局灶性脑损伤。

8. 性格变化。

9. 记忆力差（短期）。

10. 言语和语言问题。

（五）治疗和护理

1. 评估气道、呼吸、循环和积极的生理复苏措施。

2. 检查动脉血气（arterial blood gas，ABG）：选择性机械通气。

3. 检查血尿素和电解质、葡萄糖、血培养、全血细胞计数和心电图。

4. 进行基线神经功能，包括：①意识水平；②瞳孔反应：是否等大等圆；③眼部运动：脑神经Ⅲ、Ⅳ和Ⅵ；④运动反应：异常屈曲、伸展和

松弛。

5. 安排 CT/MRI 扫描。

6. 控制颅内压升高：①体外脑室引流以降低脑脊液压力；②颅内脱水剂（甘露醇）；③使用压力传导组监测静脉压。

7. 维持脑灌注压的液体管理 / 血管活性药物。

8. 维持体温正常。

9. 控制癫痫活动的抗惊厥治疗。

10. 维护患者安全：保护手术刀口缝线，升起病床护栏，在极端情况下考虑使用约束设备（→参阅第 6 章的"约束"）。

11. 吞咽评估，尤其是颅后窝开颅术。

12. 疼痛控制。

13. 精确的体液平衡。

14. 监测尿液和血清渗透压，来监测是否存在尿崩症或抗利尿激素分泌异常综合征。

15. 多学科团队沟通。

16. 咨询专家机构：早期拟定出院规划。

十、脊柱手术术后

脊柱手术术后极少出现新的神经功能缺损，但需要早期诊断和及时干预，以防止永久性神经功能损伤。

（一）诱发原因

1. 手术期间大血管损伤。

2. 颈部硬膜外血肿可能导致无力或重度残疾。

3. 神经根局部损伤。

4. 水肿和肿胀。

（二）早期 / 急性并发症

1. 急性气道或呼吸问题。

2. 低血容量性休克（心动过速、血压下降、呼吸频率增快、尿量减少）。

3. 与麻醉相关的一般术后并发症。

4. 感觉或运动障碍。

5. 膀胱功能和肠道功能紊乱。

6. 马尾综合征（虚弱、感觉丧失、尿失禁或尿潴留、疼痛）。

7. 伤口出血或血肿。

（三）短期并发症

1. 感染。

2. 硬膜外脓肿压迫脊髓：导致脊髓病、缺血和梗死。

3. 硬膜撕裂，脑脊液从腰鞘间隙漏入周围组织：①可能发生在少数患者中；②严重情况下，切口下方可能形成假性脑膜膨出。

（四）长期并发症

1. 脊柱不稳：多节段椎板切除术的风险之一，可导致脊柱后凸、半脱位和畸形增加。

2. 炎症和纤维化：由于神经根局部血供受压而导致症状复发，长期损伤可能导致缺血和梗死。

3. 椎管狭窄可能加重原有症状。

4. 性功能障碍。

5. 手术后未解决的持续疼痛和症状。

（五）治疗

1. 评估气道、呼吸和循环，必要时进行复苏。

2. 检查血尿素和电解质、葡萄糖、血培养、血红细胞沉降率 /C 反应蛋白、全血细胞计数和血糖、心电图。

3. 脊柱观察和神经功能检查。

4. CT/MRI 扫描。

5. 一些颈椎椎板切除术后患者如果喉神经受损，可能需要经训练的医生或康复师进行吞咽评估。

6. 腰椎引流将有助于降低脑脊液对硬脑膜撕裂的压力，促进愈合。

7. 短时间内卧床休息，以使漏口愈合。

8. 少数可能需要外科手术来修复撕裂的硬脑膜。

十一、神经放射干预术后

为诊断或治疗而进行侵入性神经放射干预的术后并发症比外科干预后的要少。早期识别、诊断和干预可以预防和减少进一步的神经恶化。

（一）诱发因素

1. 脊髓造影。

2. 脑池图。

3. 腰大池腹腔分流术

4. 通常通过股动脉进行导管血管造影：①脑、脊髓血管造影（包括支架）；②结扎、栓塞；③动脉内膜剥脱术。

（二）可能的导管血管造影并发症

1. 穿刺部位

出血；血肿（通常为股骨），大血管剥离；假性动脉瘤和血管破裂；动静脉瘘（多次穿刺后）。

❶ 在手术前检查凝血状态很重要。

2. 颅内

血管痉挛、卒中、血管迷走神经反射。

3. 脊髓

脊髓缺血。

4. 其他一般并发症

头痛；感染；癫痫；缺血和梗死：瘫 / 瘫痪；肺栓塞；语言障碍 / 失语；视野缺陷。

5. 与造影剂相关

过敏反应、呕吐、荨麻疹性皮疹、过敏性休克、痉挛。

6. 术后护理

心血管观察、GCS 观测、根据临床条件要求卧床休息（→参阅第 4 章的"脑血管造影术"）。

十二、急性行为障碍与约束的使用

有神经问题的患者可能因各种原因表现出行为紊乱，常因大脑无法正确处理信息，可能由于感觉超负荷或兴奋，以及大量神经代谢和其他原因造成的（有关紊乱的原因，→参阅"第 7 章"）。

（一）神经紊乱的后果

患者的痛苦、恐惧、挫折或者困惑是显著存在的行为模式，这些通常以身体或心理症状表现出来。

1. 认知方面：记忆障碍、注意力缺陷、知觉和视觉空间问题以及语言困难。

2. 情绪障碍：沮丧、快速情绪波动、情绪平缓或不稳定、冷漠、抑制、焦虑、抑郁和强迫行为。

3. 身体方面：瘫痪或行动不便、运动失调、视觉困难、嗅觉和味觉丧失、癫痫、疲劳性头痛和性刺激。

（二）优先管理

维护患者和其他人的安全。

1. 有些患者可能因离开病房的安全环境而面临自身风险。

2. 患者可能患有谵妄（精神异常），可能无意中试图拔出气管插管或其他侵入动脉管路和中心导管的行为。

3. 另一些患者可能变得具有攻击性或暴力倾向，并对工作人员、其他患者和来访者构成风险。

（三）约束

使用任何形式的约束都要遵守法律法规，以避免不适当或过度使用。2005 年《精神能力法》（Mental Capacity Act，MCA）第 6 节规定，除符合患者的最佳利益外，操作人员只有在认为有必要防止对患者自身造成伤害的情况下，才允许对患者限制行为能力。此外，使用的约束装置的数量或类型以及持续时间需要与潜在伤害的可能性和严重性合理对应。

根据《精神能力法》，在急性神经科学和危重病护理领域，可以使用约束的临床指征包括以下方面。

1. 患者缺乏维护个人利益的能力。

2. 操作人员坚持认为有必要对患者进行约束，以防止患者伤害自己。

3. 如果使用限制性干预措施相当于剥夺自由，则必须根据剥夺自由保障（Liberty Safeguards，DoLS）措施进行相关交代（MCA，2005）。

4. 使用约束可能导致许多生理和心理并发症（表 6-1）。

其他考虑

1. 约束应当是所有其他侵入性较小的方法未能达到预期结果时的最后手段。

2. 约束疗法应该在较短的周期内持续。

3. 必须经常或在其医疗保健需求发生变化时重新评估患者。

4. 使用约束装置不能作为人员配备不足或环境资源不当的替代手段。

表 6-1　约束可能导致的生理和心理并发症

皮肤破裂和创伤	尊严丧失
循环受损	抑郁
吸入性肺炎	冷漠
尿失禁	焦虑、依赖上升
心脏功能降低	恐惧、恐慌和愤怒上升
神经传导降低	躁动上升

5. 患者及其家人应被告知使用约束的原因和方式选择原因。

6. 如果确定了约束的替代方案，但约束仍在实施，则使用约束可被解释为滥用行为。

7. 应该有文档记录物理干预的临床需求、采用的干预类型以及实施、审查和停止干预的日期和时间。

8. 只有考虑包括行为和认知障碍在内的所有其他因素后，才可以进行药物干预。

（四）行为障碍患者的管理

1. 说话要冷静、缓慢。

2. 提供简单的说明。

3. 不要大喊大叫。

4. 使患者适应其环境。

5. 不要抓住患者来试图约束他们：这可能会使他们更加困惑和焦躁。

6. 鼓励家人和朋友与患者坐在一起：熟悉的人的陪伴可能会让患者安心，并使症状平静下来。

7. 如果患者是有行动能力，并且具有攻击性或暴力倾向：确保操作人员有一个明确的出口离开房间。

8. 监控患者行为，以确定其行为的触发因素，即观察前因，注意行为模式及其后果（ABC 图表）。

9. 尝试移除非必要的干预措施——导管、线路、鼻饲管路。

（五）风险评估

当在临床领域使用约束时，必须完成全面的风险评估，以明确以下内容。

1. 为什么需要约束。

2. 使用什么约束？

3. 使用约束设备的时机。

4. 批准约束设备的详细信息。

5. 约束设备何时停止 / 约束设备的时间限制，如每 30min 进行一次巡视观察。

6. 必须每小时将患者从约束设备中松解一次。

7. 必须使用正规厂家生产的约束设备。

（李秋萍　董婷婷　译　　陈　曦　校）

第 7 章　常见问题与症状

Common problems and symptoms

CHAPTER

7

一、意识水平的变化

意识被定义为对自己和环境的一种意识状态，意识状态发生改变的原因很多，如表 7-1 中总结的原因。

接下来的两个主题涉及常见的意识状态改变的管理：意识模糊和昏迷。

表 7-1　导致意识水平变化的颅内外原因

颅内原因	颅外原因
大多数导致意识改变的颅内原因也导致了 ICP 升高或脑低血氧，如： • 外伤 • 肿瘤 • 感染：脑膜炎、脑炎 • 水肿 • 卒中 • 蛛网膜下腔出血 • 痴呆	代谢原因 • 缺氧 • 高碳酸血症 • 尿毒症 • 肝性脑病 内分泌系统原因 • 低血糖 / 高血糖 其他原因 • 中毒 • 药物 / 酒精中毒

二、照护意识模糊患者

患者可能由于多种原因出现意识模糊，这种意识状态的改变可能是由于急性意识障碍所致，也可能是慢性问题。意识模糊可能是暂时的，也

可能是认知功能逐渐下降。照护的重要内容包括以下方面。

1. 评估意识和意识模糊水平（→参阅第 3 章的"意识水平评估"）。

2. 维护患者和他人的安全。

3. 维护患者尊严。

4. 提升生活质量。

5. 尽可能地提高生活自理能力和独立能力。

6. 为患者和家庭提供情感支持。

7. 为家庭和照护者提供切实的建议和支持。

对此类患者的护理需要跨学科的方法。

（一）照护急性意识模糊患者

在第 6 章中阐述了对急性意识模糊患者的护理。

（二）照护认知能力下降患者

1. 评估认知功能（→参阅第 3 章的"认知评估"）。

2. 评估患者是否有心智能力。考虑完成"剥夺自由"评估，目的是以最少限制的方式维护患者的安全和尊严。

3. 帮助患者在生活活动中保持独立，并始终给出清晰、简单的指示。

4. 以时间和地点为导向：①将时钟放置在患

067

者房间内清晰可见的地方；②提醒患者日期和时间；③患者可能会出现睡眠 – 觉醒周期紊乱，夜间醒来并伴有白天嗜睡是很常见的。

5. 给药并监测不良反应。患者不太可能独立完成这些工作。

6. 观察患者并在他们走动时保持安全，这可能是一个常见问题。保持安全距离，不要试图抓住患者并将他们拉向另一个方向。相反，轻轻地将他们引导回病房。

7. 协助患者和家属制订维持社交活动的策略。社会孤立可能会成为一个问题，并且可能会出现抑郁症。

8. 向家庭和照护者提供志愿组织和支持团体的联系信息。

9. 为患者安排临时护理，使护理人员能够不时休息。

三、照护昏迷患者

昏迷患者完全依赖护理来维持他们的健康和人身安全。患者可能由于各种原因失去意识，意识丧失可能是突然的和急性的，或者可能在一段时间内逐渐发展。对一些患者来说，意识丧失有望得到解决，而对另一些患者则可能不会。

护理计划应确保能够维持所有生活活动。

1. 维护安全的环境

(1) 确保患者在床上安全地接受护理。

(2) 小心使用床栏杆，以确保患者不会从床上掉下来，但如果患者感到困惑并且可能爬过栏杆，跌倒并伤害自己，则不应使用这些栏杆。

2. 呼吸

(1) 确保保持呼吸道通畅。

(2) 如果需要，按规定施用加湿氧气。

(3) 评估呼吸功能，如频率、深度、氧饱和度等。

(4) 如果需要，请注意气管插管 / 气管切开

插管。

(5) 根据当地信任指南吸引患者。

3. 沟通

(1) 随时与患者交谈并解释所有程序：患者可能仍然能够听到。

(2) 鼓励家人和朋友与患者坐在一起并与他们交谈关于熟悉的话题。

(3) 使用非语言交流，例如触碰。

(4) 观察疼痛的非语言迹象，如激动和不安，做鬼脸和心动过速。

4. 饮食

(1) 昏迷的患者将无法保护他们的气道，需行 NBM，直到他们的意识水平提高。

(2) 患者有误吸风险（→参阅第 6 章的"误吸"）。

(3) 按照规定维持静脉输液并检查静脉注射部位是否有静脉炎（发红 / 肿胀）：患者无法告知这是否疼痛。

(4) 按照规定给予 NG/ 经皮内镜胃造口术（percutaneous endoscopic gastrostomy, PEG）给药：使用前注意检查 NG 管的位置并观察 PEG 部位是否有炎症。

5. 消除

(1) 监测尿量和肠道功能（→参阅第 3 章的"膀胱功能评估"和"肠道功能评估"）。

(2) 如果需要准确的每小时尿量，请给患者导尿，否则使用护套、护垫、裤子和其他辅助工具 / 器具来控制尿失禁。

(3) 确保患者不会便秘或需要用力：这会导致 ICP 升高。

6. 个人清洁和穿衣

(1) 昏迷患者卧床洗澡，每天更换床单，如果大量出汗，则应更频繁地更换床单。

(2) 特别注意眼部护理：失去眨眼反射的患者，如果角膜干燥或受损，容易出现角膜损伤和视力丧失。

(3) 确保定期提供口腔护理。

7. 控制体温

(1) 定期检查温度。

(2) 如果患者发热，请取下覆盖物。

8. 活动

(1) 对移动、搬运和压力区域进行风险评估。

(2) 每 2 小时为患者翻身并调整体位一次，以降低发生压疮的风险。

(3) 根据需要提供减压设备和床。

(4) 进行被动肢体锻炼。

(5) 正确的体位以减少患者肌肉痉挛和挛缩的风险。

9. 工作和娱乐

(1) 与患者家属讨论就业问题。

(2) 如果需要，为雇主提供住院证明。

(3) 向社会工作者寻求财务和福利方面的支持。

(4) 询问家人患者是否喜欢听特定的音乐，并鼓励家人携带 MP3 播放器 / 个人音响，间歇使用并监测患者的反应。

10. 表达性欲

(1) 确保维护患者的尊严。

(2) 单性别病房 / 隔间的护士。

(3) 鼓励伴侣探访并与患者共度时光。

11. 睡眠

(1) 评估不适并按规定给予镇痛药。

(2) 评估意识水平。

12. 临终

(1) 讨论预后并向家人提供情感支持。

(2) 与家人讨论合适的临终关怀地点。

拓展信息

[1] Hickey, J.V. and Strayer A. (2019). *The Clinical Practice of Neurological and Neurosurgical Nursing*, 8th edn. Philadelphia, PA: Lippincott.

[2] Woodward, S. and Mestecky, A.-M. (2011). *Evidence-Based Neuroscience Nursing*. Oxford: Wiley-Blackwell.

四、癫痫发作

癫痫发作是神经功能改变的短暂发作，在此期间，一个人可能会（或可能不会）经历意识改变或意识丧失，并可能表现为以下一种或多种现象：感觉、运动或精神。

（一）诱发原因

1. 癫痫。

2. 急性症状性癫痫发作：①酒精、药物：治疗或娱乐；②代谢紊乱，如肾功能衰竭；③脑缺氧；④先兆子痫。

3. 高热：高热惊厥。

（二）流行病学

1. 在英国，单次癫痫发作的发生率为 20/10 万。

2. 在英国，高热惊厥的发病率为 50/10 万。

3. 终生患病率（曾经癫痫发作的病例）为 20‰。

4. 70% 的治疗病例可以缓解癫痫发作。

（三）临床表现

1. 运动表现：抽搐（阵挛）、痉挛、局灶性或全身性抽搐、头部或眼睛转动。

2. 言语停止、窒息感。

3. 意识丧失。

4. 感觉表现，如麻木、刺痛、闪光、上腹部上升的感觉。

5. 自主变化，如血压、心率、肤色等。

6. 心理表现，如记忆障碍、梦境、意识改变。

7. 自主性：意识受损状态下的非自愿运动行为，如咀嚼、摆弄手部动作、漫无目的的行走等。

（四）临床环境中的护理

1. 癫痫的管理

(1) 安全：①松开患者脖子上的紧身衣；②保护患者免受伤害（从附近移开尖锐或坚硬的物体，或引导患者远离危险）；③如果患者跌倒，请用垫子垫住他们的头部；④癫痫发作结束后，轻轻地将患者置于恢复位置以帮助呼吸；⑤如果呼吸受到影响，按规定提供氧气；⑥与患者待在一起直到完全康复。

(2) 确保按规定进行治疗，如静脉注射地西泮或咪达唑仑。

2. 癫痫发作活动的记录和观察

护士准确记录癫痫发作活动至关重要，包括以下内容。

(1) 日期、时间和持续时间。

(2) 患者大声喊叫了吗？

(3) 患者是否有先兆？

(4) 抽搐是从身体的哪个部位开始的，有没有进展？

(5) 患者是否失去意识？

(6) 癫痫发作期间患者的皮肤是什么颜色？

(7) 患者在癫痫发作开始时是否将头转向一侧？

(8) 眼睛有什么活动？瞳孔对光有反应吗？

(9) 患者是否大小便失禁？

(10) 患者是否咬过自己的舌头？

(11) 有没有受伤？如果受伤，情况如何？

(12) 患者是否过度换气？

(13) 患者是否抱怨有任何后遗症？

(14) 患者是否感到困惑？

(15) "发作"前后的基线观察。

(16) 记录 GCS、BP、脉搏、氧饱和度及 ECG。

（五）初级保健环境中的护理

在社区环境中可能需要救护车支持。如果出现以下情况，请叫救护车。

1. 第一次癫痫发作。

2. 在使用紧急药物之前癫痫发作持续 > 5min。

3. 按照规定服用紧急药物后 10min 癫痫发作持续。

4. 有呼吸损害和损伤的证据。

拓展信息

[1] Epilepsy Action (EA): http://www.epilepsy.org.uk

[2] International League Against Epilepsy (ILAE): http://www.ilae-epilepsy.org

[3] National Society for Epilepsy (NSE): http://www.epilepsynse.org.uk

[4] NICE (2012, updated 2020). Epilepsies: diagnosis and management. Clinical guideline [CG137]. https://www.nice.org.uk/guidance/cg137

五、疼痛

疼痛是一种主观体验，由体验疼痛的人进行定义。有神经系统问题的患者通常会经历疼痛，尽管它可能与潜在问题有关，与他们的神经系统状况无关。

疼痛可能与以下内容有关：①头痛（→进一步讨论参阅第 8 章的"头痛"）；②痉挛；③肌肉痉挛；④定位和姿势不佳；⑤肌张力障碍；⑥感觉异常和神经性疼痛；⑦情绪困扰；⑧潜在的并发症，如关节炎。

彻底和详细的疼痛评估对于确定疼痛的原因和性质至关重要。让患者有时间告诉您他们的症状，尤其是在他们难以沟通的情况下。

（一）疼痛管理

疼痛通常被低估和治疗不足，尤其是在老年患者中。与神经外科手术相关的疼痛也可能被低估。更广泛的手术通常比预期的疼痛更少，并且可能被认为更轻微的手术通常会导致更多的疼痛。由于害怕掩盖神经系统症状，患者的镇痛药通常少于所需的剂量。应该相信、记录、采取行动并重新评估患者的疼痛报告。

疼痛管理的法宝仍然是镇痛——从简单的镇痛开始并逐渐增加。护士应始终按规定进行镇痛并评估效果。

不同的镇痛药用于不同类型的疼痛，例如：①头痛可应用简单的镇痛药（如，对乙酰氨基酚）；②如上加可待因、曲马多或吗啡可用于术后神经外科患者；③抗惊厥药（例如，卡马西平、加巴喷丁）可用于治疗神经性疼痛；④肌肉松弛药、解痉药和肉毒杆菌毒素可能用于肌肉痉挛和痉挛。

（二）非药物止痛方法

以下内容也可能有助于减轻患者的疼痛，应在适当时提供。护士将无法发起以下所有干预措施，但可能能够与医务人员和专职医疗人员讨论替代方案：①分心，例如看电视，听音乐；②仔细定位和重新定位；③物理治疗和被动运动；④热/冷的应用；⑤经皮电子神经刺激（transcutaneous electronic nerve stimulation，TENS）；⑥按摩；⑦针灸。

（三）慢性/复杂疼痛管理

一些患者的疼痛难以缓解，转诊至疼痛管理团队或专科姑息治疗服务可能会有所帮助。姑息治疗不仅应考虑用于绝症患者——专业姑息治疗从业者在症状控制方面拥有丰富的专业知识。疼痛可能不仅仅是身体上的问题，也可能是由于情绪困扰或精神上的痛苦。MDT 参与疼痛管理至关重要。

护士需要成为患者疼痛管理的倡导者。

拓展信息

[1] The British Pain Society. Patient publications. https://www. britishpainsociety.org/british-painsociety-publications/patient-publications/

[2] Woodward, S. and Mestecky, A.-M. (2011). *Evidence-Based Neuroscience Nursing*. Oxford: Wiley-Blackwell.

六、吞咽问题（吞咽困难）

吞咽困难是神经系统疾病患者的常见问题，可能由多种情况引起，例如，①意识改变；②面部和咽部肌肉痉挛；③面部和咽部肌肉松弛和麻痹；④认知问题；⑤情感和情绪（如抑郁症）；⑥运动障碍：不协调的自主运动。

（一）吞咽困难的后果

1. 误吸，导致胸部反复感染并可能导致死亡。

2. 营养不良。

3. 脱水。

4. 增加感染风险。

5. 延长住院时间。

6. 伤口愈合不良。

7. 心理困扰。

（二）护理吞咽困难患者

1. 患者安全至上：护理的目的是防止误吸并保持充足的营养和液体摄入。

2. 及早评估吞咽（→参阅第 3 章的"吞咽评估"）并参考 SLT 进行进一步评估。

3. ❶ 如果吞咽不安全——保留患者 NBM。

4. 与 SLT 联络以确定个性化的吞咽技巧和练习，其中可能包括以下内容。

(1) 在口服食物或液体时始终监督患者。

(2) 如果患者无法自行进食，请确保工作人员接受过喂养技术培训。

(3) 保护用餐时间并确保有足够的人员配备。

(4) 改变食物和液体的稠度——可能会推荐增稠的液体和泥状饮食。

(5) 改变食物和液体的温度。对于一些患者来说，冷液体更容易吞咽，因为它们会引起更多的感官刺激。

(6) 始终确保患者坐直。

(7) 可能会建议一些患者在吞咽时将下巴朝胸部收拢，这有助于保护气道。

(8) 可能会建议一些患者在每口后吞咽两次。

(9) 在吃下一口之前，检查患者面颊内没有食物堆积，在吃下一口前口腔是空的。

(10) 以小口慢慢喂食患者，确保他们有时间吞咽。

(11) 不要用吸管让患者喝完或用一口水"冲洗食物"。

(12) 在喂食期间观察是否有误吸迹象，例如：潮湿的声音、咳嗽和窒息。

(13) 观察无声吸入的迹象（患者不咳嗽等），例如，发热、呼吸功能改变和咳痰。

拓展信息

[1] International Dysphagia Diet Standardisation Initiative (2019). The International Dysphagia Diet Standardisation Initiative Framework. ✎ https://www.bda.uk.com/practice-and-education/nutrition-and-dietetic-practice/iddsi.html

[2] Woodward, S. and Mestecky, A.-M. (2011). *Evidence-Based Neuroscience Nursing*. Oxford: Wiley-Blackwell.

七、沟通问题

沟通问题在神经系统疾病患者中很常见。最常遇到的问题分为以下几类。

1. 言语障碍 / 失语症

这是一个语言问题，患者可能理解或不理解对他们所说的内容（接受性言语障碍），或者可能无法找到合适的词来表达他们想说的话

（表达性言语障碍）。患者不太可能有纯粹的表达性语言障碍，通常也会有接受性语言障碍的成分。

2. 构音障碍

这是语言产生运动的问题，通常是由于难以协调面部、嘴唇、舌头和咽部肌肉的运动以及呼吸以产生语言。这些患者理解对他们说的一切，知道他们想说什么，但就是说不出话来，说话常常含混不清。

3. 运动障碍

这是语言运动编程的问题。言语产生的自发协调丧失，但患者可能能够用自动的手势和词语做出反应，如打招呼、挥手、适当地微笑。这些患者知道他们想说什么，但无法以正确的顺序发出声音。

与有言语和语言问题的患者交流

1. 评估语言障碍并参考 SLT 进行早期详细评估。

2. 与 SLT 联络以确定针对个别患者的有效沟通方法。这可能包括使用：①图片板；②笔和纸使患者能够书写；③轻型书写器和其他电子通信工具。

3. 不要对患者大喊大叫——他们不是聋子，这会导致沮丧。

4. 始终积极倾听。

5. 让患者有时间表达他们想说的话。

6. 不要替他们完成他们的句子。同样，这可能令人沮丧，而且通常是不正确的。

7. 不要避免花时间与有困难的患者交流——这已被证明会增加社会孤立和抑郁。

8. 总是说话缓慢而清晰。

9. 确保您在交流时面向患者并保持目光接触。重要的是，当您与患者交谈时，患者能够看到您的面部表情。

10. 如果患者有任何接受性障碍，请始终使

用简短的句子和简单的说明。

11. 使用"是"和"否"确认已理解患者想说的话。

12. 如果没有理解，请不要假装已经理解。

13. 鼓励患者尝试。应鼓励任何沟通尝试。

14. 尽量减少环境干扰和背景噪音。

拓展信息

[1] Stroke Association (2020). Communication problems. ✏
https://www.stroke.org.uk/AZ6

[2] Woodward, S. and Mestecky, A.-M. (2011). *Evidence-Based Neuroscience Nursing*. Oxford: Wiley-Blackwell.

八、痉挛

痉挛是一种强直性牵张反射障碍，导致肌张力上升、僵硬和经常疼痛的肌肉痉挛。这是中枢神经系统问题的一个共同特征，例如：①外伤性脑损伤；②多发性硬化；③脑卒中。

如果不治疗，肌张力强的患者会出现挛缩、压疮及生活和社交活动困难。患者经常出现头后倾和双腿伸直的伸肌痉挛模式——这不是一个良好的功能姿势，使吞咽和交流及独立活动变得困难。这种姿势也可能导致患者从椅子上滑下。

（一）预防痉挛

1. 将患者置于抗痉挛的姿势。与物理治疗师联络，从第一天起为患者确定最佳姿势。

2. 避免有害刺激。这些刺激通常会引发易发生痉挛的患者的痉挛，并使现有的痉挛更加严重，例如：①膀胱充盈；②导管堵塞；③便秘和粪便嵌塞；④紧身衣服/腿包带环绕腿；⑤疼痛；⑥压力；⑦焦虑；⑧压疮。

3. 让患者在起床前侧卧在床上。这将有助于减轻张力和严重的伸肌痉挛。

4. 不要快速拉动受影响的肢体。痉挛是速度驱动的，施力越快，导致的痉挛越严重。取而代之的是，在给患者等进行包扎时，用坚定、轻柔的力量缓慢移动肢体。痉挛通常会突然"放弃"，肢体会放松和移动。这被称为"扣刀"，就像打开一把僵硬的小刀。

5. 定期重新定位患者并确保他们对所有四肢支撑感到舒适。

6. 按规定服用药物以减轻痉挛，例如，①解痉药（巴氯芬、丹曲林）；②肌肉松弛药（地西泮）；③抗惊厥药（例如，加巴喷丁、卡马西平），以减轻肌肉痉挛和疼痛。

7. 一些患者可能会为特定的肌肉群开具肉毒杆菌毒素或插入鞘内泵以将巴氯芬直接注入椎管。

（二）预防继发性并发症

1. 定期检查压力区域并确保正确使用减压辅助装置。

2. 确保双手撑在枕头上，手指伸直。不要给患者拿东西或挤压球，因为这只会促使手指在屈肌痉挛中卷曲。从长远来看，患者将无法松开手指，因为软组织会缩短并收缩到这个位置。

3. 确保良好的个人卫生，尤其是手掌内部，因为手掌经常会变得封闭、出汗和产生难闻的气味。

4. 让四肢和肌肉进行一系列正常运动、被动锻炼，与物理治疗师联络以防止挛缩。

5. 就夹板和矫形器支持与职业治疗师和理疗师联络。

在严重的情况下，如果患者因痉挛而出现挛缩，可能需要进行手术以使四肢处于更具功能性的位置，但预防总是胜于治疗！

九、肌肉松弛

肌张力松弛或丧失是影响下运动神经元的神

经系统疾病的共同特征。如果肌肉失去神经供应，就没有冲动传递给它，肌肉就会失去张力，变得松弛，可能会废用。

在一系列神经系统疾病中可以看到松弛，例如，①吉兰 - 巴雷综合征；②周围神经病变或损伤；③运动神经元疾病；④脊髓损伤（取决于损伤程度）。

照顾虚弱无力的患者

1. 始终以良好的功能位置支撑受影响的四肢和关节。双脚在脚踝处成 90°，否则脚会下垂，患者将无法长期行走。

2. 就定位和夹板与物理治疗师和 OT 联络。

3. 如果提供矫形夹板，确保每天至少拆除一次并检查受压区域。

4. 确保每天对肢体进行一系列运动和被动锻炼——就要进行的锻炼和频率与物理治疗师联系。

5. 确保关节得到支撑并且不能过度伸展，例如，膝盖。肌肉有助于在关节周围提供支撑，但也可能导致过度伸展损伤。使用仿形床帮助将患者支撑在良好的功能位置。

6. 确保按规定给予镇痛药——关节可能会疼痛。

7. 确保按照规定进行深静脉血栓（deep vein thrombosis，DVT）预防，例如，血栓栓塞威慑（thromboembolic deterrent，TED）长袜，根据 NICE 指南进行抗凝。肌肉松弛的患者特别容易发生 DVT，因为深静脉已经失去了它们所在肌肉的支撑，这可能导致血管内损伤，而不仅仅是因为活动能力下降。

拓展信息

[1] NICE (2018). Venous thromboembolism in adults: reducing the risk in hospital. Quality standard [QS3]. ✑ https://www.nice.org.uk/guidance/qs3

十、钻孔手术与开颅手术后

开颅手术是一个通用术语，描述打开颅骨以进入大脑进行手术修复的手术。脑外科手术通常是治疗脑损伤和疾病的一线治疗方法，可按以下方式进行：①头部受伤、脑出血、感染、脓肿或水肿后的紧急程序；②有计划地切除肿瘤或夹闭动脉瘤的程序。

（一）钻孔

1. 可以在局部麻醉或全身麻醉（GA）下进行。

2. 钻孔部位周围的头发被剃掉。

3. 通过将头枕放置在通常使用固定在桌子上的框架夹住的成形头枕上，可以最大限度地减少头部移动。

4. 切开皮肤后，用钻头在裸露的颅骨上钻出一个或多个小钻孔。

5. 立体定向框架、图像引导计算机系统或内窥镜用于引导器械通过钻孔。

6. 钻孔可用于微创手术，例如：①插入心室分流管来治疗脑积水；②插入深部脑刺激器来治疗 PD；③插入 ICP 监视器；④获得组织学活检；⑤引流慢性硬膜下血肿（chronic subdural haematoma，CSDH）。

（二）开颅手术

1. 通常需要 GA。

2. 用防腐剂处理头皮后，通常在发际线后面做一个皮肤切口。有时可以使用保留毛发的技术，该技术需要在切口周围留出一小块剃光区域。

3. 开颅手术根据颅骨切除的区域命名。

4. 根据潜在问题，开颅手术可小可大。

5. 复杂的开颅手术通常用于进行颅底手术。它们涉及去除支撑颅底的部分头骨、脑神经和血管。经常需要进行广泛的重建。

6. 开颅术可用于：①切除或治疗大脑瘤、动脉瘤或动静脉畸形（AVM）；②治疗颅骨骨折或受伤后的大脑（例如，枪伤）；③切除侵入颅骨的肿瘤；④开颅手术涉及连接钻孔以创建可移动的骨瓣，该骨瓣被储存起来，直到在手术结束时或以后更换，如果未更换骨瓣，则该程序称为颅骨切除术。

7. 手术后，如果更换骨瓣，则用缝线或金属丝将其固定，缝合硬脑膜、肌肉和皮肤，并插入引流管以去除残留血液。

8. 缝线或缝合钉通常在手术后 7～10 天拆除。

（三）潜在的并发症

实际风险取决于操作的复杂性。没有手术是没有风险的。一般并发症包括出血、深静脉血栓形成、麻醉反应和胸部感染。

与开颅手术相关的具体并发症可能包括：①伤口或骨瓣感染；②手术期间对大脑的内在损伤；③脑膜炎；④癫痫发作：不常规开具抗惊厥药；⑤脑水肿：骨瓣可能会被移除、消毒并储存，直到需要时；⑥局部损伤：面部肌肉、鼻窦和脑神经；⑦脑脊液渗漏：可能需要修补。

涉及颞叶的手术经常会损伤控制下颌张开的肌肉，导致下颌僵硬且张开时疼痛。咀嚼口香糖有助于恢复。

（四）术后护理

1. 对以下内容进行基线神经学检查：①意识水平；②瞳孔反应：相等、大小、形状；③运动反应：异常屈曲、伸展、松弛。

2. 保持正常体温。

3. 按照规定进行抗惊厥治疗以控制癫痫发作。

4. 维护患者安全：保护侵入性线路，升高婴儿床栏杆，并考虑在极端情况下使用约束装置。

5. 吞咽评估，尤其是颅后窝开颅手术。

6. 按照规定进行镇痛以控制疼痛。

7. 保持准确的液体平衡。

8. 与 MDT 成员联络。

9. 咨询专业机构——提前出院计划。

10. 另见昏迷患者的护理。

（五）需要考虑的具体问题

患者需要将他们的手术通知驾驶员和车辆执照管理局（Driver and Vehicle Licensing Authority, DVLA），并且由于癫痫发作的风险，他们的驾驶执照可能会被吊销。有关最新指南，请参阅 DVLA 网站。

拓展信息

[1] Driver and Vehicle Licensing Authority: http://www.dvla. gov.uk

十一、进行清醒开颅手术

1. 患者在部分或整个过程中完全清醒。

2. 在手术过程中，一旦大脑暴露，镇静水平就会降低，使患者能够恢复意识，能够合作并参与对话。

3. 在患者清醒的情况下，可以进行诱发电位电生理映射，即"功能映射"，使外科医生能够用电探针刺激大脑，以避免损伤重要结构，例如语言、特殊感觉和运动。

4. 在进行映射时，要求患者说话、数数和执行其他基本任务。

5. 由于大脑中缺乏疼痛感受器以及皮肤边缘的局部麻醉药的作用，患者不会感受到疼痛。

（一）清醒开颅术

该手术适用于：①切除癫痫病灶；②切除肿瘤和 AVM；③ PD 的深部脑刺激；④减少麻醉药物对皮层电图（electrocorticography，ECoG）、记录的干扰。布比卡因、利多卡因和肾上腺素经常用于麻醉皮肤并提供局部神经阻滞。

1. 成功的手术需要全面的术前评估，同时考虑到患者的心理和精神状态。

2. 患者必须长时间保持不动。需要一些镇静药以使患者保持静止和舒适，必须对其进行滴定，以免干扰 ECoG 记录。药物包括丙泊酚、芬太尼、阿芬太尼或瑞芬太尼。

3. 如果在手术过程中出现问题，可选择转换为 GA。

（二）清醒开颅术的禁忌证

1. 缺乏资源。

2. 有学习障碍的患者。

3. 困惑的患者。

4. 儿童。

5. 大型、复杂的程序。

6. 如果需要转换，插管可能会很困难。

（三）优点

1. 降低发病率和死亡率。

2. 提前出院。

3. 降低麻醉药的不良反应。

十二、不稳定的颈椎损伤

不稳定脊柱损伤的诊断通常是困难和复杂的，可能高达 33% 的患者伴有头部损伤。未能准确诊断脊柱损伤可能会产生毁灭性的短期和长期后果。

❗ 在放射学和医疗团队排除之前，所有脊柱损伤都应视为不稳定。

区分那些可能仅通过临床检查清除的患者和必须使用 CT 或 MRI 扫描进一步调查的损伤是很重要的。在没有骨折的情况下评估韧带损伤是困难的，特别是在无法清晰诉说颈部疼痛或压痛的昏迷患者中。

少数脊柱损伤会在脊柱内出现第二次（有时是不相邻的）骨折。

（一）不稳定脊柱骨折的标准

1. 神经系统缺陷。

2. 后部元件损伤。

3. 前椎体高度损失＞ 50%。

4. 成角＞ 25°～35°。

5. 胸腰椎骨折：胸腰椎交界处成角＞ 20°，椎管受损＞ 30%。

（二）脊柱三柱不稳定性

1. 前柱损伤

椎体前部和连接的额韧带：包括压缩性骨折，高度损失＞ 25%，表明后韧带断裂和椎骨骨折。

2. 中柱损伤

椎体后半部分和相应的韧带：不稳定的损伤可能与前部骨折或脱位有关。尽管上胸椎损伤通常更稳定，但经常需要手术稳定。

3. 后柱损伤

韧带、椎板和脊柱突。

（三）院前管理

1. 应立即进行手动脊柱保护。

2. 应用固定装置，如牵引，不应优先于复苏措施。

（四）医院管理

1. 一旦患者放在坚固的手推车上，应尽快取出脊椎板。

2. 长时间使用脊椎板会迅速导致压力性损伤。

3. 应保持完全固定，直至患者稳定。如果需要移除约束以进行检查或程序，则应恢复手动保护。

4. log-roll 是标准动作，可以检查背板并在背板上转移。需要四个人：一个支撑头部并协调滚动，三个支撑胸部、骨盆和四肢。滚动的数量和程度应保持在最低限度。

5. 脊柱的临床和放射学检查以及稳定性评估是必不可少的。

6. 脊柱固定是多发性创伤的优先事项。

7. 最好在诊断后 24h 内将患者转移到专门的脊柱损伤病房（→参阅第 9 章的 "脊髓损伤"）。

8. 如果胸椎或腰椎区域出现疼痛、瘀伤、肿胀、畸形或神经系统异常，则需要进行胸腰椎成像。

9. 脊柱任何部位出现骨折都需要完整的脊柱成像。

10. 无法进行临床评估的昏迷患者需要对整个脊柱进行放射检查。

11. 为便于早期活动，不稳定的骨折可通过植骨或金属融合手术固定。

拓展信息

[1] Multidisciplinary Association for Spinal Cord Professionals: ✂ https://www.mascip.co.uk/

[2] Spinal cord e-learning: ✂ http://www.elearnsci.org/

（余自娟 译 韩斌如 校）

第8章　长期神经系统疾病

Long-term neurological conditions

一、多发性硬化

多发性硬化（multiple sclerosis，MS）在英国影响超过 10 万人。在英国，每 600 人中约有 1 人患有 MS。大多数人在 20 多岁和 30 多岁时被诊断出来，但也可以在年轻人和老年人中诊断出来。MS 的年轻病例相对罕见（表 8-1）。

多发性硬化被认为是一种自身免疫性疾病，会导致髓鞘进行性炎症损伤并最终破坏轴突。

表 8-1　多发性硬化概况

发病率	8/10 万
患病率	167/10 万（女性：男性，3∶1）
病因学	特发性自身免疫性疾病可能是由于： • 对病毒的异常免疫反应 • 环境风险因素 • 遗传因素 • 综合因素

（一）多发性硬化的分型

1. 复发 - 缓解型

这是 MS 最常见的类型。可以描述为：①活动性复发 - 缓解型（relapsing-remitting，RRMS），即过去 2 年内 2 次复发；②非常活跃的复发 - 缓解型，即高度活跃，即使接受疾病改善疗法

（disease-modifying therapy，DMT）一年，患者仍会继续复发；③快速发展的严重型，在前一年出现 2 次或 2 次以上严重或致残的复发，并且在连续 2 次 MRI 扫描中发现新的损伤区域。

复发或临床发作被定义为持续至少 48 小时的新的或复发的神经系统体征和症状。应存在至少 30 天的神经稳定性间隔。复发率是可变的和不可预测的。先前症状的短暂复发是典型的，可能与感染、发热或劳累有关，称为假复发。

复发的常见表现包括：①虚弱 / 行动不便；②视力丧失（通常是视神经炎）；③感觉异常；④复视；⑤平衡障碍；⑥排尿改变。

症状可能会在几天内逐渐恶化，然后趋于平稳。一段时间后（通常是几周，但这会有所不同），症状通常会消退并确保恢复。有时症状完全消退，在其他情况下，它们可能不会完全消失并留下残留症状。

2. 继发进展型

疾病复发一段时间后持续进展。进展被定义为持续恶化至少 6 个月。在进展的过程中，疾病仍可能复发，但复发一般不会那么频繁。由于疾病改善疗法的应用，少数人会发展为继发进展型（secondary progressive，SPMS），或者发展为继发进展型所需要的时间更长。

3. 原发进展型

初级渐进式（primary progressive，PPMS）影响 10%～15% 的 MS 患者。发病年龄通常超过 40 岁。疾病主要影响脊髓。表现的特点是从发病开始，症状便持续进展，没有明显的发作或缓解，通常与影响下肢功能的症状有关。

（二）预期寿命

MS 直接导致的死亡非常罕见，以至于 MS 不被视为绝症。绝大多数 MS 患者的预期寿命不受影响。与 MS 相关的过早死亡通常是由于肺炎和误吸等并发症。

（三）体征和症状

1. 认知障碍。
2. 沮丧。
3. 疲劳。
4. 膀胱功能障碍。
5. 肠功能障碍。
6. 平衡障碍。
7. 性功能障碍。
8. 震颤和共济失调。
9. 痉挛。
10. 视觉障碍。
11. 吞咽和言语障碍。
12. 虚弱。
13. 疼痛。

（四）医疗管理

1. 疾病改善

RRMS 和早期的 PPMS 可用疾病改善疗法（DMT），旨在降低复发的风险和严重程度。研究仍在继续，可能很快就会有用于 SPMS 的 DMT。中等有效的治疗可以减少 30% 的复发，更有效的治疗可以减少 50% 的复发，高效治疗则可以减少 70%（表 8-2）。

2. 症状管理

管理的目的是通过联合使用药物和 MDT 来

表 8-2　**DMT 的疗效、给药方式和常见不良反应比较**

药品名称 / 化学名称	MS 的功效 / 类型	服用方法	常见的不良反应
中等 β 干扰素 1a	有效 / 主动 RRMS	自我 / 每周 1 次 / 肌内注射	流感样症状、注射部位反应
中等 β 干扰素 1b	有效 / 主动 RRMS	自我 / 隔日 / 皮下注射	流感样症状、注射部位反应
中等 β 干扰素 1a	有效 / 主动 RRMS	自我 / 每 2 周 / 皮下注射	流感样症状、注射部位反应
中等 β 干扰素 1a	有效 / 主动 RRMS	自我 / 每周 3 次 / 皮下注射	流感样症状、注射部位反应
醋酸格拉替雷	中等 / 有效 / 主动 RRMS	自己 / 每天或每周 3 次 / 皮下注射	注射部位反应、头痛、恶心
特立氟胺	中等 / 有效 / 主动 RRMS	每天 1 次 / 片剂	恶心、腹泻、头发稀疏
富马酸二甲酯	更有效	每天 2 次 / 片剂	口腔潮红、恶心、腹泻、胃痛，PML
芬戈莫德	更有效	每天 1 次 / 口服片剂	感染的风险上升、咳嗽、头痛、后背痛、腹泻
克拉屈滨	更有效	两疗程间隔 12 个月 / 口服片剂	WCC下降、疱疹病毒感染
奥瑞珠单抗	高效	6 个月 1 次 / 静脉输液	输液相关反应、疱疹感染的风险上升
那他珠单抗	高效	1 个月 1 次 / 静脉输液	头晕、恶心、皮疹、寒战、感染的风险上升、PML
阿仑单抗	高效	两个疗程间隔 12 个月静脉输液	输液相关反应、感染的风险上升、甲状腺疾病、特发性血小板减少性紫癜、肾脏问题

提高生活质量并降低并发症的风险。该团队通常由一名神经科医生、一名全科医生、一名专科护士、一名理疗师、一名 OT、一名 SLT 和失禁顾问组成。康复的功能和职业目标同样重要。

3. 复发管理

临床发作的治疗应该是每天静脉注射甲泼尼龙 1g，连续 3 天，或口服甲泼尼龙 500mg，连续 5 天。治疗应尽早开始，并配合 MDT 康复。治疗将对恢复速度产生积极影响。

（五）护理

1. 在诊断阶段

(1) 心理支持对患者和家人都至关重要。

(2) 宣传健康理念，向患者提供有关其现况的信息。

(3) 向患者提供就业方面的建议，并在需要时向社会服务部门咨询。

(4) 咨询 MS 专科护士。

(5) 向患者提供有关当地团体支持的信息。

(6) 鼓励患者避免可能加剧其症状的诱因，例如，①热度和湿度（热水浴，去气候炎热的地方度假）；②感染；③压力；④焦虑；⑤睡眠剥夺。

2. 在疾病复发期间

(1) 评估患者的生活活动并协助确定复发的诱发因素。

(2) 按照规定给予类固醇并监测有效性和不良反应。

(3) 为患者及其家人提供心理支持。

3. 痉挛和行动不便

(1) 开展移动和操作风险评估。

(2) 咨询理疗师。

(3) 正确摆放患者位置以防止痉挛。

(4) 评估肢体运动和痉挛程度。

(5) 避免诱因（→参阅第 7 章的"痉挛"）。

(6) 对于护理管理的其他方面（→参阅第 7 章的"痉挛"）。

(7) 考虑矫形夹板。

4. 疲劳

(1) 确定疲劳的诱因。

(2) 促进活动和休息之间的平衡。

(3) 鼓励全天休息。

(4) 保证充足的睡眠。

(5) 加快速度活动。

(6) 避免极端温度。

5. 膀胱和肠道功能障碍

(1) 评估膀胱和肠道功能（→参阅第 3 章的"膀胱功能评估"和"肠道功能评估"）。

(2) 如果患者排尿后残余尿量＞ 100ml，请检查尿潴留并考虑清洁间歇性自我导尿。

(3) 预防便秘，监测和适当管理大便失禁。

(4) 请参阅失禁咨询服务。

6. 语言和吞咽功能障碍

(1) 评估言语和吞咽 [→参阅第 7 章的"吞咽问题（吞咽困难）"]。

(2) 如果出现吞咽困难或沟通问题，请咨询 SLT 和营养师。

(3) 如果需要，提供适当的饮食调整。

(4) 协助患者进食和饮水并监测吸入征象 [→参阅第 7 章的"吞咽问题（吞咽困难）"]。

7. 疼痛

(1) MS 患者可能会因痉挛和关节疼痛或神经性疼痛而感到疼痛。

(2) 使用适当的疼痛评估工具评估疼痛（→参阅第 3 章的"疼痛评估"）。

(3) 按照规定进行镇痛并监测有效性。

(4) 协助患者换到更舒适的体位，缓解可能引起疼痛的痉挛状态。

(5) 考虑其他缓解疼痛的方法（→参阅第 5 章的"镇痛药"）。

拓展信息

[1] Contact the MS Society or MS Trust: http://www.mssociety.

org.uk; ∿ http://www.mstrust.org.uk

二、帕金森病

12 万名帕金森病（Parkinson disease，PD）患者居住在英国；每年有 1 万人被诊断出患有该病，其中 20 人中有 1 人患有年轻发病的 PD。PD 主要是老年疾病。症状从 50 岁开始出现，但年轻发病的 PD 可在 40 岁之前出现。帕金森病特征也见于其他疾病，即多系统萎缩（multiple system atrophy，MSA）、进行性核上性麻痹（progressive supranuclear palsy，PSP）、路易体痴呆和其他原因引起的帕金森病（表 8-3）。

（一）体征和症状

本病发病缓慢。症状各不相同，包括运动和非运动症状，包括：①运动迟缓（运动缓慢）；②静止性震颤；③僵化；④平衡问题；⑤步态障碍：僵硬、蹒跚；⑥写字过小症；⑦非运动症状，包括情绪低落和认知变化、便秘、嗅觉丧失、睡眠障碍、面部表情减少、说话单调和低声（低音量），偶尔还有流涎和吞咽困难。

（二）医疗管理

主要治疗方法是药物治疗（表 8-4）。

❗ 维持个人的药物治疗方案至关重要。在任何住院期间都必须按时给药，即使这意味着在通常的药物周期之外。

表 8-3　帕金森病概况

发病率	20/10 万
患病率	190/10 万（男性：女性，3：2）
病因学	特发性、慢性、进行性疾病。症状是由黑质（基底神经节的一部分）中的多巴胺能神经元退化产生的，可能是由于： • 遗传因素 • 环境因素（例如杀虫剂、重金属、靠近工业、农村居住地） • 以上综合

表 8-4　PD 的药物治疗

药　名	制　剂	作用和不良反应
单胺氧化酶抑制药	司来吉兰	抑制单胺氧化酶，抑制多巴胺分解
	雷沙吉兰	
多巴胺激动药	溴隐亭	模拟多巴胺的作用
	培高利特	
	阿扑吗啡	
左旋多巴	联合卡洛多巴	多巴胺前体通过血脑屏障转化为多巴胺
CMOT 抑制药	恩他卡朋	抑制左旋多巴的分解
	托卡朋	
抗病毒	金刚烷胺	降低受体活性
抗胆碱能类	较早期的药物且很少使用	抑制乙酰胆碱受体－恢复多巴胺和乙酰胆碱之间的平衡

（三）护理

1. 诊断时

(1) 准确和谨慎的"讲述"诊断、支持接受和理解是必不可少的。

(2) 咨询 PD 专科护士。

(3) 提供有关治疗方案的信息，包括常规和补充疗法、支持机构、驾驶和就业等。

(4) 评估功能障碍并鼓励及早转诊至 MDT。

(5) 启动所选药物治疗时的支持和监测。

2. 在疾病的稳定期

(1) 确保专家团队定期审查诊断和治疗。

(2) 提供有关促进独立的自我保健建议，包括锻炼、饮食、休息、药物一致性和生活方式的选择。

(3) 对情绪敏感的帕金森病患者（person with Parkinson，PWP）和家人提供心理支持。提供讨论任何关系问题的机会（身体 / 情感）。

3. 在疾病的严重阶段

这个阶段的特点是症状的进展和恶化；过去可能有效的药物开始失去作用，这通常导致复杂的药物治疗方案和患者出现进一步的运动困难——剂末效应、开 / 关波动、运动障碍。

(1) 移动性。①跌倒的高风险（平衡受损和体位性低血压会增加风险）；②进行风险评估，并为 PWP 和护理人员提供灵活的应对建议；③向理疗师和 OT 寻求关于床移动性和步态启动困难的意见，这可能包括提供操作辅助设备 / 移动设备以及提示策略（例如，数 1、2 以启动步骤）。

(2) 沟通问题。①说话的音量和清晰度下降，面部表情减少；PWP 可能会显得沮丧 / 不感兴趣 / 甚至生气——这会阻碍互动导致孤立；②减少环境噪音，留出时间仔细说话和倾听，如果思路丢失，请谨慎提示；③如果你还没有理解，不要做出评论；④不要帮他们完成句子，这只会增加挫败感；⑤向 SLT 寻求进一步的建议和支持。

(3) 营养问题。①PWP 患者存在营养不良、脱水和体重减轻的风险，也可能增加感染和皮肤状况不佳的风险，还可能会出现流口水和咀嚼 / 吞咽困难、运动障碍和手部灵活性差的问题；②进行营养和吞咽评估（→参阅"第 3 章"）；③少量多餐进食饮料和餐点；④确保进行 SLT/营养师转诊以进行评估；⑤每月记录体重；⑥按照建议修改饮食 / 增稠液体；⑦讨论 PEG。

(4) 排泄问题。①由于自主神经紊乱，膀胱和肠道功能可能会受到影响；②进行评估至关重要，因为问题是可变的（→参阅第 3 章的"膀胱功能评估"和"肠道功能评估"）；③根据需要转诊社区护理团队或失禁专家；④便秘在 PD 中很常见，通常是疾病的结果，但可能因药物不良反应、行动不便、饮食不良和液体摄入而加剧；⑤调整饮食，并给予大便软化剂（确保摄入足够的液体以使药物发挥作用）或刺激性泻药 / 栓剂。

(5) 睡眠问题。①常见的原因可能是由于控制不佳的 PD、夜尿、生动的梦境，有时是 REM 睡眠行为障碍，幻觉、不宁腿综合征、疼痛或抽筋，这会加剧白天过度嗜睡；②通过 24h 内坚持给药时间控制 PD；③确保那些诊断出睡眠障碍的患者有规律的就寝时间并给出具体的建议及治疗方案；④识别和治疗行为 / 心理问题，如抑郁症、精神病。

(6) 幻觉。①通常是药物诱发的，并且可能是潜在痴呆症的指标；②减少一些药物可能会有所帮助；③排除可能是触发因素的感染；④患者可能需要非典型抗精神病药。

4. 在疾病的姑息阶段

除了前面提到的所有问题，考虑减少多巴胺能治疗，并让姑息治疗团队为 PWP 及其家人提供进一步支持，并让专家团队管理临终关怀。神经精神并发症和痴呆症通常会需要居家护理。

（四）管理阿扑吗啡泵

阿扑吗啡是一种救援药物，适用于因左旋多巴而出现剂量末期"关闭"效应的患者。给药后5～10min内见效。

1. 确保患者和护理人员了解如何进行皮下注射或管理阿扑吗啡泵。

2. 每天更换注射部位。

3. 确保注射部位和手部保持良好的卫生。

（五）手术和帕金森病

深部脑刺激

电极插入丘脑底核并连接到类似于起搏器电池的设备。它向大脑发送脉冲，可以阻止或减少导致PD症状的异常信号。除了PD，它还可能有益于与MS、运动障碍、肌张力障碍和其他原发性震颤相关的震颤。

拓展信息

[1] Chaudhuri, K.R. and Sethi, K. (2016). *Fast Facts: Parkinson's Disease*, 4th edn. Abingdon: Health Press Limited.

[2] Parkinson's Disease Society: ∫⊗ http://www.parkinsons.org.uk

三、多系统萎缩

多系统萎缩（multiple system atrophy，MSA）是一种好发于成年人的散发性、进行性神经退行性疾病，其特征是自主神经功能障碍、帕金森症和共济失调的任意组合。它在男性中比女性更常见，通常在40—69岁被确诊。病程5～9年；诊断后的平均生存期为3.5年（表8-5）。

表 8-5　多系统萎缩概况

发病率	3/10 万
患病率	6/10 万
病因学	未知

（一）体征和症状

最初可能看起来像或被误诊为早期PD。症状各不相同，包括运动和非运动症状。患者出现其他症状的时间比预期在PD中出现得要早，并且通常对左旋多巴的长期反应较差。PD的诊断可能会随着"危险信号"的出现而进行修订。

1. 帕金森症：缓慢僵硬，活动能力迅速恶化。

2. 自主神经功能障碍：体位性低血压、膀胱和肠道功能障碍、言语和吞咽问题以及勃起功能障碍。

3. 小脑障碍：平衡、协调和姿势不稳定。

4. 可能存在其他运动特征：痉挛、虚弱和冲撞（肌张力障碍和颈部过度前屈）。

（二）医疗管理

1. 从药物治疗中获益有限。

2. 提供症状管理以及支持性护理，包括居家管理的实用策略和长期护理的选择。

3. 团队需要协调、诚实和务实。这些患者和他们的家人没有时间可以浪费。

4. 由专家团队定期检查症状和治疗。

5. 提供有关疾病进展的建议、提供保持独立的自我保健策略以及有关未来服务的信息。

6. 为患者和家属提供心理支持。提供机会讨论任何关系问题（身体/情感）。

（三）护理

患者需要对修订过的诊断进行谨慎的"讲述"，并在接受疾病快速和不可预测的进展方面提供相当大的支持。

1. 移动性

由于跌倒的高风险（平衡受损、共济失调、虚弱加剧和体位性低血压风险增加）进行风险评估，并提供移动性、移动和处理建议。咨询理疗师和 OT。

2. 交流

音量和清晰度下降、面部表情减弱、说话单调、呼吸含混不清，可能会完全丧失声音再现。①减少环境噪音，留出时间仔细倾听，如果思路丢失，请谨慎提示；②向 SLT 寻求进一步的建议和支持。

3. 营养和吞咽问题

由于咀嚼和吞咽越来越困难，可能有误吸的风险。可能会出现营养不良、脱水和体重减轻。其他问题包括感染风险增加、便秘、皮肤状况不佳和手部灵活性降低。①少量多餐进食饮料和餐点；②确保 SLT/ 营养师评估，按照建议修改饮食 / 增稠液体，通常需要 PEG；③每月记录体重。

4. 排泄问题

由于自主神经紊乱，膀胱和肠道功能通常受到影响，70%～80% 的人存在尿急、尿频、夜尿和尿潴留。①评估必不可少，因为问题是可变的（→参阅第 3 章的"膀胱功能评估"和"肠道功能评估"）；②咨询社区护理团队或失禁专家；③经常需要导尿；④便秘很常见，通常是由这种情况引起的，但可能会因药物不良反应、行动不便、饮食不良和液体摄入量而加剧：调整饮食、给予大便软化剂（确保摄入足够的液体以使药物发挥作用）或兴奋剂泻药 / 栓剂。

5. 睡眠问题

与自主神经功能障碍有关，可能会出现打鼾、喘鸣、呼吸暂停、氧饱和度下降和吸气音，这些问题通常也可能在白天出现，这对患者和家人来说非常痛苦。①针对诊断出睡眠障碍的患者给予具体建议和治疗；②识别和治疗心理问题：抑郁症、精神病。

6. 体位性低血压

站立时收缩压下降 20mmHg，主诉头晕、疲劳、视力模糊、"衣架"疼痛（颈部和肩部疼痛）。可能会经历意识水平的改变；跌倒风险增加。诱

发因素可能包括饭后进食变差、温暖的环境、药物治疗、如厕用力、肌肉活动和姿势变化——躺着、坐着、站着。

7. 体温紊乱

可能有四肢冰冷。出汗障碍，在炎热的天气可能无法出汗，核心温度并不总是与皮肤温度相同。

8. 勃起功能障碍

70%～90% 的男性存在该问题。

拓展信息

[1] Multiple System Atrophy Trust: ✆ https://www.msatrust.org.uk

四、进行性核上性麻痹

进行性核上性麻痹（progressive supranuclear palsy，PSP）是一种进行性神经退行性疾病，由在基底节、间脑和脑干中发现的异常数量的蛋白质、称为 tau 的神经元纤维缠结累积所致。发病年龄通常在 55—75 岁。预期寿命为 5～10 年（中位数为 6～7 年）（表 8-6）。

（一）体征和症状

症状各不相同，但包括：① PSP 最常见的症状是一年内几次跌倒，通常为"转身时向后倾倒"；②头部回缩；③低频震颤；④修复了"蒙娜丽莎"的凝视：患者无法听命令向上或向下，跟随目标的垂直眼球运动在早期被保留，光敏性；⑤人格改变和认知障碍；⑥抑郁和冷漠；⑦帕金森症通常是运动迟缓（肢体震颤很少见）；

表 8-6 进行性核上性麻痹概况

发病率	未 知
患病率	5/10 万（但实际上应该更高，因为这是两种最常见的帕金森叠加综合征之一，而且很难诊断）
病因学	未知

⑧构音障碍和吞咽困难（延髓功能障碍）；⑨对左旋多巴反应不佳；⑩便秘、夜尿，有时难以开始排尿。

（二）医疗管理

药理

(1) 没有特定的许可治疗。

(2) 抗帕金森病药物可能提供适度的益处，金刚烷胺有时是有用的。

(3) 用于干眼症的人工泪液。

(4) 肉毒杆菌毒素可用于颈部痉挛和眼睑痉挛。

（三）护理

1. 缓解症状、维持生活质量、反应速度很重要

(1) 确保尽早转介给 MDT 和 PSP 协会。

(2) 心理护理：当许多人已经适应 PD 的诊断时，接受诊断可能很困难。

(3) 尽早向理疗师和 OT 咨询有关跌倒预防和管理、床移动性以及可能的设备建议和培训。

(4) 吞咽困难：在 SLT/ 营养师评估后建议调整饮食并增加液体浓度。在后期阶段，PEG（饲管）可能是建议补充口服或作为营养和水合的选择方法。

(5) 过多的唾液分泌（涎漏）：可能很难处理。可以通过 SLT 提供的提醒、低剂量的阿米替林或阿托品滴入口腔来帮助。在极端情况下可以考虑肉毒杆菌毒素。

(6) 视力障碍：向 OT 和（或）眼科医生寻求建议和设备，以更有效地管理此问题。

(7) 构音障碍：早期转诊至 SLT 和营养师，提供沟通帮助。

(8) 情绪变化：考虑转介到心理健康团队（mental health team，MHT）以获得进一步的支持和治疗。

2. 需要考虑的关键问题

(1) 为了适应状况，通常需要持续的心理支持。

(2) 与患者讨论他们的意愿 / 预立指示 / 首选死亡地点。

(3) PSP 协会可以提供信息、建议、设备贷款和财务支持。每周 7 天 /24 小时提供电话咨询服务。

(4) 临时护理。

（四）MDT 应该确保

1. 需要对安全和辅助设备进行家庭理疗 /OT 评估。

2. 转介到社会服务部门进行完整的社区评估过程。

3. 了解国家对残疾和出勤的福利。

4. 照护者评估，以便他们的支持需求可以得到解决。

5. 各方有效沟通。

拓展信息

[1] NHS. Symptoms: progressive supranuclear palsy. ✎ https://www.nhs.uk/conditions/progressivesupranuclear-palsy-psp/symptoms/

[2] PSP Association. What is PSP? ✎ https://pspassociation.org.uk/information-and-support/what-is-psp/

五、癫痫

癫痫是一种大脑疾病，其特征是持续出现癫痫发作的趋势（表 8-7）。癫痫有多种形式和根本原因，因此使用癫痫和癫痫综合征等术语。2017 年，国际抗癫痫联盟更新了癫痫发作的分类：①局灶性发作；②泛发性发作；③起病不明。

死亡

癫痫患者的死亡率是普通人群的 2～3 倍。

表 8-7 癫痫概况

发病率	每年 80/10 万
患病率	（400～1000）/10 万（发展中国家的人数较多） 在英国约占 1%
病因学	30% 的癫痫病例是特发性的 其他原因包括： • 血管疾病 • 先天性畸形 • 退行性疾病 • 海马结构硬化 • 肿瘤 • 创伤 • 感染 • 儿童遗传和癫痫综合征

表 8-8 在英国使用的主要抗癫痫药物

• 布立西坦	• 拉莫三嗪	• 扑米酮
• 卡马西平	• 左乙拉西坦	• 鲁非酰胺
• 氯巴占	• 奥卡西平	• 丙戊酸盐
• 氯硝西泮	• 吡仑帕奈	• 氨己烯酸
• 乙琥胺	• 苯巴比妥	• 唑尼沙胺
• 加巴喷丁	• 苯妥英	
• 拉考沙胺	• 普瑞巴林	

癫痫猝死（sudden unexpected death in epilepsy，SUDEP）占癫痫相关死亡的 17%。①最好的预后是急性症状性癫痫发作的患者；②先天性发作的患者预后最差；③一般来说，70% 的患者在服药时可以控制癫痫发作；④超过一半的患者将在诊断后 10 年实现 3 年缓解；⑤一些癫痫综合征需要终生治疗。

（一）体征和症状

反复发作的活动性癫痫，包括以下损害：①运动功能；②感官知觉；③自主功能；④有或没有意识或意识改变的心理现象。

（二）诊断

1. 临床诊断：目击者 / 患者对癫痫发作和行为的描述。

2. 脑电图。

3. 脑部磁共振。

4. 心电图：排除心脏原因。

5. 验血：排除其他原因。

（三）医疗管理

1. 药物治疗（表 8-8）。包括：①抗癫痫药物；②使用苯二氮䓬类药物。

2. 手术。取决于致癫痫区域的定位和癫痫的原因。

(1) 治愈性手术：①半球切除术；②肺叶切除术；③病变切除术。

(2) 放射治疗（DXT）。

(3) 姑息手术：①刺激迷走神经；②胼胝体切除术 / 胼胝体切开术；③多处硬膜下横断。

(4) 其他不常规实施的功能性外科手术，包括深部脑刺激（deep brain stimulation，DBS）、经颅磁刺激（transcranial magnetic stimulation，TMS）和伽马刀或质子笔束手术。

3. 消除癫痫发作。

4. 降低受伤风险。

5. 降低社会依赖的风险。

6. 降低与疾病相关的皮肤风险。

7. 需要考虑的关键问题。

(1) 帮助与条件达成协议。

(2) 患者的年龄和性别以及治疗效果。

(3) 其他医疗问题和联合用药。

(4) 独居的患者。

(5) 安全和风险。

(6) 驾驶。

(7) 避孕、孕前和怀孕。

拓展信息

[1] Epilepsy Action (EA): http://www.epilepsy.org.uk
[2] International League against Epilepsy (ILAE): http://www.ilae-epilepsy.org
[3] National Society for Epilepsy (NSE): http://www.epilepsynse.org.uk

六、癫痫患者的护理

大多数癫痫患者在门诊进行治疗。如果癫痫急性发作加重或癫痫状态持续，必须住院治疗。无论治疗环境如何，护理人员都必须了解潜在的癫痫发作诱发因素，包括：①睡眠不足和疲劳；②发烧或健康状况不佳；③3%的患者受到光刺激；④月经周期；⑤代谢紊乱；⑥酒精和酒精滥用或戒断；⑦情绪障碍和压力；⑧服药依从性差。

其他不太常见的因素包括惊吓、饮食变化、疼痛、禁食、过敏、荷尔蒙变化等。

（一）护理目标

1. 确保有效控制癫痫发作。

2. 支持患者和家属接受病情及其局限性。

3. 持续监测抗癫痫药物（AED）的潜在有害不良反应。

4. 需要考虑的关键问题包括：①患者年龄；②性别；③癫痫／癫痫发作的类型；④癫痫药物和其他处方药；⑤既往抗癫痫药物史和反应；⑥其他医疗状况；⑦种族。

（二）护理操作

1. 评估患者的癫痫发作频率。

2. 评估并确保与治疗的一致性。

3. 评估患者对病情和潜在癫痫诱发因素的了解。

4. 评估药房的可及性和药物供应。

5. 评估与癫痫发作相关的一般风险并采取措施控制风险。

6. 在以下方面提供基于证据的最新建议和咨询（表8-9）。

7. 按规定服用抗癫痫药并评估对治疗的反应。

8. 让相关机构和其他专业人士为患者提供整

表 8–9　提供癫痫患者基于证据的最新建议和咨询

• 治疗一致性	• 保险问题
• 药物不良反应	• 就业和教育
• 癫痫沉淀物	• 社交和休闲活动
• 驾驶规定	• 安全
• 避孕	• 相关的污名化和社会孤立
• 经期	• 突然意外死亡的可能性
• 怀孕	• 支持慈善事业

体护理方法。

9. 确保定期跟进。

10. 确保负责的神经病学团队、患者和他们的全科医生之间存在良好的沟通。

11. ❗ 应警告患有癫痫的女性，抗癫痫药可能与其他药物存在相互作用，例如它们会降低口服避孕药的效果。有些还可能导致胎儿异常，因此建议进行孕前咨询。

（三）有用的资源

利物浦癫痫发作严重程度量表（Liverpool Seizure Severity Scale）。

拓展信息

[1] Epilepsy Action (EA): ✎ http://www.epilepsy.org.uk

[2] National Society for Epilepsy (NSE): ✎ http://www.epilepsynse.org.uk

[3] NICE (2012, updated 2020). Epilepsy: diagnosis and management. Clinical guideline [CG137]. ✎ https://www.nice.org.uk/guidance/cg137

七、非癫痫病

功能性发作或心因性非癫痫发作是类似于癫痫发作的阵发性行为模式；它们的特点是运动、感觉、自主、认知和（或）情绪功能的限时紊乱。它们与癫痫放电无关，但受心理社会因素介导。

（一）相关术语

1. 功能性发作。

2. 非癫痫发作。

3. 非癫痫发作性疾病（non-epileptic attack disorder，NEAD）。

4. 心因性癫痫发作。

5. 假性癫痫。

6. 不可控的癫痫发作。

（二）功能性癫痫发作的原因

1. 生活事件，例如童年创伤（虐待和忽视、丧亲之痛），成人创伤（如强奸、交通事故、殴打、手术、家庭暴力），失去、离婚、流产。

2. 精神疾病。

3. 人格类型。

4. 焦虑和抑郁。

5. 身体或性虐待。

6. 关系困难或家庭功能障碍。

7. 急性情境压力：照顾被依赖的亲属。

8. 参与战争或流放。

超过 50% 的非癫痫发作受试者出现精神障碍，超过 80% 接受过精神治疗。

（三）区分 NEAD 与癫痫发作

这两者很难区分，但一些迹象可能有用（表 8-10）。

经历 NEAD 的患者通常被认为是寻求关注、歇斯底里或装病，通常发作会出现剧烈摇晃和假装失去知觉；然而，患者可能仍会伤害自己，并会进展为呼吸停止。因此，应始终将其视为真正的癫痫发作并采取相应的行动。

（四）医疗管理

1. 排除真正的癫痫发作。调查可能的潜在病理。

2. 完成筛查评估。确定压力源并了解早期生活、发作前的病史以及可能维持病情的因素。

3. 谨慎地传达诊断信息，并让患者放心，他

表 8-10　NEAD 与癫痫发作的区分

NEAD	癫痫发作
瞳孔无变化	瞳孔变大
脉搏和血压无变化	脉搏和血压上升
足底向下	足底背伸
无甲床发绀	外周 + 中枢发绀
PO_2 和 pH 不变	PO_2 和 pH 下降
血清泌乳素正常	血清泌乳素上升
脑电图正常	脑电图显示癫痫发作活动

们正在经历癫痫发作，而不是与癫痫诊断相关的癫痫发作。

4. 停止 / 减少不必要的抗癫痫药物，以降低有害不良反应的风险。

5. 转介咨询和心理支持。

6. 评估他们对诊断的理解和接受程度。

（五）关键治疗干预

决定最合适的途径选项。

1. 与心理治疗师一对一的个人心理治疗。

2. CBT。

3. 眼球运动脱敏和再处理（eye movement desensitization and reprocessing，EMDR）。

4. 寿命整合。

5. 正念，慈悲的心灵疗法。

6. 感觉运动疗法。

7. 躯体创伤治疗。

（六）个人心理治疗

1. 确定关键的未表达的感受 / 未处理的创伤领域。

2. 帮助患者了解未表达的情绪与其症状之间的联系。

3. 鼓励更大的独立性。

4. 鼓励边界设定 / 自我培养。

5. 在康复过程中赋予患者权力。

据估计，若仔细解释诊断，约 20% 的人会停止癫痫发作。

（七）护理

1. 护士在诊断中至关重要，不应低估良好证人陈述的重要性。仔细观察并记录任何癫痫发作活动。

2. 如果已要求血清催乳素水平，请立即通知医务人员癫痫发作活动，必须在 15min 内采血。

3. 以理解的态度对待患者。他们不是装病，而是试图阻止对疾病行为的积极强化。

4. 如果患者大小便失禁，请协助个人卫生。提供安慰和心理支持 / 咨询。

5. 尝试加强对功能性癫痫发作的诊断，并解释难以思考或谈论的困难经历和感受会导致癫痫发作；永远不要告诉他们没有任何问题！

6. 学习一些接地和稳定技术。

7. 始终以尊重和同情的态度对待他们。

八、阿尔茨海默病

阿尔茨海默病（Alzheimer's disease，AD）是一种神经退行性（进行性）疾病，是英国痴呆症的最常见原因，占老年人痴呆症病例的 55%。在大脑中形成淀粉样斑块和神经原纤维缠结，导致细胞死亡，导致包括乙酰胆碱在内的神经递质浓度降低。年龄是最大的风险因素。AD 可能与抑郁症和血管性痴呆并存：英国有 700 000 人患有痴呆症，其中 15 000 人的年龄在 65 岁以下（表 8-11）。

（一）体征和症状

体征和症状包括：短期记忆丧失，找词困难，困惑，社会退缩，阅读、拼写和计算方面的困难。

表 8-11　阿尔茨海默病的发病率、患病率和病因学

发病率	英国每年新发病例 16.3 万例
患病率	40—64 岁：每 10 万人中有 70$^+$ 人 ＞85 岁：每 10 万人中有 1 万人
病因学	未知，可能是多因素的

后期的症状可能包括：视觉感知困难，行为和精神症状，例如攻击性、妄想和游荡，失禁，癫痫发作。

患者日常生活的所有活动逐渐依赖他人，并可能需要安置在疗养院。

（二）医疗管理

1. 早期、准确的诊断使患者能够获得适当的护理和治疗，并为未来做好计划。

2. 药理管理。

(1) AD 法治愈，但使用胆碱酯酶抑制药（多奈哌齐、卡巴拉汀或加兰他敏）治疗可能会稳定症状。治疗必须由专家发起，并由 NICE 推荐用于 MMSE 得分在 10～20 分的患者。不良反应可能包括胃肠功能紊乱、睡眠障碍和食欲缺乏。

(2) 在考虑非药物方法后，可以谨慎使用抗精神病药和苯二氮䓬类药物来治疗行为和精神症状。较新的具有较低不良反应的抗精神病药更可取，即使那样，"开始低，慢慢来"。药物安全委员会指出，抗精神病药物只能在专家监督下用于治疗严重和令人痛苦的症状。

(3) SSRIs 可能对抑郁症有用。

3. 应定期检查药物。

（三）护理

鉴于 AD 对个人及其家庭的破坏性影响，必须以谨慎和及时的方式提供信息。

1. 需要以下信息和建议

(1) 诊断和预后。

（2）症状管理。

（3）法律和财务问题：关于放弃驾驶的讨论虽然必不可少，但不太可能受到好评。如果有人患有痴呆症或任何器质性脑部疾病，则必须通知 DVLA。

（4）应在早期阶段考虑持久授权书和预立决定（→参阅第 12 章的"知情同意与心智能力"）。

（5）有权享受州福利，例如出勤津贴或住宿或疗养院费用援助。

（6）法定和自愿支持服务的作用，如社区心理健康团队、社会服务和患者团体支持，如阿尔茨海默症协会和当地照护者团体。

2. 非药物管理

（1）需要进行评估，包括环境和安全问题，例如独居时易受伤害，有跌倒的风险。

（2）确保及时转诊给治疗师和社会服务机构。

（3）在评估和以人为本的干预方法后，行为和精神症状通常可以减少。

（4）向其他相关医疗保健专业人员推荐具体建议，可能包括脑退化症护士专家（admiral nurse）和痴呆症护士专家（如果有）、社区精神科护士、老年护理精神科医生、神经科医生和（或）节制顾问。

（5）为认知障碍提供支持性护理。

（6）尽可能长时间地保持独立，并提供一个激励性环境，将帮助患有 AD 的人过上良好的生活。

支持家庭成员担任护理角色可以改善对痴呆症患者的护理并降低护理人员的发病率。

拓展信息

[1] Alzheimer's Disease International. World Alzheimer report (2019): attitudes to dementia. ✎ https://www.alz.co.uk/research/world-report-2019
[2] Alzheimer's Society: ✎ http://www.alzheimers.org.uk
[3] NICE (2018). Dementia: assessment, management and support for people living with dementia and their carers. Clinical guideline [CG97]. ✎ http://www.nice.org.uk

九、血管性痴呆

血管性痴呆是一种神经退行性（进行性）疾病，是英国第二常见的痴呆类型。危险因素与心血管疾病相似。血管性痴呆可能与 AD 共存（称为混合性痴呆）。混合性痴呆占老年人痴呆病例的 20%。从确诊到死亡预期寿命约为 7 年（表 8-12）。

表 8-12　血管性痴呆的发病率、患病率和病因学

发病率	英国每年新发病例 16.3 万例
患病率	40—64 岁：每 10 万人中有 70$^+$ 人 > 85 岁：每 10 万人中有 1 万人
病因学	未知，可能是多因素的

（一）体征和症状

本病症状与 AD 相似，因此可能包括以下体征。

1. 找词困难，短期记忆丧失，精神错乱，社交退缩，阅读、拼写和计算困难，视觉感知困难，行为和精神症状，如攻击性、妄想、漫游、失禁和癫痫发作。

2. 如果由脑卒中引起，症状可能包括虚弱、瘫痪和口齿不清，并呈"逐步"恶化模式（症状持续然后突然恶化）。

3. 如果由小血管疾病（皮质下）引起，症状会发展得更慢，通常包括行走困难。

根据原因，该患者可能有相当顽固的认知缺陷，或者所有日常生活活动将依赖他人，并且可能需要安置在疗养院。

（二）医疗管理

早期、准确的诊断使患者能够获得适当的护理，获得预防进一步短暂性脑缺血发作（transient ischaemic attack，TIA）/ 脑卒中或减缓小血管疾

病进展的建议，并为未来做好计划。

药物治疗旨在预防进一步的恶化和减缓进展。需要控制高血压、高胆固醇血症、糖尿病、心脏病和睡眠呼吸暂停，建议患者选择更健康的生活方式（例如戒烟）可能会减缓进展。

药理管理

(1) NICE 不建议使用胆碱酯酶抑制药（多奈哌齐、卡巴拉汀或加兰他敏）治疗血管性痴呆，尽管有一些证据表明它可能会有所帮助，特别是如果同时患有 AD。

(2) 在考虑非药物方法后，可以谨慎使用抗精神病药和苯二氮䓬类药物来治疗行为和精神症状。较新的具有较低不良反应的抗精神病药更可取，即便如此，仍应坚持"开始低，慢慢来"原则。药物安全委员会指出，对于严重和令人痛苦的症状，除短期外，均应在专家监督下使用抗精神病药物。

(3) SSRI 可能对抑郁症有用。

(4) 药物应每年至少复查两次。

（三）护理

鉴于血管性痴呆诊断对个人及其家人的破坏性影响，必须以谨慎和及时的方式提供信息。

1. 需要以下信息和建议

(1) 诊断和预后（仅在患者准备好时），包括可控风险因素的管理，例如戒烟。

(2) 法律和财务问题：关于放弃驾驶的讨论虽然必不可少，但不太可能受到好评。如果有人患有痴呆症或任何器质性脑部疾病，则必须通知 DVLA。

(3) 应尽早考虑持久授权书和预立决定（→参阅第 12 章的"知情同意与心智能力"）。

(4) 享受州福利的权利，如出勤津贴或住宿或疗养院费用援助。

(5) 法定和自愿支持服务的作用，如社区心理健康团队、社会服务和患者团体支持，如阿尔茨海默症协会（支持任何原因的痴呆症患者，而不仅仅是 AD）和当地照护者团体。

2. 非药物管理

(1) 当地风险评估，包括环境和安全问题，例如独居时易受伤害，有跌倒的风险。

(2) 确保及时转诊给治疗师和社会服务机构。

(3) 在详细评估和以人为本的干预方法后，通常可以减少行为和精神症状。

(4) 向其他相关医疗保健专业人员推荐具体建议，可能包括脑退化症护士专家（admiral nurse）和痴呆症护士专家（如果有）、社区精神科护士、老年护理精神科医生、神经科医生和（或）节制顾问。

拓展信息

[1] Alzheimer's Society: http://www.alzheimers.org.uk
[2] NICE: http://www.nice.org.uk

十、路易体痴呆

路易体痴呆（dementia with Lewy bodies, DLB）是一种神经系统退行性疾病，路易体是沉积在神经元细胞中的异常蛋白质（PD 患者中也可存在），可导致乙酰胆碱和多巴胺神经递质功能紊乱。约有 1/4 的 PD 患者在 10 年内会进展为痴呆。DLB 可能与抑郁共存，患者预计从诊断到死亡平均病程为 7 年（表 8-13）。

（一）临床表现

除了 AD（记忆力减退）和 PD（肌强直和静

表 8-13 路易体痴呆概况

发病率	英国每年新发病例 16.3 万例
患病率	40—64 岁：每 10 万人中有 70⁺ 人 ＞85 岁：每 10 万人中有 1 万人
病因学	尚不明确，可能是多因素的

止性震颤）的常见症状，DLB 患者的核心特征性症状，包括：①波动性认知障碍（发作频率：几天甚至几小时）；②对神经阻滞药极度敏感；③视幻觉（一般是比较真实的人或动物，通常是无威胁性的景象）。

（二）护理目标

早期、准确的诊断能够使患者获得恰当的护理和治疗，以及未来规划。为了提高 DLB 患者的生存质量，应尽可能久地维持患者自理，为其提供激励性的环境。为家属提供照护支持能够提高痴呆患者的照护质量，并且减少照护者疾病的发生。

（三）医疗管理

药物治疗

(1) NICE（英国国家卫生与临床优化研究所）不建议使用胆碱酯酶抑制药（多奈哌齐、卡巴拉汀、加兰他敏），虽然有部分研究证实其可能有效。

(2) 抗帕金森药物可能会改善患者的行动能力，但是会损伤意识状态。因此，重要的是明确，什么是给患者及照护者带来最大困扰的症状。

(3) 神经阻滞药对 DLB 患者尤其危险，会导致身体僵硬、行动不便和语言障碍，并且部分研究认为其与猝死相关。英国用药安全委员会声明：除了用于短期治疗，利培酮和奥氮平不能用于任何痴呆的治疗，并且应在专家的监测下，用于治疗比较严重和痛苦的症状。如果为患者开立了神经阻滞药，必须为患者加强护理。

(4) 抗抑郁药（SSRI）可能对抑郁症状有效。

（四）护理

鉴于 DLB 对患者及家属的破坏性影响，临床应给予患者及家属有效和及时的信息支持，而不限于仅在病房和门诊时才给予指导。

1. 为患者及家属提供的信息和建议要求

(1) 诊断以及预后（如果患者已做好准备）。

(2) 症状管理。特别是，照护者必须清楚，波动性认知障碍是疾病的一部分，而不是患者有意要刁难某些人。

(3) 法规和财务问题：如果患有痴呆或者任何其他器质性脑疾病，必须要通知车管所（DVLA），除非当事人自愿停止驾驶。疾病早期，应考虑持续性代理权和预立医疗决策事宜（→参阅 Mental Capacity Act 2005，p. 446）。

(4) 患者享有国家福利政策，如护理津贴，或获取缴纳住宿费或护理院费用的援助权力。

(5) 法律规定的以及志愿团体的支持服务，如社区的心理精神卫生团队，社会服务，患者支持组织：如阿尔茨海默症协会（面向所有成因的痴呆患者，不只是 AD 患者），以及当地的照护者组织。

2. 非药物管理

(1) 需求评估，包括环境和安全事宜，例如独居的风险、跌倒（DLB 患者风险较高）的风险。

(2) 确保能够及时寻求职业治疗，物理治疗和社会服务。

(3) 如果行动不便，关注患者受压区域的护理。

(4) 全面的评估和以患者为中心的护理措施能够缓解患者的行为和精神症状。在患者发生幻觉或认知错误时，转移患者注意力，而不是重点关注幻觉和认知障碍本身。

(5) 向其他相关专业的专家寻求建议，如上级护士，痴呆护理专家（若有），社区精神卫生护士，老年精神科专家，神经科专家，和（或）失禁专家。

拓展信息

[1] Alzheimer's Society http://www.alzheimers.org.uk
[2] NICE (2018). Dementia: assessment, management and support

for people living with dementia and their carers. NICE guideline [NG97]. https://www.nice.org.uk/guidance/ng97

十一、克–雅病

克 – 雅病（Creutzfeldt-Jakob disease，CJD）是具有传染性的海绵状脑病（transmissible spongiform encephalopathy，TSE），是由于蛋白质的异常折叠引起的，是一种致命的、进展迅速的、神经退行性朊蛋白病（表 8–14）。

表 8–14　克 – 雅病概况

发病率	1/100 万
患病率	增龄性改变，65 岁以下人群中（10～20）/10 万
病因学	不同类型机制不同：详见正文

侵入性的内镜或者其他可重复使用的医疗手术器械，可以导致 TSE 在人与人之间的传播；使用传统的消毒方法如高压灭菌或化学消毒，是很难将朊病毒清除或者使其不具有传染性。每个国家的卫生管理部门的高标准去污实践都受国家标准规范。

可变蛋白酶敏感性朊病毒病是另外一个最新发现的较为罕见的散发朊病毒病，主要影响 50 岁以上的人。其疾病进展和症状管理与 CJD 相似。

（一）CJD 的四个主要类型

1. 散发型：是最常见的类型（85%），主要感染 50 岁以上的人，预期生命为 4～6 个月。

2. 遗传型［格斯特曼病（Gerstmann-Sträussler-Scheinker，GSS）］：经遗传而得，好发于年轻人，预期寿命从几周到几年不等，取决于基因突变。

3. 医源性：因医疗或者手术，意外被感染者传播（例如，角膜移植、人生长激素、神经外科的硬脑膜手术等），预期寿命 1～2 年。

4. 变异型（vCJD）：通过被感染的牛肉产品传播，好发于年轻人，预期寿命平均为 14 个月。

（二）临床表现

一般而言，不同分型表现不同，然而：①早期症状是记忆问题、情绪和冷漠；②很快，出现手脚不灵活、稳定性差、语言改变；③然后，出现肌阵挛、震颤、僵硬、失禁、失语；④行为和精神症状可能先于其他症状出现。

❗ 所有可疑的 CJD 必须通过国家报告系统向国家 CJD 监测部门上报。

（三）护理目标

早期，精准的诊断可使患者获得适当的护理。CJD 监测部门的护理协调员会为当地提供适宜和及时的护理建议和支持。

（四）医疗管理

药物治疗

(1) 在非药物措施实施后，谨慎考虑用神经抑制药和苯二氮䓬类药物来应对行为和精神症状。

(2) 推荐使用不良反应较低的抗精神病药物。

(3) ❗ 英国药物安全委员会提出，不应常规使用抗精神病药物，除了为了治疗严重和痛苦症状时的短期用药，并且是在专家监测下使用。

（五）护理

鉴于 CJD 对患者及家属毁灭性的影响，应以敏感和及时的方式给他们提供信息。许多患者比较年轻，家属通常倾向于在家里照护患者。

1. 应提供以下的信息和建议

(1) 诊断和预后。

(2) 症状管理。

(3) 法律和财务问题：如果患有器质性颅内病变，应及时告知车管所。

(4) 如果可以的话，商议长期代理人事宜，预先做好决策 [→参阅 Mental Capacity Act 2005，p. 446]，尽管 CJD 的进展速度较快，可能导致这件事情变得不可能。

(5) 享有国家福利，如护理津贴，或获取缴纳住宿费或护理院费用的援助权力。

(6) 法定和志愿支助服务，如社区精神健康团队，社会服务，以及 CJD 支持网络中心（CJD Support Network）。

2. 非药物治疗

(1) 必要的环境和安全评估。

(2) 为患者提供以人为本的行为和精神症状管理，包括 vCJD 早期应给予精神干预团队。

(3) 推荐其寻找相关的健康专家获取专业建议，包括可以联系社区精神卫生团队，精神病学家，神经科医生和社会工作者。

拓展信息

[1] National CJD Support Network: http://www.cjdsupport.net

[2] National CJD Surveillance Unit: http://www.cjd.ed.ac.uk

[3] NICE: http://www.nice.org.uk

十二、其他类型的痴呆

虽然超过一半的老年痴呆是由 AD 引起的，现有的痴呆病因超过 200 种。认知障碍与其他疾病有关，如 HIV、副肿瘤综合征、白质营养不良、Wilson 病、MND、MS、PD、长期酗酒和唐氏综合征。

在 40—64 岁的人群中，所有类型痴呆的发病率是 1:1400，80 岁时上升到 1:6。在英国，约有 70 万人患有痴呆，其中有 1.5 万例在 65 岁以下发病。

（一）轻度认知障碍

轻度认知障碍（mild cognitive impairment，MCI）是记忆丧失的一种，可以通过神经心理学测试出，但是不会显著影响规划、注意力或者日常生活能力。

MCI 不是痴呆，其神经心理测试结果偏低，可能是因为压力、焦虑、抑郁，或者身体疾病导致。然而，MCI 患者罹患 AD 或者其他类型痴呆的风险会增加。

（二）额颞叶变性

额颞叶变性（frontotemporal degeneration，FTD）在老年痴呆患者中占 5%，其变种包括皮克病、原发性进行性失语症和原发性非流利性失语症。

（三）AD 的异常表现

包括后皮质萎缩和双顶叶 AD。

（四）遗传型

AD 中包括有家族遗传型（AD 中可遗传类型占比 < 1%），血管性痴呆（常见的 CADASIL），和亨廷顿病（HD）。

（五）护理

护理应与其他类型痴呆的护理相似（→参阅第 3 章的"认识评估"和第 7 章的"照护意识模糊患者"）。

拓展信息

[1] Alzheimer's Society: http://www.alzheimers.org.uk

[2] Genetic Interest Group: http://www.gig.org.uk

[3] Pick's disease support group: http://www.pdsg.org.uk

十三、脑卒中

脑卒中，也称为脑卒中，它是由于脑的某部分血液供应缺失，或由于血管破裂造成脑出血，导致神经元细胞损伤和死亡（表 8-15）。

在英国，脑卒中是慢性残疾的最常见病因，约 5 分钟就会出现 1 例。因其每年花费国家财政约 28 亿英镑，因此，英国政府在脑卒中的有效医疗中投入了相当大的精力。

1. 英国卫生署发布了 2007—2017 脑卒中十年发展战略，旨在实现脑卒中服务现代化。卫生署早先设定的目标是：到 2010 年，将 75 岁以下人群脑卒中病死率降低 40%，现在仍然是卫生保健事业的优先项目。该战略的重点是有必要教育公众辨别脑卒中，以及快速反应，因"时间就是大脑"。

2. NHS 长远规划（2019 年）将与皇家学院一起试行一项新的认证方案，培训接受机械取栓培训的会诊医生。

3. 到 2020 年，卒中后院外康复将会有改善。

4. 到 2022 年，脑卒中后接受取栓术的患者将增加 10 倍，即每年会有约 1600 例患者脑卒中后能够自理。

5. 到 2025 年，英国将为所有的患者提供溶栓，成为欧洲在治疗脑卒中表现最好的国家。

脑卒中被视为紧急医疗的一种，强调早期识别，24h 内超急诊护理，在脑卒中单元接受溶栓和取栓治疗。因为有证据表明，如果患者不在卒中单元接受护理，患者的发病率和死亡率会增加。

以下主题反映的便是英国国家卒中战略重点：①脑卒中的早期识别；② TIA 的急诊管理和二级预防；③超急诊护理，溶栓和取栓；④社区高质量的康复专家；⑤远期支持和随访。

拓展信息

[1] DH (2004). *National Standards, Local Action: Health and Social Care Standards and Planning Framework 2005/06–2007/08*. London: Department of Health.

[2] DH (2007). *National Stroke Strategy*. London: Department of Health.

[3] NICE (2013). Stroke rehabilitation in adults. Clinical guideline [CG162]. https://www.nice.org.uk/guidance/cg162

[4] NICE (2019). Stroke and transient ischaemic attack in over 16s: diagnosis and initial management. NICE guideline [NG128]. https://www.nice.org.uk/guidance/ng128

[5] The Stroke Association: http://www.stroke.org.uk

[6] Royal College of Physicians (2015). Sentinel Stroke National Audit Programme (SSNAP). https://www.rcplondon.ac.uk/projects/outputs/sentinel-stroke-national-audit-programme-ssnap

[7] Royal College of Physicians (2016). National Clinical Guideline for Stroke. https://www.rcplondon.ac.uk/guidelines-policy/stroke-guidelines

十四、脑卒中：FAST和脑卒中识别

FAST，即面、臂、言语、时间，是为了协助早期识别脑卒中建立的一项识别脑卒中早期症状和体征的工具，在院前急救应用中具有较高的灵敏度和特异度（高达 93%）。它的开发是为了院前急救能够快速、简易地识别脑卒中，包括公众也可使用。FAST 工具由脑卒中协会（Stroke Association）推广使用，更多信息可以参照官方网站。英国皇家联合学院救护车联络委员会（Joint Royal Colleges' Ambulance Liaison Committee，JRCALC）在临床实践指南中推荐应用 FAST，并由医疗保健委员会监管。

是否突然出现以下情况。

1. 面部无力（facial weakness）：患者是否可以微笑？患者口角或者眼睛是否下垂？

表 8-15　脑卒中概况

发病率	英国每年有 15 万人发病
患病率	英国有 25 万人因脑卒中导致残疾
病因学	缺血性：血栓或栓塞物 出血性

2. 肢体无力（arm weakness）：患者是否可以双上肢上举？

3. 语言障碍（speech problems）：患者是否能够清晰表达，以及能否听懂你说的话？

4. 立即拨打急救电话（time to call 911）：脑卒中属于医疗紧急情况。

5. 通过拨打急救电话，获得早期治疗，可以预防远期脑损伤。

6. 利用 FAST 工具可以评估三种不同的功能表现，任何一项的出现都可成为脑卒中的征兆。

（一）监测脑卒中行动

▶▶ 如果通过 FAST 工具评估患者后，怀疑发生了脑卒中，应立即拨打急救电话。急救服务对脑卒中的响应已作为一项医疗紧急情况，并且有院前处理指南指导，来管理脑卒中患者。

（二）急诊室评估或者专家评估套组

一旦患者抵达医院，应进行更为详尽的脑卒中症状和体征的评估，可以把急诊室脑卒中识别（recognition of stroke in the emergency room，ROSIER）工具（Nor 等，2005）作为评估的一部分，这个工具根据症状和体征来判断脑卒中发生的概率，以协助诊断。

同时应为患者提供常规的气道评估、呼吸评估、循环评估和病情观察等急诊评估。

所有的脑卒中可疑患者应使用《国际卫生研究院脑卒中量表》（National Institutes of Health Stroke Scale）进行评估。

（三）假性脑卒中

可能有一些疾病会出现与脑卒中发作相似的症状，称作假性脑卒中，但是一般来说，脑卒中的发生：①是紧急出现的（非进展型）；②不会扩散，例如，从一侧肢体转移到另一侧肢体；③出现阴性症状，例如，功能丧失，语言能力丧失。

假性脑卒中疾病

(1) 癫痫：是由部分或者强直痉挛产生的肢体无力和意识水平降低。

(2) 偏头痛：例如出现面部和手臂扩展性的感觉障碍。

(3) 占位性病变：出现局灶性神经功能缺损。

(4) 低血糖：出现局灶性神经障碍和意识水平降低。

(5) 周围神经病变：周围神经分布缺陷，如贝尔麻痹。

拓展信息

[1] Nor, A.M., Davis, J., Sen, B., et al. (2005). The Recognition of Stroke in the Emergency Room (ROSIER) scale: development and validation of a stroke recognition instrument. *Lancet Neurology*, 4, 727–34.

[2] Stroke Association: ✍ http://www.stroke.org.uk

十五、TIA 的管理与脑卒中的二级预防

有一部分患者 FAST 评估初测阳性，患者可能是处在已经痊愈或者正在快速的痊愈中，这部分患者很可能是 TIA，发生 TIA 之后的最初几小时内发生脑卒中的风险较高，约有 1/4 的患者在 1 个月内会发展为脑卒中，其中有一部分人在几小时或几天内便会发生脑卒中。

局灶性的神经症状持续超过 40min 到 1h 可能会导致患者脑缺血，可在 MRI 中发现。

（一）评估

疑似 TIA 患者需要转至 TIA 的专科门诊就诊，并且应在发生的 24h 内紧急就诊。门诊安排紧急的脑部成像检查（通常为 MRI），超声心动图，72h 动态心电图，抽血化验，颈动脉多普勒，如果有必要，实施紧急的颈动脉内膜剥脱术或者支架置入术。

（二）治疗

必要时行颈动脉内膜剥脱术，应为患者提供生活方式建议或支持以及用药管理的二级预防。

（三）脑卒中的二级预防

二级预防应当关注脑卒中发生的可能原因，包括生活方式和用药管理两方面。

1. 生活方式管理

(1) 戒烟。

(2) 膳食模式的改变，包括增加纤维素的摄入，减少脂肪和盐的摄入。

(3) 增加活动量，减重。

(4) 降低饮酒量至推荐量。

2. 用药管理

(1) 抗血小板药物：通常选用氯吡格雷。

(2) 抗凝药：用于房颤或者其他适应证。

(3) 抗高血压药：维持血压至建议范围内。

(4) 降胆固醇药：通常为他汀类药物。

(5) 控制血糖。

拓展信息

[1] National Collaborating Centre for Chronic Conditions (2019). *Stroke: National Clinical Guideline for Diagnosis and Initial Management of Acute Stroke and Transient Ischaemic Attack (TIA)*. London: Royal College of Physicians.

十六、脑卒中：超急性护理、溶栓和取栓

（一）溶栓治疗

现有证据表明，为特定的急性缺血性脑卒中患者提供阿替普酶溶栓是有益的（NICE，2007）。阿替普酶是一种纤维蛋白溶解药，在系统中相对不活跃，但它能作用于任何血栓，局部裂解使血栓连接在一起的纤维蛋白，半衰期约5min。

1. 使用标准

(1) 在脑卒中症状发生的 4.5h 内使用此项治疗，近期手术或者胃肠道出血的患者禁止使用。

(2) 在治疗前，应为患者行 CT 脑部扫描和全面的神经系统检查，以排除脑出血。

2. 用药

(1) 1～2min 内给予总剂量的 10%，剩余的 90% 通过输液泵在大于 1h 内给药完毕。

(2) 为了避免药物丢失，在输液完毕后应冲洗输液管路。

3. 并发症

并发症包括类过敏反应和颅内外出血。

❶ 应观察以下症状和体征。

(1) 口咽水肿，低血压，面部水肿，喘息，躁动不安。

(2) GCS 评分或肢体功能的逐渐或突然下降。

(3) GCS 评分变化。

(4) 新发尿失禁。

(5) 头痛、恶心和呕吐。

(6) 腹痛、呕血或黑便。

4. 溶栓后护理

应在高配置的区域给予患者溶栓后护理，可为患者提供神经系统和心血管系统监测，最好是在急性脑卒中单元。

(1) 最初的 2h 内，每 15min 监测一次神经系统，然后是 6h 内每小时观察，直到溶栓后的 24h。

(2) 溶栓后积极的血压管理（180/110mmHg），例如使用拉贝洛尔。

(3) 避免侵入性操作，如吸痰或者置管。

(4) ❶ 溶栓后有摔倒的风险和潜在的损伤，移动时要谨慎。

(5) 观察并处理溶栓后任何并发症，包括可疑的颅内出血，立即行 CT 检查。

溶栓后 24h 内应再次行 CT 或 MRI 检查，以鉴别是否有局部或者远处出血。

（二）机械取栓

通过股静脉将导管取出装置推进至血栓位置，清除栓子，这项操作可用于脑前循环受影响的急性缺血性脑卒中患者的动脉循环恢复。

使用标准

(1) 在脑卒中症状发生的 6h 内使用此项治疗，以减少脑部损伤和残疾的发生。

(2) 如果 CT 显示，缺血脑组织持续存在但可通过再灌注获益的，或者溶栓效果较差，应考虑在初发脑卒中的 12～24h 内实施取栓。

(3) 此项干预依赖于固有的神经放射团队，有能力执行该治疗，有时患者需转诊至专科部门。

（三）脑卒中超急性和急性期护理

1. 正常生理参数的维持

基于协议的护理措施，包括以下内容。

(1) 血压管理：急性缺血性脑卒中应避免主动降压，避免低血压的发生及治疗，在脑出血时考虑使用拉贝洛尔或者硝酸甘油积极降压。

(2) 呼吸管理：维持血氧饱和度在 95% 以上，维持上呼吸道开放，观察呼吸节律、深度和呼吸模式。

(3) 神经系统监测：高频次观察以确定 GCS 评分是否恶化或者功能缺损。

(4) 心血管系统监测：持续的心脏监测，观察有无房颤或其他心律失常。

(5) 体温管理：积极的发热管理，包括退热药的使用和脓毒血症筛查，出血也会引起发热。

(6) 血糖管理：维持在安全水平，如果有必要的话，维持在 7～10mmol/L 是较为理想的。

2. 并发症的预防、监测和管理

(1) 利用稳健的工具评估患者的吞咽功能，如果患者吞咽存在安全隐患，则保持患者 NBM（→参阅第 3 章的"吞咽评估"）。如果患者入院时有误吸迹象，考虑抗生素治疗，吸氧，体位管理，观察有无残留分泌物的迹象，评估吸痰和（或）胸部理疗的必要性（→参阅第 7 章的"吞咽问题"）。

(2) DVT：通常来说，应避免给脑卒中急性期的患者预防性使用肝素，在脑卒中患者中可提供抗血栓弹力袜，观察有无 DVT 的迹象。

(3) 监测液体摄入和水化：必要时，可通过鼓励口服或者静脉输液的方式额外补充体液。

(4) 泌尿系感染：除非为了确认尿潴留或者进行重要的体液监测，避免非必要的留置导尿，一旦留置，应尽早拔除。

(5) 压力性损伤管理，包括风险评估、器具的使用、体位管理。

(6) 体位管理，包括选择防止肌肉痉挛发生的体位。

(7) 保证营养的适当摄入，可通过口服，或者为了防止营养不良的发生，采取鼻饲。

(8) 评估患者的活动能力，确保及早活动。

(9) 确保尽早将患者转诊给专业医护团队。

参考文献

[1] NICE (2007). *Alteplase for the Treatment of Acute Ischaemic Stroke*. London: NICE.

十七、高质量的脑卒中康复

在卒中单元治疗一段时间后，部分患者需要持续的健康管理，包括康复、对残疾的适应、二级预防等。

（一）康复

康复可以在家里、在门诊，或者在专门的神经康复病房进行，在脑卒中单元治疗后的康复，包括：①居家时适应自身的残疾现状；②恢复社交、交通和休闲设施的使用；③重返工作，

或者家务活动；④适应脑卒中后的认知或情感变化。

对于脑卒中患者来说，能够获取比较长时间的（几个月到几年）的康复训练是富有益处的。

（二）适应自身残疾现状

脑卒中的远期影响包括痉挛、卒中后疼痛以及卒中后癫痫。患者常常需要持续的健康管理来维持功能，预防病情恶化，并帮助他们适应残疾。

出院回家后，让患者和照护者或家人参与护理计划非常重要。

十八、头痛

头痛是临床常见的神经系统症状，颅内痛觉唯一的感受器存在于脑膜和脑动脉中，通过三叉神经传递疼痛，而哪怕组织本身感觉不到疼痛。

（一）颅内压升高导致的头痛

反复的疼痛会使患者怀疑自己患有严重的神经系统疾病（如颅内肿瘤），但是这种情况是较少发生的。ICP升高导致的头痛是由于脑膜和脑血管紧张引起的。

这类严重的头痛具有以下特点：①部位不定；②晨起加重（因为留取脑脊液后平躺过夜导致）；③站位或者坐位时可能会改善；④弯腰或者咳嗽时（ICP增高）会加重；⑤随着时间推移逐渐恶化；⑥可能与后续的喷射性呕吐有关。

（二）头痛的分类

头痛的类型和病因繁多，有几类发病率明显较高（表8-16）。下文列出了特殊头痛类型的护理和管理。

表 8-16　常见头痛分类及发生率

头痛类型	发生率
原发性头痛：	
紧张型头痛	最常见。69%的男性，88%的女性，占所有头痛类型的90%
偏头痛	16%女性和5%男性
丛集性头痛和其他原发性三叉自主神经头面痛	丛集性头痛：（50~100）/10万人，男：女，4：3
其他原发性头痛，如霹雳性头痛	
继发性头痛：	
头颅和颈部血管疾病引起的头痛（如巨细胞型动脉炎）	

拓展信息

[1] Classification Committee of The International Headache Society (2018). The International Classification of Headache Disorders, 3rd edn. ✍ https://ichd-3.org/

十九、紧张型头痛

紧张型头痛是最常见的头痛类型，是由于肌肉长时间的紧张和收缩导致，如皱眉、牙关紧闭，这些肌肉中的痛觉感受器受到刺激而引起疼痛。

（一）临床特点

1. 钝痛。
2. 部位不定。
3. 头皮"发箍"紧感。
4. 接触头皮会加重。
5. 畏声。
6. 持续数小时至数天。
7. 可能与压力或抑郁有关。

（二）治疗

1. 心理支持。

2. 减少止痛药滥用。

3. 使用抗抑郁药。

（三）护理

1. 疼痛评估（→参阅第 3 章的"疼痛评估"）。

2. 鼓励患者坚持写头痛日记，以协助诊断。

3. 向患者复述头痛的起因。

4. 为患者提供心理支持和咨询。

5. 为患者提供放松和压力管理建议。

6. 如有需要，按照处方进行简单用药镇痛并监测效果。

7. 按照处方服用抗抑郁药物。

8. 鼓励患者在必要时服用镇痛药，切勿滥用。

二十、偏头痛

偏头痛是一种常见的使人衰弱的头痛类型，患者通常有家族史，提示其具有遗传易感性，被认为是由于大脑动脉血管收缩或扩张引起的，5-羟色胺缺乏也被认为与大脑动脉扩张引起的偏头痛有关，血管内的痛觉感受器受刺激后，便会引发偏头痛。

（一）临床特点

1. 可有先兆，也可无先兆（如有闪光出现）。

2. 通常为单边的。

3. 有搏动性。

4. 畏光。

5. 可能会引起恶心、呕吐（由于胃排空减少或肠蠕动减少）。

6. 睡眠后可缓解。

7. 持续 2～48h 不等。

8. 女性高发，女性和男性的比例为 2∶1。

9. 根据累及血管不同，可能与其他症状相关，例如视野缺损、眩晕、偏瘫等。

（二）诱发因素

1. 饮食（如巧克力、奶酪、饮酒等）。

2. 激素影响（如雌激素波动）。

3. 睡眠剥夺。

4. 压力。

5. 疲劳。

（三）治疗

1. 简单的镇痛。

2. 止吐药。

3. 5- 羟色胺激动药（如舒马曲坦）可减少血管扩张。

4. 严重病例应做好预防。

（四）护理

1. 急性期

(1) 疼痛评估（→参阅第 3 章的"疼痛评估"），鼓励写头痛日记。

(2) 必要时按照处方用药镇痛。

(3) 使用止吐药和镇痛药（常用胃复安，增加肠道蠕动和胃排空）

(4) 一旦出现症状，立即口服镇痛药，由于肠蠕动减弱或胃排空延迟，药物吸收可能会有延迟，必要时采用肌注或静脉给药。

(5) 为患者提供较暗的睡眠环境。

(6) 尽可能消除所有的诱因。

2. 健康教育

(1) 协助患者识别并避免偏头痛的诱因。

(2) 如果出现反复发作的、致其衰弱的偏头痛，可为患者开具偏头痛预防药物，并确保患者知晓正确剂量和用药方法，包括潜在的不良反应。

(3) 鼓励患者养成规律的睡眠习惯。

(4) 如偏头痛是由压力导致的，建议患者采用减压方法（如放松疗法）。

(5) 针灸可能对某些患者有效（可能会刺激内啡肽的释放）。

(6) 部分患者有镁缺乏，建议患者摄入绿叶菜，豌豆和豆类，海鲜，坚果以及谷物类。

拓展信息

[1] NICE (2019). Management of migraine (with or without aura). http://pathways.nice.org.uk/pathways/headaches
[2] SIGN (2018). Pharmacological management of migraine. https://www.guidelines.co.uk/pain/sign-migraine-guideline/454046.article
[3] The Migraine Trust: http://www.migrainetrust.org
[4] The Migraine Trust. More than 'just a headache'. https://www.migrainetrust.org/aboutmigraine/migraine-what-is-it/more-than-just-a-headache/

二十一、丛集性头痛

丛集性头痛可能非常痛苦，患者通常会描述自己想把头撞到墙上。过敏患者经常会经历这种情况，在花粉数量较高的夏季更常见。组胺水平在发作期间升高，因此，常被称为组胺性头痛。

（一）特点

1. 单侧头痛。
2. 疼痛通常固定于眼眶周围。
3. 流泪。
4. 流涕。
5. 常在晚上发作，使患者从睡眠中痛醒。
6. 持续 2～10h。
7. 头痛密集发作。
8. 可能由酒精引起。

（二）治疗

1. 抗组胺药无效。
2. 麦角胺。
3. 重症患者急性发作时使用泼尼松（每天 30～40mg，两周内减少）。

（三）护理

1. 评估疼痛（→参阅第 3 章的"疼痛评估"），并鼓励使用头痛日记。
2. 按需按规定进行镇痛。
3. 确保提供纯氧，并在急性发作时使用。
4. 如果可能，与患者待在一起，并在急性发作期间安抚他们。
5. 评估镇痛效果。
6. 如果酒精是起因，鼓励患者不要饮酒。
7. 按照规定服用类固醇，确保患者意识到任何潜在的不良反应。

拓展信息

[1] NICE (2018). Headache pathway. http://pathways.nice.org.uk/pathways/headaches

二十二、三叉神经痛

三叉神经痛（也称为抽搐痛）是指影响三叉神经一个或多个分支分布区域的急性、严重、针刺样、刀割样和电击样痛。50 岁以上的女性最常受到影响。

（一）病因学

1. 三叉神经血管神经根压迫。
2. 脱髓鞘，常见于 MS 患者。
3. 尽管进行了 MRI 扫描和检查，但仍为特发性。

（二）特点

1. 由无害刺激触发，如咀嚼、洗脸、刷牙、冷风和说话。
2. 间歇性发作（可能持续数天到数周）。
3. 累及三叉神经一个或多个分支（眼、上颌或下颌）。
4. 通常单侧发病。

（三）药物治疗

1. 抗惊厥药，如卡马西平、拉莫三嗪、加巴喷丁。

2. 其他，如巴氯芬。

（四）手术和其他侵入性治疗

1. 封闭治疗（甘油或酒精）。

2. 微血管减压（通过颅后窝开颅术）：分离动脉和神经以缓解压迫。

3. 切割神经根。

4. 射频热凝（全身麻醉下）：导致神经永久性损伤。

5. 伽马刀立体定向放射治疗。

（五）护理

1. 评估疼痛并鼓励使用疼痛日记。

2. 按照规定进行镇痛，并监测有效性。

3. 协助患者识别并避免可能的触发因素。

4. 确保患者获得足够的营养（一些患者因担心引发疼痛而避免进食）。

5. 提供情感支持。

术后特殊护理

1. 定期进行神经学评估，直至病情稳定。

2. 观察面部的不对称。

3. 如果出现面部功能弱化，做好眼部护理并保护角膜。

4. 防止患者揉眼睛。

5. 观察角膜是否发红和发炎（角膜痛觉可能会消失）。

6. 如有需要，按规定使用人工泪液。

7. 提供软性饮食，避免患侧咀嚼。

拓展信息

[1] NICE (2004). Stereotactic radiosurgery for trigeminal neuralgia using the gamma knife. Interventional procedures guidance. Interventional procedures guidance [IPG85]. ✍ https://www.nice.org.uk/guidance/IPG85

[2] NICE (2013, updated 2019). Neuropathic pain in adults: pharmacological management in non-specialist settings. Clinical guideline [CG173]. ✍ https://www.nice.org.uk/guidance/cg173

二十三、巨细胞（颞）动脉炎

这是一种影响老年人的自身免疫性疾病。动脉被"巨细胞"浸润，并可能被阻塞。

（一）特点

1. 单侧。

2. 患侧颞动脉搏动减弱。

3. 动脉增厚，有结节感。

4. 出现脑卒中症状。

5. 咀嚼时疼痛（由于咀嚼肌肉缺血）。

6. 导致暂时失明（由于眼动脉阻塞，如果不及早治疗，可能会永久失明）。

7. 复视。

8. 头痛常为首发症状，持续且难以治愈。

（二）治疗

1. 通常进行颞动脉活检以确认诊断。

2. 类固醇：泼尼松龙 60mg/d 口服或大剂量静脉注射，几周后减量。

3. 约 25% 的患者需要长期服用类固醇。

（三）护理

1. 评估疼痛（→参阅第 3 章的"疼痛评估"）。

2. 准备接受颞动脉活检的患者（通常在局部麻醉下进行）：①检查是否已获得同意；②记录过敏症状；③协助患者清洗并穿上手术服；④向患者解释程序；⑤术后观察伤口有无出血，确保敷料完好无损；⑥记录生命体征。

3. 按照规定服用类固醇，并确保患者知道任何潜在的不良反应，尤其是长期服用的患者。

二十四、抗磷脂综合征

1983 年发现抗磷脂综合征 [antiphospholipid（Hughes）syndrome，APS]。APS 患者可能被误诊为 MS。这是一种自身免疫性疾病，患者会产生针对自身身体蛋白质和磷脂的抗体。这些抗体引起血小板活化和聚集，导致血栓形成。它们还可能直接导致神经损伤并且影响脑血管。

（一）临床病史

1. 反复发生的静脉和（或）动脉血栓形成（如约 1/5 的病例涉及 DVT）。
2. 反复流产。
3. 神经系统诊断（如脑卒中，45 岁以下人群可能占 1/5）。
4. 血液中存在 AP 抗体。
5. 皮肤异常。
6. 肾脏问题。
7. 血小板减少症。

（二）流行病学

1. 以女性为主。
2. 约 1/500 的概率受影响。
3. 许多患者有偏头痛家族史。

（三）常见的神经学表现

1. 顽固性偏头痛。
2. 认知障碍（如记忆障碍）。
3. 短暂性脑缺血发作和脑卒中。
4. 癫痫发作。
5. MS 样症状。

（四）治疗

1. 对年轻脑卒中患者进行 APS 筛查。
2. 与 MS 的鉴别诊断。
3. 阿司匹林或华法林抗凝。
4. 磁共振扫描和血液检测。

（五）护理

1. 确保按照规定服用抗凝药物。
2. 确保患者了解药物的不良反应以及出血时应采取的措施。如果患者正在服用华法林，确保他们在进行抗凝治疗的诊所有随访预约。
3. 让患者放心，一旦开始抗凝治疗，记忆和认知问题可能会改善。
4. 通过按规定给予镇痛和安静地躺在黑暗的环境中，帮助患者从偏头痛中恢复。

拓展信息

[1] Woodward, S. (2007). Antiphospholipid (Hughes) syndrome. *British Journal of Neuroscience Nursing*, 3, 16–18.

二十五、脊髓梗死

脊髓的主要血液供应来自脊髓前后动脉或这些血管的分支。脊髓后动脉供应脊髓后 1/3，前动脉供应脊髓前 2/3。脊髓前动脉供应的脊髓区域从其他血管获得的侧支供应较少，因此这些区域通常因血管状况而受到损害。

实际上，导致脑卒中的病理过程（如动脉硬化导致血栓或栓子）也会影响脊髓动脉并导致脊髓梗死。症状和体征取决于受影响的程度。

（一）脊髓前动脉梗死的症状和体征

1. 梗死时的神经根性疼痛（沿受影响神经根供应的皮肤呈放射痛）。
2. 病变水平以下突然瘫痪。
3. 受影响肢体最初肌肉松弛，在几天内发展为痉挛。
4. 病变水平以下痛觉和温度觉丧失（本体感觉和振动感觉完好无损，因为这些传导束由后动脉供应）。

5. 尿潴留（最初是由于膀胱反射，但随后可能出现逼尿肌 – 括约肌协同障碍）。

6. 便秘 / 大便失禁。

（二）医疗管理

1. 检查以排除导致瘫痪的其他原因（MRI）。
2. 确定缺血和梗死的原因。
3. 对症治疗。

（三）护理

1. 基本上，与脊髓损伤患者的护理类似（→参阅第 9 章的"脊髓损伤"），没有同样的必要防止因运动造成的进一步创伤——损伤已经发生！

2. 安抚患者，并为他们提供情感支持，因为他们经历了突然的灾难性瘫痪，可能会非常痛苦和焦虑。

3. 评估疼痛（→参阅第 3 章的"疼痛评估"）。
4. 按照规定进行镇痛，并评估有效性。

5. 最初可使用留置导尿管导尿以排出残余尿液，但如果患者有能力，最好尽快进行清洁间歇的自行导尿。

6. 进行移动和搬运评估，并帮助患者处于功能位。

7. 注意受压部位至少每 2h 翻身一次，并定期观察受压部位。

8. 使用抗栓袜，尤其是在肌肉松弛的时候（患者有发生 DVT 的高风险）。

9. 评估肠道状况并制订个性化肠道管理计划（必要时人工排便）。

10. 协助保持个人卫生。

11. 确保患者摄入足够的饮食和液体。

12. 咨询门诊和理疗部门，并且联系治疗的相关事宜——当患者在病房时，继续支持性治疗干预措施，例如移动和搬动技术 / 患者体位。

13. 可能需要向社会服务部门寻求财务和其他建议，如长期护理计划的资金，申请对家庭拨款。

二十六、运动神经元病

运动神经元疾病（motor neurone disease，MND）是一种进行性神经退行性疾病，在英国影响多达 5000 名成年人。发病年龄通常为 55—70 岁，但可发生在任何成年人；95% 的病例为散发性，5%～10% 为常染色体显性遗传的家族性病例（表 8–17）。近年来，研究已经分离出两种新的 MND 基因，这两种基因在 ALS 患者中普遍存在，为未来新的治疗方法开辟了道路。

MND 有四种主要表型：①肌萎缩侧索硬化症（amyotrophic lateral sclerosis，ALS）：最常见（75%）；②进行性延髓麻痹（progressive bulbar palsy，PBP）；③进行性肌萎缩（progressive muscular atrophy，PMA）；④原发性侧索硬化（primary lateral sclerosis，PLS）：罕见（＜5%）。

从出现症状起，预期寿命一般为 2～5 年，但可能有所不同，PLS 的预后更长，超过 10 年。

（一）临床表现

症状各异，但包括：①肌无力、肌萎缩和肌束震颤；②肌张力增强、腱反射亢进、痉挛；③情绪不稳定；④构音障碍和（或）吞咽困难；⑤体重减轻；⑥高达 50% 的人出现轻度至中度认知变化（通常是执行功能障碍和记忆问题）；⑦痴呆症罕见，发生率＜5%。

表 8–17　运动神经元病概况

发病率	（1～2）/10 万
患病率	（4～6）/10 万
病因学	未知

这种疾病影响肢体、延髓和呼吸肌，本质上是渐进性的。心肌、视力、听力、肠道、膀胱、性功能和感官保持完整。

（二）治疗

目前 NICE 指南规定，药物"利鲁唑"只能用于由专家诊断为患有肌萎缩侧索硬化症的 MND 患者，它具有一些神经保护特性，可以将生存时间延长几个月。

（三）护理目标

MND 治疗必须以缓解症状、保持独立性和生活质量为重点。专家多学科协作的方法，提供专家症状管理，以满足患者及其家人快速变化的身体和心理需求。生活质量和患者自主性是决定干预措施和未来计划的核心。

（四）护理管理

1. 吞咽困难

(1) 评估吞咽功能（→参阅第 3 章的"吞咽评估"）。

(2) 早期转诊到 SLT 进行吞咽评估。

(3) 尽早推荐营养师，以评估饮食需求。

(4) 对于不能忍受平躺进行胃造口术的患者，早期探讨 PEG 或放射指导下胃造口术（radiologically inserted astrostomy，RIG）的可能性。

2. 构音障碍

(1) 确保转诊至 SLT。

(2) 尽早考虑使用沟通工具，以便患者熟悉使用。

3. 流涎

过度流口水是一种非常孤立和痛苦的症状，但抗胆碱能药物如东莨菪碱（舌下或经皮）、阿托品或三环抗抑郁药（阿米替林）和 β 受体阻滞药确实有效。另一种选择是格隆溴铵，它的不良

反应稍小，可以通过胃造瘘管给药。

4. 疼痛

疼痛常与不活动和痉挛有关。

(1) 确保准确的疼痛评估（→参阅第 3 章的"疼痛评估"）。

(2) 使用巴氯芬 / 替扎尼定治疗抽搐，奎宁治疗痉挛。

(3) 尽早转诊至理疗师进行被动锻炼，提供助行器。

(4) 肌束震颤令人痛苦并对小剂量的氯硝西泮有反应。

5. 呼吸困难

(1) 保持直立姿势。

(2) 清晨头痛表明夜间换气不足。如果 FVC < 50%，考虑无创通气，这有助于症状管理，应尽早讨论。

(3) 如果不确认何时开始呼吸困难，请咨询姑息治疗服务。

(4) 在家里可能需要使用缓解焦虑的药物，如"呼吸空间工具包"。

(5) 使用"咳嗽辅助"机器帮助清除分泌物。要意识到，提供专业设备会增加照护者的负担。

6. 情绪不稳定

与上运动神经元损伤有关。表现为过度不当的哭泣或大笑，对 SSRI 类抗抑郁药反应良好。

7. 心理压力

对诊断的悲伤反应是一个正常的心理过程，支持性咨询可能会有所帮助。保持希望，在不断变化的预期中生活对患者和照护者都有巨大的要求。建议获得专门的姑息治疗服务，以帮助缓解心理困扰。

8. 设备

(1) 确保尽早转诊到职业治疗师以进行家庭评估。

(2) 提供减压垫、升降椅 / 躺椅、起重机、夹板和小型辅助设备。

(3) 确保及时安排合适的轮椅服务。

（五）进一步照护计划

鼓励尽早讨论转诊到安宁疗护。

1. 临终讨论 / 进一步照护计划 / 首选照护地点。

2. 患者对延长生命治疗 / 干预的意愿。

3. 临时照护 / 持续照护的资金申请。

（六）社会问题

1. 确保转诊至社会服务机构，以提供福利、便利的社区交通、新住房、住所报警系统，以及照护人的评估和照护的提供。

2. MND 协会可以帮助提供一些设备和小额财政补助。

3. 良好的沟通仍然是促进社区协作照护的核心。

拓展信息

[2] MND Association: ✆ http://www.mndassociation.org

二十七、遗传学与遗传性神经疾病

随着我们对人类遗传学了解的最新进展，对神经遗传性疾病的认识正在增长，许多疾病被确定为具有遗传病因。

以下部分介绍了在实践中可能出现的几种更常见的神经系统疾病患者的照护。这远不是一个全面的列表，在相关的情况下，手册的其他相关主题中确定了发生特定疾病的遗传倾向。

为什么遗传学对护理很重要？

1. 约 5.5% 的人口在 25 岁时会出现遗传病。

2. 到 60 岁时，约 60% 的人口将患上由遗传因素引起的疾病。

3. 未来对基因服务的需求可能会增加。

4. 护士需要一个坚实的遗传学知识和技能基

础，她们可以在实践中使用，并且未来可以将其提高。

5. 护士需要认识到在使用遗传信息时敏感性非常重要。

6. 尽管父母可能认为他们的行为符合孩子的最佳利益，也要由卫生专业人员帮助父母认识到他们的孩子有权利，父母不应代表他们做出决定。

拓展信息

[1] British Society for Human Genetics: ✆ http://www.bshg.org.uk
[2] Genetic Interest Group: ✆ http://www.gig.org.uk
[3] Human Genetic Commission: ✆ http://www.hgc.gov.uk

二十八、亨廷顿病

亨廷顿病（Huntington disease，HD）是一种遗传性、不可治愈的神经退行性疾病。发病年龄通常在 30～50 岁，首发症状在儿童和老年人中更为罕见。由于是常染色体显性遗传，它对男性和女性都有相似的影响，受疾病影响的父母，她们的每个孩子都有 1/2 遗传 HD 的风险（表 8-18）。

有一种基因测试可以准确地确定一个人是否携带这种基因。然而，它不能预测发病年龄，在没有治愈方法的情况下，许多处于危险中的人选择不接受这种测试。每个携带这种基因的人都会患 HD。

它是由产生亨廷顿蛋白的基因突变或改变引起的。某些脑细胞容易受到这种变化的影响，导致严重的运动障碍、精神症状和认知障碍。

预期寿命：症状出现后 15～20 年以上。发

表 8-18　亨廷顿病概况

发病率	＜ 0.1/10 万
患病率	0.1/10 万
病因	基因突变：常染色体显性遗传病

育成青少年型的儿童很少能活到成年。感染或窒息等并发症往往是死亡原因。

（一）临床表现

症状通常进展缓慢，经常被描述为运动、认知和精神三位一体。可能因个人而异，最常见的情况如下。

1. 运动

(1) 不自主运动（如舞蹈病、肌张力障碍、抽搐）。

(2) 自主运动障碍：走路、说话、吞咽。

(3) 协调和平衡差。

2. 认知

(1) 思维过程变慢。

(2) 活动计划能力和注意力下降。

(3) 坚持不懈（专注于一个想法或行动）。

(4) 冲动（无法等待）和缺乏洞察力。

(5) 短期记忆受损。

3. 精神或行为

(1) 抑郁症。

(2) 双相情感障碍。

(3) 强迫症。

(4) 类似精神分裂症的疾病。

(5) 焦虑、冷漠和易怒。

（二）护理

1. 使用药物治疗严重的不自主运动。这需要仔细监测，因为不良反应很常见。

2. 评估跌倒风险并预防跌倒。

❶ 不要在 HD 患者走路时打断他们。安全的环境和引进辅助设备／专业设备会有所帮助。

3. 语言能力普遍下降：确保将患者转到 SLT，这是让患者保持控制能力的重要措施。

4. 评估吞咽和营养状况：窒息是一种切实存在的风险，因此在给患者喂食时，有经验的护理人员至关重要。可以考虑置入喂养管。

5. 理疗有助于协调和平衡。

6. 认知变化往往是照护者面临的最大困难。了解大脑的变化以及随后可能发生的行为变化会有所帮助。

7. 让受影响的个人有更多时间回应指令或完成行动。

8. 常规、时间表和一致性可能会减少混乱，提高独立性。

9. 通常需要创造力和个人问题解决能力。

10. HD 中的抑郁症经常可以治疗，护理者的作用是帮助其发现。

11. 情绪变化可能很常见，包括攻击性情绪的爆发。低唤醒技巧可能会成功，因为尝试推理、干预或说服可能会让事情变得更糟。

12. 需要考虑的关键问题：①为个人和家庭提供遗传和持续咨询、倡导和支持；②就业和包括保险在内的财务影响；③未来的愿望、预先指示和潜在的能力损失；④讨论维持独立性、个人护理、临时护理和长期护理需求；⑤专业人员的培训和教育，因为群体的知识和经验水平可能较低。

（三）MDT 应该确保

1. 专科护士参与全面评估。

2. 神经心理学和精神病学的参与。

3. 治疗师对于适应性／移动性辅助和居家的评估。

4. 理疗、锻炼和健身。

5. SLT 和营养师的参与。

6. 了解残疾和出勤的经济福利。

7. 照护者的评估和支持需求得到满足。

8. 开车和吸烟时的安全问题。

拓展信息

[1] Huntington's Disease Association: 🔗 http://www.hda.org.uk

[2] Scottish Huntington's Association: 🔗 http://www.hdscotland.org

二十九、弗里德赖希共济失调

弗里德赖希共济失调是最常见的遗传性神经性共济失调。虽然每 20 人中就有 1 人可能是患病基因的携带者，但约每 5 万人中有 1 人患病。导致这种疾病的基因突变是常染色体隐性遗传。

突变导致脊髓外观萎缩，部分脊髓束（如皮质脊髓束和脊髓小脑束）发生退行性变和脱髓鞘。周围神经和小脑也有变化。

（一）症状和体征

症状和体征包括：①平衡失调；②肌肉骨骼问题和脊柱侧弯 / 后凸；③进行性共济失调 / 痉挛步态；④四肢缺乏协调；⑤四肢无力；⑥心肌病：导致心律失常和心力衰竭；⑦视觉问题和耳聋；⑧糖尿病很常见；⑨25 岁之前发病（通常在青春期）。

（二）医疗管理

1. 开发组蛋白去乙酰化酶抑制药的研究试验为未来带来了一些希望。

2. 管理是对症的，应该是多学科的。

（三）护理

根据共济失调的发展阶段和患者的依赖程度，护理措施也会有所不同。

1. 如果怀疑患有糖尿病或已患有糖尿病，可能需要进行尿检和血糖监测。

2. 如有需要，按规定服用心脏药物和胰岛素。

3. 观察患者行走时是否存在跌倒风险，确保环境安全并清除任何障碍物。

4. 确保患者能够使用他们的移动辅助设备。

5. 关于轮椅的提供和座位评估，请咨询 OT/理疗师。

6. 与治疗师沟通，以确定患者的姿势、移动和搬运、夹板的应用等。

7. 观察并评估疼痛（→参阅第 3 章的"疼痛评估"）。

8. 受压部位的护理和观察很重要，尤其是脊柱侧弯可能出现的受压点。

9. 为患者及其家人提供情感和心理支持。

10. 如有必要，可能需要遗传的咨询。

三十、法布里病

这是一种遗传性终身代谢疾病，可导致严重的器官问题，最终导致死亡。这是一组溶酶体储存障碍中的一种，通常是由于存在于溶酶体中的酶缺乏所导致的。这导致了脂质水平的增加，而脂质通常是由体内积累的酶分解的，并对眼睛、肾脏、自主神经系统和心脏产生毒性。该基因是 X 染色体关联的。

普通人群中的发病率为 1/11.7 万，男性为 1/4 万。

（一）体征和症状

1. 早期（童年）

包括：①四肢疼痛，例如手有灼烧感；②少汗；③胃肠功能亢进（导致胃痛、恶心和腹泻），尤其是在进食后；④皮疹。

2. 晚期

包括：①肾衰竭；②心力衰竭和心肌梗死（myocardial infarction，MI）；③脑卒中。

（二）医疗管理

1. 主要的治疗方法是酶替代疗法，终身每 1～2 周静脉输液一次。

2. 抗惊厥药（如卡马西平）用于治疗手足神经病理性疼痛。

3. 可能需要透析和肾移植。

4. 甲氧氯普胺可有助于缓解胃肠功能障碍。

5. 皮疹可通过激光手术去除。

（三）护理

1. 按规定服用抗惊厥药。

2. 按照疼痛处方进行镇痛（→参阅第 5 章的"镇痛药"）。

3. 一些患者发现低脂饮食有助于改善胃肠道症状。

4. 一些患者感到疲劳，建议全天节约能量、平衡活动和休息。

5. 希克曼线 / 门静脉导管或外周植入中心导管线可能有助于长期静脉给药。

6. 在医院输液期间，应监测患者的输液反应。

7. 如果患者输液情况稳定，且与治疗一致，则应考虑在家输液，但必须是在医院内进行多次输液后。

拓展信息

[1] Cousins, A., Lee, P., Rorman, D., et al. (2008). Home-based infusion therapy for patients with Fabry disease. *British Journal of Nursing*, 17, 653–7.

三十一、神经纤维瘤病

神经纤维瘤病是一种常染色体显性遗传性多器官疾病，肿瘤样病变显著。主要有两种类型，1 型和 2 型，但也存在其他罕见的变体。这种疾病通常有家族史，但也可能是由于新的突变引起的。

（一）1 型（NF1）

1. 发病率 1∶2500。

2. 以咖啡斑和神经纤维瘤为特征，通常为沿周围神经分布的豌豆大小的皮肤病变。

3. 病变是由胚胎组织过度生长引起，并产生脑膜、血管系统、皮肤、内脏、周围神经系统和中枢神经系统的非癌性肿瘤。

4. 丛状神经纤维瘤偶尔可能会变成恶性。

5. 很少会出现星形细胞瘤。

6. 可能出现脊柱侧弯（脊柱弯曲）和其他骨科问题。

7. 可能导致高血压。

8. 可能发生脑卒中。

（二）2 型（NF2）

1. 发病率 1∶5 万。

2. 以双侧听神经瘤（神经鞘瘤）为特征。

3. 可能发生其他颅内肿瘤。

（三）医疗管理

1. 由于美容原因，浅表皮肤损伤可能会被去除，通常由专业整形外科医生进行，并且可能会出现瘢痕和再生。

2. 听神经瘤和其他颅内病变在发生时通过手术切除 / 治疗（→参阅第 9 章的"听神经瘤"）。

3. 视神经胶质瘤可能导致视力问题，由眼科医生监测。

（四）护理

1. 身体形象改变导致的尴尬是一个特别的问题，大多数人随着年龄的增长会继续出现新的病变。需要心理支持来帮助患者接受损毁的身体形象。

2. 如果皮肤损伤明显且无法去除，患者可能需要转诊到一家能教他们如何使用掩饰性化妆品的服务机构。

3. 建议患者使用高防晒系数的防晒霜，以防止随着年龄和阳光照射而加重病变。

4. 建议患者监测皮肤下明显病变（丛状神经纤维瘤）的生长情况，这些病变很少会变成恶性。注意之前生长缓慢但现在生长迅速，以及无法解释的疼痛或质地变化。

5. 建议患者每年监测血压以确定是否有高血压。

6. 可能出现疼痛和头痛。按处方进行镇痛，并向专业疼痛服务机构咨询，以评估和管理慢性疼痛。

7. 考虑怀孕的女性患者可能需要转诊到遗传咨询服务机构寻求建议。

拓展信息

[1] The Neurofibromatosis Association: ✍ http://www.nfauk.org/

三十二、脑膜炎

脑膜炎是覆盖大脑和脊髓的脑膜（硬脑膜、蛛网膜和软脑膜）的炎症。这种炎症可以由以下原因引起：细菌、化学毒素、病毒、真菌、其他感染性微生物，如结核杆菌 [结核病（tuberculosis，TB）]、癌症。

一般说明

1. 化学性或病毒性脑膜炎也称为化脓性脑膜炎，因为尚未确定致病微生物。

2. 所有疑似脑膜炎球菌败血症或社区获得性细菌性脑膜炎的病例应与当地传染病小组进行讨论，并通知公共卫生顾问。

3. 在考虑诊断脑膜炎时，绝不应延迟使用抗生素。

4. 只要在给药前进行了血培养，抗生素不会阻碍诊断。没有时间等待 CT/LP。

三十三、细菌性脑膜炎

细菌可能通过鼻咽（上呼吸道感染后）、从其他地方的细菌感染引起菌血症、通过鼻窦或开放性颅骨骨折进入大脑。

一旦跨过血脑屏障，身体的自然防御系统就无法进行足够的防御，生物体就会繁殖。会产生化脓性渗出物，颅内压升高可导致脑水肿。

（一）细菌

1. 脑膜炎奈瑟菌（脑膜炎球菌）：通常感染年轻人；不当接触、旅行（如朝圣）。

2. 肺炎链球菌（肺炎球菌）/ 流感嗜血杆菌：下呼吸道感染、鼻窦炎、中耳炎；艾滋病病毒；无精症。

3. 单核细胞性李斯特菌：60 岁以上，免疫功能低下，糖尿病。

（二）体征和症状

1. 发病迅速（超过数小时）。

2. 通常（但不总是）在没有脑膜炎的情况下。

3. 温度可以正常，也可以低。

4. 头痛。

5. 畏光。

6. 严重不适。

7. 非发白性瘀点 ± 紫癜性皮疹，在玻璃杯压力下不会消失（皮疹是晚期症状，60% 患者可能不出现）。

8. 严重脓毒症 ± 脓毒症休克的症状。

9. 严重口渴（即将发生休克的特征）。

10. 重症病例的死亡率为 10%。

11. 可能会发生癫痫。

（三）诊断

1. CT 扫描排除肿物。

2. LP 用于识别致病生物体。

(1) 理想情况下，在患者到达医院后 1h 内和使用抗生素之前进行，否则在患者病情稳定后进行，如果没有禁忌证，血液培养和经验性使用抗生素不要延迟到患者到达医院后 1h 以上的时间，必要时推迟 LP（使用抗生素后 LP 仍然有用）。

(2) 严重败血症和（或）迅速发展的皮疹（如果怀疑为脑膜炎球菌败血症，则不提示 LP）。

3. 胸部和头颅 X 线检查，以确定感染来源。

4. 尿液分析 ± 尿液显微镜检查、培养和敏感性测试。

5. 常规血液：FBC、U&E、LFT、CRP、乳酸、凝血筛查。

6. 血液培养：患者抵达医院后 1h 内，使用抗生素前。

7. 如果患者能够同意：检查 HIV 抗原 / 抗体。

（四）医疗管理

1. 立即开始治疗，无需等待培养和敏感性结果，使用青霉素或头孢菌素。

2. 如果可能 / 确诊为细菌性脑膜炎：在第一次使用抗生素之前或之后的 12h 内给予类固醇药物（每日 4 次，静脉注射地塞米松 10mg），持续 4 天（如果排除肺炎球菌性脑膜炎，则尽早停止）。

3. 一旦已知致病微生物和敏感性结果，抗生素处方可能会被修改。

4. 如果患者病情恶化，可能需要进行 CT/MRI 检查，以检测肿块影响和脑积水。

5. 可能需要进行其他症状的处理。

（五）护理

细菌性脑膜炎患者通常严重不适，作为医疗急症进行救治。

1. 抗生素治疗前 24h 在单人病房护理，以最大限度地降低交叉感染的风险，但不要影响患者安全——他们可能需要 1∶1 的护理。

2. 确保按照规定使用抗生素，并且通常需要静脉输注。

3. 进行频繁、连续的神经和系统性观察。监测颅内压升高的迹象（→参阅第 6 章的"颅内压升高与脑疝"）。

4. 确保维持准确的液体平衡，包括口服或静脉输液。

5. 按规定使用解热药和对乙酰氨基酚。

6. 评估头痛（→参阅第 3 章的"疼痛评估"），并按规定进行镇痛。

7. 确保气道通畅，并监测呼吸窘迫迹象。监测氧饱和度、胸部听诊、呼吸频率和深度。

8. 按照规定使用湿化氧气，并经常进行口腔护理。

9. 提供胸部护理，请咨询理疗师进行胸部物理治疗。

10. 观察和管理癫痫活动。

11. 如果意识混乱或激动，要确保患者安全。

12. 满足患者的卫生需求。

13. 如果患者无法在床上翻身，每 2 小时评估并提供受压部位的护理。

14. 如果患者出现败血症，且观察到肾上腺功能不全的迹象（如低血压和呼吸衰竭），立即向医务人员报告。

15. 为患者及其家人提供心理支持，他们在疾病的急性期会极度焦虑。

拓展信息

[1] Meningitis Now: https://www.meningitisnow.org/

三十四、其他脑膜炎

（一）病毒性脑膜炎

这是中枢神经系统最常见的病毒感染，尽管它没有病毒性脑炎那么严重。通常无须治疗，症状出现后 1～2 周内会自发恢复。

1. 病毒

(1) 肠道病毒（最常见的原因）：与幼儿接触；尤其是在夏天 / 秋天。

(2) 单纯疱疹病毒（herpes simplex virus, HSV）：反复发作（莫拉雷脑膜炎）。

(3) 带状疱疹 [水痘 – 带状疱疹病毒（varicella zoster virus，VZV）]。

(4) 巨细胞病毒（cytomegalovirus，CMV）。

(5) HIV、EB 病毒（Epstein-Barr virus，EBV）、腮腺炎、麻疹、腺病毒。

(6) 流行地区的结核性脑膜炎。

(7) 隐球菌性脑膜炎：免疫功能低下，包括 HIV。

(8) 钩端螺旋体病：老鼠粪便接触（污水、洪水、水上运动）。

(9) 梅毒：性史。

(10) 莱姆病：最近在流行地区被蜱虫叮咬；红斑。

2. 症状和体征

(1) 喉咙痛和全身不适可能先于其他症状。

(2) 脑膜炎（头痛、畏光、颈部僵硬）。

(3) 偶尔腹泻。

3. 医疗管理

缓解症状。

4. 护理

(1) 缓解症状。

(2) 患者在床上休息更舒适。

(3) 鼓励液体摄入。

(4) 按照规定进行镇痛，并监测效果。

(5) 如果存在畏光症状，则将环境变暗。

(6) 监测全身情况，必要时按规定服用解热药物。

(7) 其他感染。

（二）结核性脑膜炎

常见于肺结核后的成年人以及免疫功能低下的人，如艾滋病患者。

1. 体征和症状

(1) 发热。

(2) 嗜睡。

(3) 意识混乱。

(4) 癫痫发作。

(5) 脑神经麻痹。

(6) 脑膜炎：头痛、畏光和颈部僵硬。

(7) 血管炎：导致脑卒中。

(8) 意识水平恶化，最终昏迷。

2. 医疗管理

(1) 诊断基于临床病史和表现，加上脑脊液中结核的鉴定。

(2) 治疗采用抗结核治疗 ± 类固醇治疗。

(3) 缓解症状。

(4) 如果出现脑积水，则进行脑室腹腔分流术。

3. 护理

(1) 确保按照规定服用抗结核药物。

(2) 让患者了解他们的药物治疗方案以及配合治疗的重要性，他们将接受长期治疗（6～24 个月）。

(3) 提醒患者药物的不良反应并进行监测。

(4) 缓解症状（如病毒性脑膜炎）。

（三）亚急性 / 慢性脑膜炎

脑膜症状的发作通常是隐匿和持久的。其原因可能是：①真菌（如隐球菌、曲霉菌）；②癌症（如转移性扩散、白血病、淋巴瘤、中枢神经系统原发肿瘤）；③化学毒素（如鞘内给药或造影剂）；④寄生虫（如弓形虫）；⑤系统性红斑狼疮。

1. 体征和症状

类似于结核性脑膜炎。

2. 医疗管理

(1) 真菌感染通过药物治疗，如两性霉素或氟康唑。

(2) 癌性脑膜炎可采用放射治疗。

(3) 缓解症状。

三十五、脑炎

脑炎是一种脑组织炎症，通常由病毒感染引起。最常见的病原体是单纯疱疹（发病率1∶250 000），但也可能在感染腮腺炎、麻疹或风疹后发生；VZV（水痘）；或 EB 病毒。

患者通常病情严重，癫痫发作频繁，急性意识混乱，可能需要高度依赖性护理。

（一）病毒

1. HSV-1、HSV-2、VZV、EBV、CMV。
2. 肠道病毒：HIV、麻疹、腮腺炎、腺病毒、风疹。
3. 地域性：日本脑炎、西尼罗河病毒、蜱传脑炎、狂犬病。

（二）体征和症状

1. 患者通常出现癫痫发作。
2. 头痛和肌痛。
3. 发热。
4. 意识混乱和意识水平的改变。
5. 共济失调。
6. 自主神经紊乱。
7. 行为变化，例如攻击性。
8. 脑水肿。
9. 昏迷（预后不良）。

（三）医疗管理

1. 主要的治疗方法是使用抗病毒药物，如阿昔洛韦。
2. 缓解症状。

（四）护理

与急性细菌性脑膜炎患者的护理非常相似，但不需要在单独的房间进行隔离。

1. 确保按照规定使用抗病毒药物。

2. 进行频繁、连续的神经和系统性观察。监测颅内压升高的迹象（→参阅第 6 章的“颅内压升高与脑疝”）。
3. 保持准确的液体平衡。
4. 按规定服用解热药和对乙酰氨基酚。
5. 评估头痛（→参阅第 3 章的“疼痛评估”），并按规定进行镇痛。
6. 监测呼吸窘迫的迹象。
7. 按照规定使用湿化氧气（经常进行口腔护理）。
8. 观察和管理癫痫发作。
9. 如果患者变得意识混乱和咄咄逼人，确保患者和其他人的安全。
10. 如果患者无法在床上翻身，评估受压部位并每 2h 提供一次受压部位的护理。
11. 需要向患者及其家人提供心理支持。患者可能对自己的病情有一些了解，他们所经历的意识混乱可能令人痛苦。

三十六、HIV的神经系统表现

据世界卫生组织（World Health Organization，WHO）统计，目前有 3600 多万 HIV 感染者。自更有效的抗病毒疗法研发以来，患者的生存时间延长了；然而，超过 40% 的 HIV 患者可由于疾病途径发生 HIV 神经相关疾病，急性 HIV 感染的主要症状仍然很常见，即无菌性脑膜炎和急性脱髓鞘性多发性神经病。

神经系统并发症在疾病后期增加，一旦患者达到一定程度的免疫损伤，可以通过评估 CD4 细胞计数来衡量。包括：隐球菌性脑膜炎、弓形虫病、原发性中枢神经系统淋巴瘤、巨细胞病毒脑炎、结核性脑膜炎、结核瘤、脊柱结核、HIV 痴呆症。

（一）医疗管理

1. 检查以明确诊断（腰椎穿刺，脑组织活检）。

2. 抗逆转录病毒治疗（基于 CD4 水平）。这通常包括使用多种药物的高效抗逆转录病毒治疗（highly active antiretroviral therapy，HAART）。

3. 此外，如抗生素、抗病毒药物和抗结核药物可用于治疗特定感染 / 问题。

4. 症状缓解。

（二）护理

对 HIV 引起中枢神经系统感染、肿瘤或其他神经系统并发症患者的护理管理与没有感染 HIV 患者的护理没有什么不同。请参阅本书中相关主题。此外，HIV 患者的护理需要注意以下方面。

1. 由于与 HIV 诊断相关的耻辱感，请特别注意患者的隐私保护。

2. 在进行任何 HIV 检测之前，需要咨询。

3. 如果检测呈阳性，还应安排检测后咨询。

4. 心理护理和焦虑管理至关重要。

5. 不要避免与患者进行身体接触或避免与他们交谈，这只会让他们感到更加耻辱。

6. 对患者进行有关抗逆转录病毒治疗一致性的教育至关重要，即使患者感觉良好，不遵守 HAART 将使病毒产生更大的耐药性。

7. 确保按照规定按时用药——如果患者从社区入院，确保患者继续接受规定的药物治疗方案。

8. 确保在任何接触血液或体液的过程中遵守标准预防措施，所有此类接触都应遵守此类预防措施。无须其他具体预防措施。

9. 对免疫功能严重受损的患者进行反向屏障护理，以最大限度地降低其发生机会性感染的风险。

10. 在处理侵入性用物等时，保持无菌操作。

拓展信息

[1] British Infection Association. Published guidelines. ✎ https://www.britishinfection.org/guidelinesresources/published-guidelines/

[2] McGill, F., Heyderman, R.S., Michael, B.D., et al. (2016). The UK Joint Specialist Societies guideline on the diagnosis and management of acute meningitis and meningococcal sepsis in immunocompetent adults. *Journal of Infection*, 72, 405–38.

三十七、特发性颅内高压

特发性颅内高压（idiopathic intracranial hypertension，IIH）曾被称为良性颅内高压或假性脑肿瘤，可引起颅内压升高，但不存在肿块病变、脑积水或其他已知的颅内压升高原因，因此称为特发性，即无已知原因。发病率为（1~2）/10 万，女性发病多于男性。通常与肥胖和怀孕有关。

（一）体征和症状

1. 头痛。

2. 由于乳头水肿（颅内压升高引起的视盘肿胀）引起的复视和其他视觉障碍（模糊 – 视物模糊 – 视力受损）。

3. 视野缺陷。

4. 恶心和呕吐。

5. 视觉空间意识的迷失和丧失。

6. 共济失调。

（二）医疗管理

1. 连续 LP 排出 CSF 并降低 ICP。

2. 体重减轻。

3. 乙酰唑胺（用于减少 CSF 产生的利尿药）。

4. 如果保守措施不足，可采用腰椎腹膜分流术作为最后手段保护视力。

（三）护理

1. 确保按规定服用乙酰唑胺，并监测不良反应（手指和脚趾刺痛，可能导致低血压）。

2. 向患者解释用药一致性的重要性。

3. 评估头痛（→参阅第 3 章的"疼痛评估"），并按规定进行镇痛。

4. 监测镇痛的有效性，并与医师联系，以检查其是否无效。

5. 讨论减肥和健康饮食，并帮助患者咨询营养师以获取进一步建议。

6. 住院期间和入院时每周监测体重。

7. 如果进行重复 LP，则为患者做好准备并提供帮助。

8. 确保环境无障碍物，防止因视觉缺陷或共济失调而绊倒和跌倒。

9. 如果患者怀孕，确保助产服务部门收到入院通知，以便必要时可以在医院继续进行常规产前护理。

拓展信息

[1] Idiopathic Intracranial Hypertension UK: ✍ http://www.iih.org.uk

三十八、重症肌无力

重症肌无力是一种自身免疫性神经退行性疾病。患者因神经肌肉接头受损而出现肌肉疲劳和无力。身体将突触后（肌肉）细胞上的乙酰胆碱受体识别为外来受体，它们受到抗体的攻击并被破坏。这会减少神经肌肉的冲动传递，导致疲劳和虚弱。肌无力可发生在所有种族和性别中。

英国的患病率估计为每 10 万人中有 20 例。20—40 岁的女性以及已经患有其他自身免疫性疾病的女性，患病风险更大。

胸腺在许多情况下都有牵连（胸腺产生 T 淋巴细胞并在青春期缩小）。许多肌无力患者成年后胸腺完整。

（一）体征和症状

1. 肌肉无力随着重复的肌肉活动而恶化。

2. 上眼睑下垂和复视，由眼部肌肉减弱引起。

3. 吞咽困难。

4. 重症患者呼吸衰竭和肌无力危象。

（二）医疗管理

肌无力很难诊断，因为症状不易察觉，很难与正常变异和其他神经系统疾病区分开来。

1. 根据病史、临床检查（肌肉群疲劳测试）明确诊断。

注意事项：如果其他测试有效，腾喜龙（乙酰胆碱酯酶抑制药）试验很少使用。结果可能很难解释，某些情况可能与重症肌无力相似，并产生假阳性结果，还有潜在的心脏并发症。

2. EMG，MRI。

3. 甲状腺功能测试。

4. 抗胆碱酯酶抑制药（当分解乙酰胆碱的酶被抑制时，允许乙酰胆碱更多、更长时间地"寄居"在突触中），如溴吡斯的明、新斯的明。

5. 类固醇：需要从低剂量开始，并逐渐增加，以防止肌无力恶化。

6. 免疫抑制药：泼尼松、环孢素、霉酚酸酯、硫唑嘌呤。

7. 胸腺切除术。

8. 血浆置换（血浆交换）：从循环中去除假定的抗体。

9. 静脉注射人免疫球蛋白（IV immunoglobulin, IVIg）有助于结合循环抗体进行紧急治疗，但效果仅持续约 6 周。

10. 将肌无力和胆碱能危象作为医疗紧急情况进行管理（表 8-19）。

11. 必要时，通过气管插管和机械通气来管理呼吸衰竭。

表 8–19 肌无力和胆碱能危象的管理

肌无力危象	胆碱能危象
• 肌无力症状和呼吸衰竭的突然恶化 • 常由感染引起 • 需插管和通气，直到情况稳定	• 急性重症全身虚弱和呼吸衰竭 • 由抗胆碱酯酶药物的毒性作用 • 可能出现腹部绞痛和腹泻 • 插管和通气：监测呼吸功能

（三）护理

1. 按时服药：溴吡斯的明需要定期使用，通常在常规的药物周期之外。

2. 确保在进餐前服用溴吡斯的明等，以便患者在咀嚼或吞咽时不会感到疲劳和肌肉无力。

3. 向患者解释活动和休息时间的重要性，配合药物治疗。

4. 使用常规用力肺活量测量监测呼吸功能，以发现神经肌肉呼吸衰竭的迹象（→参阅第 6 章的"神经肌肉性呼吸衰竭"）。

5. 如果呼吸功能恶化，应进行医疗急救，并立即通知医务人员（→参阅第 6 章的"神经肌肉性呼吸衰竭"和上文）。

6. 评估吞咽情况，必要时咨询语言治疗师和营养师。

7. 监测误吸迹象（→参阅第 6 章的"误吸"）。

8. 按规定服用类固醇，并监测不良反应。解释药物对患者的重要性，以及不应突然停服药物。

9. 通过提供有关病情及其管理的信息和教育，提供心理支持并管理患者的焦虑和恐惧。

10. 确保患者知道如何识别肌无力和胆碱能危机，并将其视为医疗急救，呼叫救护车。

11. 建议患者佩戴医疗识别标签手环。

拓展信息

[1] Myasthenia Gravis Association: ✆ http://www.myaware.org
[2] Sussman, J., Farrugia, M.A., Maddison, P., Hill, M., Leite, M.I., and Hilton-Jones, D. (2015). Myasthenia Gravis: Association of British Neurologists' management guidelines. *Practical Neurology*, 15, 199–206.

三十九、吉兰-巴雷综合征

吉兰 – 巴雷综合征（Guillain-Barré syndrome，GBS）是一种影响周围神经和部分脑神经的自身免疫性急性脱髓鞘疾病。它被认为是由对病毒的异常反应引起的感染后问题。通常发生在上呼吸道或胃肠道感染后 1～3 周。

发病率为 1：20 万。这种疾病通常是自限性的，患者的神经功能可以完全恢复，无复发。一般来说，发病越快，恢复越快。只有 3%～5% 的患者会复发。

有严重症状的患者（呼吸衰竭患者）更有可能因轴突损伤和神经元破坏而留下残疾（20%）。

（一）体征和症状

1. 从手指和脚趾向躯干上升的无力和感觉丧失，呈现"袜子和手套"分布。

2. 最终可能出现四肢和其他骨骼肌完全瘫痪，疾病进展通常在 3 周后停止。

3. 当肌肉失去神经支配并变得松弛时，可能会发生肌肉萎缩。

4. 神经肌肉呼吸衰竭。

5. 迷走神经受累导致的自主神经功能障碍（体位性低血压、血压不稳定、心动过速和心律失常、尿潴留）。

6. 如果脑神经受累会出现吞咽困难，也可能发生嘴唇闭合不良和面部肌肉无力 / 瘫痪。

（二）医疗管理

1. 根据 CSF（LP 执行）和临床病史以及神经传导研究进行诊断（→参阅第 4 章的"肌电图"）。

2. 静脉注射人免疫球蛋白。

3. 血浆交换。

4. 支持性管理：①如果 FVC 低于 1～1.5L，则进行气管插管和机械通气；②可能需要气管切开术进行长期通气；③深静脉血栓形成（deep vein thrombosis，DVT）的预防。

（三）护理

1. 至少每 4 小时使用 FVC 监测呼吸功能，如果病情恶化，则增加频率（→参阅第 6 章的"神经肌肉性呼吸衰竭"）。

2. 如果由于面部虚弱导致唇部闭合不良，请使用口罩，而不是带呼吸量计的吹口器。

3. 如果检测到呼吸功能恶化，立即通知医务人员，以便可以计划性选择插管，而不是在患者呼吸停止时作为紧急应对方案。

4. 患者可能需要在高度依赖病房或重症治疗病房（intensive therapy unit，ITU）进行长期有创通气护理（最多 6 个月）。

5. 心脏监测，以检测自主神经参与导致的心律失常。

6. IVIg 是一种血液衍生产品。在静脉注射 IVIg 期间，每半小时全身观察并记录，由于存在过敏风险，应缓慢增加速度，并观察不良反应（流感样症状、血管扩张和收缩不稳定、充血性心力衰竭、脑卒中、心肌梗死、肾衰竭）。

7. 评估吞咽情况（→参阅第 3 章的"吞咽评估"），并咨询 SLT 和营养师，以确保吞咽困难时满足营养需求。

8. 如果评估患者存在误吸风险，则保持禁食并考虑鼻饲喂养。

9. 监测感觉丧失和虚弱的进展：进行移动和搬运评估。

10. 监测尿量：如果患者出现尿潴留，需要时留置导尿管。

11. 在分析床上进行护理，确保膝盖始终得到支撑。

12. 可能发生足部下垂：优化定位以缓解感觉异常和过敏。

13. 预防 DVT：按规定皮下使用肝素。患者通常不会服用肝素，直到他们的移动量达到正常值的 50%。

14. 确保始终穿着防栓塞长袜。

15. 请咨询治疗师，以获得有关移动、被动肢体运动和应用矫正夹板帮助肢体处于功能位置的知识。

16. 进行被动肢体练习，以防止僵硬，并确保患者始终处于功能位姿势。

17. 评估疼痛（在恢复过程中，由于肌肉松弛导致关节缺乏支撑，引起过伸性损伤，以及感觉异常和神经性疼痛，关节会疼痛）。

18. 按规定进行镇痛。

19. 为患者及其家人提供心理支持：对死亡的焦虑和恐惧是一个非常现实的问题，尤其是在呼吸系统受累的情况下。

拓展信息

[1] Guillain-Barré Syndrome Support Group: ✍ http://www.gbs.org.uk

四十、慢性炎症性脱髓鞘性多发性神经病

慢性炎症性脱髓鞘性多发性神经病（chronic inflammatory demyelinating polyneuropathy，CIDP）是一种慢性缓解 - 复发性疾病，与 GBS 相似，可通过症状的出现率和恢复率来区分。GBS 起病急，在 4 周内最严重，而 CIDP 患者往往病情恶化更慢，时间更长，很少涉及呼吸肌或脑神经。

CIDP 非常罕见，发病率为 1：5 00 万。

（一）体征和症状

1. 疲劳。

2. 感觉丧失（四肢刺痛或麻木）。

3. 四肢进行性无力。

4. 长期慢性恶化。

（二）医疗管理

1. 大剂量类固醇最初用于中度病变（口服 60mg 泼尼松，然后逐渐减少剂量）。

2. IVIg 或血浆置换。

3. 免疫抑制药，如硫唑嘌呤 ± 环磷酰胺（在严重情况下）。

（三）护理

1. 按规定服用类固醇，并监测不良反应。解释药物对患者的重要性，以及不应突然停服药物。

2. 免疫球蛋白是一种血液衍生产品，按照制造商的建议进行用药管理，并观察是否有任何过敏反应或不良反应（流感样症状、不稳定的血管扩张和血管收缩、充血性心力衰竭、脑卒中、MI、肾衰竭）。

3. 监测感觉丧失和虚弱的进展，进行移动和搬运评估。

4. 建议患者尽可能避免出现已知会引起疾病复发的感染。

5. 适当的锻炼很重要，但需要与休息时间相平衡，避免疲劳。

6. 咨询理疗师和职业治疗师进行评估和练习等，以最大限度地提高功能，包括家庭评估（如需要）。

7. 对患者和家人的心理支持至关重要。患者最初会感到焦虑，并可能继续发展为抑郁症。

8. 通过提供有关病情及其管理的信息和教育，提供心理支持并管理患者的焦虑和恐惧情况。

9. 鼓励患者与伴侣谈论关系问题和性功能。患者可能会出现勃起功能障碍或阴道痉挛，如果出现这种情况，应鼓励患者寻求建议。肌肉无力和疲劳也会影响性欲和性关系。

拓展信息

[1] Guillain-Barré Syndrome Support Group: ✂ http://www.gbs.org.uk

四十一、神经病变

周围神经损伤（神经病变）可能由多种因素引起，包括：①药物（如一些抗结核或细胞毒性药物）；②环境毒素（如铅和有机磷）；③营养缺乏（如维生素 B）；④酒精和其他物质滥用（如海洛因、溶剂）；⑤癌症；⑥类风湿关节炎；⑦系统性红斑狼疮；⑧ HIV 病毒；⑨代谢紊乱（如糖尿病、尿毒症）；⑩遗传性疾病。

（一）体征和症状

1. 感觉丧失和感觉异常（四肢发麻），典型的手套和袜子分布。

2. 神经病理性疼痛感觉（如对疼痛的超敏反应，甚至非疼痛刺激引起的痛觉超敏反应）。

3. 肌肉无力和失去张力。

4. 患肢反射丧失。

5. 自主神经病变症状（如体位性低血压、膀胱和肠道功能障碍）。

（二）医疗管理

1. 确定神经病变的程度（EMG、神经活检和神经传导研究）。

2. 调查并确定原因。

3. 治疗取决于病因（如糖尿病神经病变需要更好的血糖控制）。

4. 缓解症状。

（三）护理

1. 评估疼痛、运动和感觉损失（→参阅第3章的"疼痛评估"和"神经病理性疼痛评估"）。

2. 按照规定对疼痛进行镇痛，并监测有效性。

3. 如果患者感觉丧失，建议并指导患者监测可能感觉不到的伤害，如热水烫伤、不合脚的鞋擦伤和其他足部损伤。如果神经病变是由血糖控制不良引起的，这一点尤其重要，因为如果发生此类损伤，会发生溃疡和伤口愈合不良。如果需要，糖尿病患者应该定期接受足部评估——永远不要为患者修剪脚趾甲，即使他们要求你做。

4. 如果下肢无力导致活动能力降低，则进行移动和搬运风险评估。

5. 由于肌肉无力，可能会导致脚下垂。不要将被褥塞紧。

6. 如果神经病变导致活动度降低，完成DVT筛查——按规定皮下给予肝素。确保始终穿着防栓塞长袜，或考虑使用序贯压缩泵。

7. 请咨询治疗师，获取有关移动、被动肢体运动和应用矫正夹板使肢体处于功能位置的帮助。

8. 如果神经病变是由糖尿病控制不佳引起的，护士必须建议和教育患者自我管理，提供饮食和血糖控制、血糖监测方面的建议，并在需要时咨询糖尿病护理专家进行管理和支持。

四十二、贝尔麻痹

贝尔麻痹是一种由于炎症影响面神经的特发性神经病变，感染疱疹病毒后可能导致缺血和脱髓鞘。发病率为（15～30）/10万，男性和女性（尤其是在怀孕期间）发病率持平。发病高峰在40岁左右。患者可能是一次性发作，但也可能会复发，往往是自限的。

（一）体征和症状

1. 面部一侧无力/瘫痪。

2. 下眼睑下垂，眼睑不闭合。

3. 泪液产生。

4. 咀嚼困难。

5. 食物和唾液聚集在受影响的口腔一侧。

6. 流涎。

（二）医疗管理

1. 探讨可能的鉴别诊断。

2. 皮质类固醇（泼尼松60mg/d，10天内逐步减少）。

（三）护理

1. 心理支持

对病情进行探讨时，心理支持是必不可少的。多发性硬化、肿瘤、脑卒中和吉兰-巴雷综合征可能会产生类似的症状，因此患者可能诊断感到焦虑。

身体形象的改变会影响这些患者，面部缺陷（尽管是暂时的）非常令人痛苦，患者可能会避免社交或在他人面前吃饭。

2. 营养

患者通常会停止进食，并发现咀嚼困难。①提供开胃的菜单，并提供小份；②检查食物是否蹭到患侧脸颊上；③评估吞咽；④监测营养和液体摄入。

3. 眼部护理

眼睛有角膜刺激和溃疡的风险，可能需要按规定使用人工泪液，定期的眼部护理至关重要。如果麻痹没有解决，可能需要行睑板修补术，将眼睑外缘缝合以保护眼睛。

拓展信息

[1] NICE (2019). Bell's palsy. ✑ https://cks.nice.org.uk/bells-palsy.diagnosis

四十三、肌炎

肌炎，也称为炎性肌病，是一种罕见的影响肌肉和结缔组织的自身免疫性疾病。这类炎症性肌病的两种常见形式是多发性肌炎（影响多个肌群）和皮肌炎（症状相似，但患者也有皮疹）。发病率为 8 : 10 万，可影响任何年龄组。可能与癌症或 SLE 同时发生。

（一）体征和症状

1. 肌肉疼痛或酸痛。
2. 肌肉无力导致跌倒发生率增加。
3. 严重疲劳。
4. 吞咽困难和发音困难，累及延髓肌。
5. 心肌和呼吸肌可能受到影响，引起心脏和呼吸衰竭。

（二）医疗管理

1. 高剂量类固醇。
2. 免疫球蛋白治疗。
3. 免疫抑制：环磷酰胺、硫唑嘌呤、利妥昔单抗。

（三）护理

1. 按规定服用类固醇（长期），并监测不良反应。解释药物对患者的重要性，以及不应突然停用药物。

2. 按规定服用免疫球蛋白，免疫球蛋白是一种血液衍生产品，在静脉注射人免疫球蛋白期间，每半小时全身观察并记录，由于过敏风险，缓慢增加滴速，并观察不良反应（流感样症状、不稳定的血管扩张和血管收缩、充血性心力衰竭、脑卒中、MI、肾衰竭）。

3. 评估吞咽情况（→参阅第 3 章的"吞咽评估"），并咨询 SLT 和营养师，以确保吞咽困难时满足营养需求。

4. 如果患者存在误吸风险，则保持禁食并考虑鼻饲喂养。

5. 监测呼吸和心力衰竭的迹象。

6. 对患者及其家人的心理支持至关重要。患者可能会感到焦虑，尤其是因为他们可能也正在接受癌症治疗。

四十四、共济失调

共济失调或步态不稳与许多神经系统疾病有关。这通常是由于小脑受损所致，小脑通常通过多种反馈机制帮助协调流畅的自主运动。

如果小脑受损，运动可能变得不协调和不稳定。共济失调可见于：①多发性硬化；②小脑变性；③脊髓小脑共济失调（退行性和经常遗传性疾病，如弗里德赖希共济失调）；④多系统萎缩症；⑤颅内肿瘤；⑥中枢神经系统感染（如脓肿）；⑦代谢紊乱（如 B 族维生素缺乏、酒精滥用、缺氧）；⑧小脑血管疾病（如梗死或出血）；⑨药物毒性（如抗惊厥药、巴比妥类药物、地西泮）。

（一）体征和症状

1. 共济失调步态（步基增宽，步态不稳）。
2. 可能伴有眼球震颤。

（二）医疗管理

1. 排除可能对治疗有反应的任何潜在病理学，请参阅本文中的其他主题。
2. 药物回顾。
3. B 族维生素注射，如果这是病因。
4. 基因测序。

（三）护理

1. 观察患者步行时是否存在跌倒风险；确保环境安全并清除任何障碍。

2. 进行跌倒、移动和搬运风险评估。

3. 确保患者能够使用移动辅助设备。

4. 与职业治疗师和理疗师就患者定位、运动方案、移动和搬运等进行联络。

5. 有关轮椅和座位评估的提供，请咨询职业治疗师和理疗师。

6. 如果共济失调导致活动能力下降，压力区护理和观察很重要。

7. 为患者及其家人提供情感和心理支持。

拓展信息

[1] Ataxia UK. ✎ http://www.ataxia.org.uk

[2] Ataxia UK (2020). Our research strategy. ✎ https://www.ataxia.org.uk/news/our-research-strategy

四十五、发作性睡病

发作性睡病是一种清醒和快速眼动睡眠的慢性神经系统疾病。它被认为具有遗传原因，导致下丘脑自身免疫性改变。

（一）体征和症状

发作性睡病有四个主要症状，尽管并非所有患者都会经历猝倒：①白天过度嗜睡和睡眠发作；②快速眼动睡眠受到干扰和异常；③猝倒（突然的暂时性肌肉无力和失去肌张力）；④嗜睡（如幻觉、梦游、噩梦和其他生动的梦）。

此外，患者可能会经历：①能量水平的变化；②代谢和食欲改变（对糖的渴求）；③肥胖。

（二）医疗管理

1. 白天过度嗜睡的治疗（如莫达非尼、羟丁酸钠）。

2. 三环类抗抑郁药治疗猝倒。

3. 低碳水化合物饮食。

（三）护理

1. 患者教育：患者在工作中有受伤的风险，如果患者在使用机械时突然感到困倦，应建议他们在必要时与其雇主讨论工作的适合性。

2. 社交退缩是由于害怕在公共场合睡着。

3. 由于发作性睡病对患者生活质量的影响，患者可能会变得抑郁，因此需要心理和情感支持。

4. 建议患者必须将病情告知交通管理局，但他们不一定会失去驾驶执照，而是将此记录在备注中。

5. 按规定服药。

6. 告知患者药物情况，包括可能的不良反应。

7. 将患者转诊给营养师，以获得有关生酮饮食的建议。

8. 通过避免午睡、睡前避免饮食和液体兴奋剂（如酒精和咖啡因），促进良好的夜间睡眠，并保持规律的夜间作息习惯。

9. 建议患者创造一个放松的卧室氛围，如卧室里不要有电视或电脑／工作站。

10. 建议患者单独睡觉，以避免干扰伴侣的睡眠，给他们的关系带来进一步的压力。

拓展信息

[1] Cook, N.F. (2008). Understanding narcolepsy, part 1: epidemiology and neurophysiology. *British Journal of Neuroscience Nursing*, 4, 108–14.

[2] Cook, N.F. (2008). Understanding narcolepsy, part 2: accurate diagnosis and effective management. *British Journal of Neuroscience Nursing*, 4, 170–6.

[3] Deerhake, E., Barclay, W.E., and Shinohara, M.I. (2018). Are neuropeptide-reactive T cells behind narcolepsy? *Journal of Immunity*, 49, 796–8.

四十六、慢性疲劳综合征

慢性疲劳综合征（chronic fatigue syndrome,

CFS）的特征是过度疲劳，不能通过睡眠或休息来缓解，而且会持续很长时间，影响日常生活和生活质量。

CFS 以往曾被称为肌痛性脑脊髓炎（myalgic encephalomyelitis，ME）。患病率估计为 1∶200，在女性中更为常见。发病高峰年龄为 20 出头至 40 多岁中期，但 13 岁以下的儿童可能也会发病。它最初被认为是一种感染后疾病，通常是在病毒感染后发生的，但研究发现，遗传和其他因素（疲劳、精神压力、抑郁和创伤性生活事件）在 CFS 的发病中起着一定的作用。

（一）体征和症状

症状可能持续数月至数年，包括以下方面。

1. 极度身心疲劳。

2. 肌肉（肌痛）和关节痛。

3. 头痛。

4. 注意力和记忆力差。

5. 淋巴结炎症。

6. 肠易激症状。

7. 睡眠障碍。

8. 恐慌发作和抑郁。

（二）医疗管理

1. 症状缓解，如镇痛。

2. 认知行为疗法（cognitive behavioural therapy，CBT）。

3. 抗抑郁药。

4. 补充疗法，如顺势疗法、骨病疗法。

（三）护理

1. 向患者解释每天平衡活动和休息的重要性，计划好睡眠 / 休息时间至关重要，休息和活动根据患者的能量水平进行调整。

2. 建议患者避免压力。

3. 关于适度运动方案的建议，请咨询理

疗师。

4. 鼓励患者避免饮酒、咖啡因、糖、甜味剂和其他可能引发和加重症状的食物。

5. 提供少量和规律的膳食。大餐可能会加剧消化过程中的疲劳。

6. 放松技巧，例如深呼吸和渐进式肌肉放松。引导式图像磁带可能有助于放松。

7. 鼓励患者联系当地支持小组。

8. 为患者及其家人提供心理护理，解释症状和病情影响。患者经常被误解懒惰。

拓展信息

[1] SupportME (provides an online resource for sufferers of CFS, including details of support groups): ✆ http://www.supportme.co.uk

四十七、僵人综合征

僵人综合征（stiff man syndrome，SMS）是一种罕见的自身免疫性疾病，可导致谷氨酸脱羧酶（glutamic acid decarboxylase，GAD）的破坏。这种酶的丢失会导致神经营养素分泌困难，导致疼痛和持续的肌肉痉挛和僵硬，主要影响躯干和腿部。痉挛在睡眠中不会发生，通常只会损伤头颅肌肉。在早期病例中，呼吸功能可能会受到影响。

其发生率约为 1/20 万，影响到男性和女性，女性受影响的频率更高。该病的发生通常与胰岛素依赖型（1 型）糖尿病或甲状腺疾病相关。

（一）体征和症状

该病的主要症状包括：①僵化；②惊吓反应（对普通刺激物的视觉、声音、闪光灯）；③疼痛性肌肉痉挛（尤其是背部、胃、颈部和大腿）；④跌倒（尤其是在大风天）；⑤焦虑。

这些症状发生在日常活动中，例如：下楼、

人行横道上的交叉口、下坡或在湿滑路面上行走、意外事件（如场景或声音——关门声、气球爆裂）、轻微的感觉刺激，如噪音和轻触，会诱发严重痉挛。

（二）医疗管理

1. 确认诊断：抗谷氨酸脱羧酶和肌电图抗体测试。

2. 联合使用大剂量肌肉松弛药（地西泮）和解痉药（巴氯芬）。

3. 可能会使用一些抗惊厥药。

4. 类固醇。

5. 静脉注射人免疫球蛋白。

6. 血浆交换。

（三）护理

1. 提供带扶手的步入式淋浴，而不是浴缸。

2. 如果患者跌倒，不要扶他们起来，让他们在准备站起时通知你，他们通常可以通过使用一些东西来控制自己。

3. 确保环境无障碍物，以最大限度地减少动期间的跌倒风险，并进行跌倒评估。

4. 不要在患者周围突然发出任何意外噪音。

5. 如有必要，按规定进行灌肠，以防止肠蠕动引发痉挛。

6. 按规定服药并监测不良反应。

7. 免疫球蛋白是一种血液衍生产品：根据产品信息服用，观察过敏症状和不良反应（流感样症状、不稳定的血管扩张和血管收缩、充血性心力衰竭、脑卒中、MI、肾衰竭）。

8. 按规定服用类固醇，并监测不良反应。解释药物对患者的重要性，以及不应突然停服药物。

9. 通过提供有关病情及其管理的信息和教育，提供心理支持并管理患者的焦虑和恐惧。

10. 将患者转诊至 SMS 支持小组。在这种罕见的情况下，人们可能会感到极度孤立，与其他患者接触会有所帮助。

拓展信息

[1] Neurological Alliance (information about 80 neurological organizations): ✎ https://www.neural.org.uk/our-members/

[2] NHS Inform. Brain, nerves and spinal cord—Scotland's national health information service. ✎ https://www.nhsinform.scot/illnesses-and-conditions/brain-nerves-and-spinal-cord

[3] Stiff Man Syndrome Support Group (stiff person syndrome support group and charity for the UK and Ireland): ✎ http://www.smssupportgroup.co.uk/

四十八、不宁腿综合征

不宁腿综合征（restless legs syndrome，RLS），也称为威利斯 – 埃克博姆病，其特征是由于感觉异常（肢体麻木）或其他不愉快的感觉，如脚和腿上爬行或蠕动的感觉，产生不可抗拒的移动腿（很少是手臂）的冲动。

虽然它可能发生在白天，但在晚上安顿下来时，这是一个特别令人不安的问题，可能会导致严重的睡眠障碍。据估计，该病患病率为（3～10）：100，但并非在所有情况下都严重到需要寻求医疗保健。

原发性（特发性）RLS 被认为具有遗传成分，但也可能继发于其他疾病，包括：缺铁、怀孕、终末期肾衰竭、帕金森病、糖尿病、药物因素（如止吐药、抗精神病药、抗惊厥药）。

（一）体征和症状

1. 由于不舒适的感觉，患者有不可抗拒的移动腿的冲动。

2. 腿部疼痛 / 不适。

3. 睡眠障碍。

4. 白天嗜睡和疲劳。

5. 焦虑和抑郁。

6. 生活质量差。

（二）医疗管理

1. 检查病因因素。

2. 潜在原因的治疗，如铁补充剂、药物检查。

3. 经皮神经电刺激。

4. 短期使用镇静药，即夜间镇静。

5. 多巴胺激动药（普拉克索或罗哌尼罗）。

（三）护理

1. 评估睡眠时间和质量（可以使用 Epworth 嗜睡量表进行更客观地评估）。

2. 为患者及其家人提供心理护理、解释症状和病情影响以及自我管理技巧。

3. 用薄荷或草药膏按摩受影响的肢体可能会有所帮助。

4. 通过避免午睡、睡前避免饮食和液体兴奋剂（如酒精和咖啡因）以及保持规律的夜间睡眠，促进良好的夜间睡眠。

5. 建议患者创造一个放松的卧室氛围，如卧室里不要有电视或电脑 / 工作站。

6. 确保卧室环境温度舒适。

7. 建议患者单独睡觉，以避免干扰伴侣的睡眠，使关系进一步紧张。

8. 鼓励患者进行温和的运动，以缓解症状。

9. 按规定服药并监测疗效。

10. 如果患者能够使用 TENS 机器提供反刺激并以此减少腿部不适感觉，则协助患者应用和使用 TENS 机器。

拓展信息

[1] NHS Inform. Restless legs. ✎ https://www.nhsinform.scot/illnesses-and-conditions/brain-nervesand-spinal-cord/restless-legs-syndrome

[2] Thomas, S. and MacMahon, D. (2006). Restless legs syndrome: a condition in search of recognition. *British Journal of Neuroscience Nursing*, 2, 222–6.

四十九、威尔逊病

威尔逊病是一种常染色体隐性遗传的神经系统疾病。其特征是铜在体内积聚，导致肝脏损害，表现为肝炎和肝硬化，以及一系列神经相关症状和损害，尤其是基底节；如果不戴头盔，将导致严重残疾，并限制生命。从出生起，铜就开始累积，而不是从体内排出。患病率为（1～4）：10 万。症状并不明显，需要一段时间才能出现，但通常在 18 岁至 40 岁出现。

（一）体征和症状

1. 肝脏症状

例如：①疲劳；②肝性脑病（导致慌乱、昏迷和脑水肿）；③腹水；④急性肝衰竭导致肝功能紊乱和黄疸；⑤凝血障碍。

2. 神经症状

例如：①认知障碍和行为改变，最终导致痴呆；②帕金森病（运动迟缓、强直、震颤）；③精神病；④张力障碍；⑤共济失调；⑥癫痫发作；⑦偏头痛。

（二）医疗管理

1. 终身服用药物以减少铜的吸收，例如，铜含量恢复正常后，首先服用青霉胺，然后服用锌药物（通过阻止肠道对铜的吸收）。

2. 饮食干预。

3. 可能需要肝移植。

（三）护理

1. 教育患者减少饮食中的铜摄入量，消除高铜食物（如蘑菇、巧克力、坚果、干果、贝类和肝脏）。

2. 向营养师咨询饮食建议。

3. 按规定服药并观察不良反应（如过敏反应、皮疹、关节痛、药物引起的肌无力）。

4. 观察癫痫活动或偏头痛（→相关管理，请参阅本章的其他主题）。

5. 评估认知功能，并根据需要咨询职业治疗师或神经心理学家。

6. 为患者及其家人提供心理护理，解释症状和病情影响。

7. 将患者转诊至威尔逊疾病支持小组（→参阅"拓展信息"）。在罕见的情况下，人们可能会感到极度孤立，与其他患者接触会有所帮助。

拓展信息

[1] Wilson's Disease Support Group (provides advice and support for patients and their families in the UK): http://www.wilsonsdisease.org.uk

五十、斜颈

斜颈是一种肌张力障碍，影响胸锁乳突肌。它通常影响颈部的一侧，异常的张力和肌肉收缩导致头部转向未受影响的一侧。它有时被称为颈部肌张力障碍。约20%的患者会得到缓解，但肌张力障碍可能会扩散到其他肌肉。

斜颈可能是先天性的，也可能是颈部创伤、颅底肿瘤、抗精神病药物等导致的，或者仅仅是因为睡得不舒服。患病率约为3∶10 000，男性和女性均受到同等影响。发病高峰年龄在中年。

（一）体征和症状

1. 头部转向一侧。
2. 患侧胸骨乳突肌张力增强。
3. 胸骨乳突肥大。

4. 疼痛。

（二）医疗管理

1. 抗炎镇痛和肌肉松弛药。
2. 抗胆碱药。
3. 注射肉毒杆菌毒素治疗痉挛性斜颈。

（三）护理

1. 评估疼痛（→参阅第3章的"疼痛评估"）。
2. 按照规定进行镇痛，并监测有效性。
3. 请咨询理疗师，了解关于低冲击颈部锻炼以增强肌肉的建议。
4. 患者有时会发现指压按摩和加热有帮助。
5. 教患者使用"手势拮抗"：用一根手指按压未受影响一侧的下巴。这可能会导致头部恢复到中立位置。
6. 为患者及其家人提供心理护理——解释症状和病情影响。
7. 将患者转介给肌张力障碍协会寻求支持（→参阅"拓展信息"）。

拓展信息

[1] Dystonia Society (provides information and support for patients and their families with torticollis and other forms of dystonia): http://www.dystonia.org.uk
[2] NHS Scotland (2018). Torticollis (congenital and acquired) in children. http://www.clinicalguidelines.scot.nhs.uk/ggc-paediatric-guidelines/ggc-guidelines/emergency-medicine/torticollis-congenital-and-acquired-in-children

（徐凤霞 王燕秋 高文慧 梅爱英 译
韩斌如 校）

CHAPTER 9

第 9 章　神经外科护理

Neurosurgery nursing

一、脑水肿形成

脑水肿是指液体过度积聚在脑实质内，即脑组织的细胞内和（或）细胞间隙中，是造成脑损害后患者死亡的主要原因。脑内液体过度积聚，会造成颅内压（intracranical pressure，ICP）的增高，进一步减少脑灌注，并对意识水平（level of consciousness，LOC）产生不良影响。

水肿可分为：①局限性：围绕肿瘤或其他占位性病变；②广泛性：遍布大脑半球。

颅内压升高的临床体征

1. 早期症状

(1) 头痛。

(2) 行为改变和意识模糊。

(3) 脑神经受压：眼睛无法向上凝视。

2. 晚期症状

(1) 意识水平下降。

(2) 瞳孔对光反射迟钝或消失。

(3) 库欣综合征：血压升高，脉搏和呼吸减慢。

(4) 异常的肢体姿态，如伸展。

3. 脑水肿类型

(1) 血管源性脑水肿。

(2) 细胞毒性脑水肿。

(3) 间质性脑水肿。

4. 血管源性脑水肿

(1) 由于血脑屏障的破坏，液体渗入细胞外所致。

(2) 血管源性脑水肿多见于肿瘤、脑梗死或脑脓肿。

(3) 皮质类固醇可有效治疗脑肿瘤引发的脑水肿。

(4) 渗透性利尿药（甘露醇）可用于血管源性脑水肿急性期的治疗。

5. 细胞毒性脑水肿

(1) 神经元和神经胶质细胞内的液体增加。

(2) 水肿是由于 ATP 依赖的离子传导（钠和钙泵）衰竭所致。

(3) 与缺氧损伤有关：心搏骤停、溺水后容易发生。

(4) 皮质类固醇药物在很大程度上治疗无效。

(5) 渗透性利尿药可能有效。

6. 间质性脑水肿

(1) 由急性脑积水引起。

(2) 脑脊液通过脑室室管膜外溢进入脑室周围白质的细胞外间隙。

(3) 皮质类固醇和渗透性利尿药治疗无效。

(4) 治疗方法：临时置入脑室外引流（external ventricular drain，EVD）管或实施永久性的脑室 –

腹膜分流术。

二、颅内压增高的处理

（一）外科治疗

1. 颅骨骨折

(1) 深度凹陷性颅骨骨折需要修复并去除骨折碎片，以恢复外形并减少相关并发症（如癫痫）。

(2) 颅骨成形术：用原始骨、钛网板或陶瓷板修复骨缺损。

2. 血肿

(1) 硬膜外血肿：开颅并清除血肿。

(2) 急性硬膜下血肿（subdural haematoma，SDH）：开颅手术，清除血肿和（或）切除部分额叶控制压力。

(3) 当血肿变成液体时，慢性硬膜下血肿可以通过钻孔抽吸来清除血肿。

(4) 脑内血肿（intracerebral haematoma，ICH）：常规手术清除血肿仍然存有争议，取决于血肿位置和对脑组织的压力。

3. 挫伤和撕裂伤

(1) 保守治疗包括重症监护、降低颅内压。

(2) 去骨瓣减压术以减轻压力并保护大脑未受伤的部分。

(3) 治疗由于颅内压降低导致的并发症，如脑积水等。

4. 弥漫性轴索损伤及水肿

(1) 保守治疗，包括 ICU 支持治疗。

(2) 实施根治性去骨瓣减压术，防止发生缺血和梗死。

（二）内科治疗

1. 神经支持

(1) 颅内压监测。

(2) 将颅内压控制在 < 20mmHg 及大脑灌注压 > 60~70mmHg 的范围。

(3) 实施脑室外引流可降低颅内压，并缓解脑积水。

(4) 给予抗惊厥治疗。

(5) 维持正常体温。急性损伤后，低温治疗（维持体温 < 36℃）有利于降低颅内压；然而，实施低温治疗必须权衡免疫功能受损和发生凝血障碍的风险。

(6) 复查 CT 以监测颅内压进展。

(7) 给予利尿药：甘露醇、呋塞米或高渗盐水（与甘露醇相类似的药理作用）（表 9-1）。

表 9-1　药物管理

甘露醇（渗透性利尿药）	呋塞米（襻利尿药）
• 剂量：0.25 ~ 1.0g/kg（约 100ml） • 需要完整的血脑屏障 • 减轻脑水肿 • 当血浆渗透压水平为 310 ~ 320mOsmol/kg 时停止使用	• 剂量：20 ~ 40mg/4 ~ 6h • 抑制脑脊液产生并增强吸收

2. 呼吸支持

(1) 选择性应用气管插管及机械通气（神经肌肉阻滞，镇静）。

(2) 动态监测动脉血气。

(3) $SaO_2 > 97\%$。

(4) $PaO_2 > 12kPa$。

(5) $PaCO_2$ 维持在 4.3~4.5kPa：CO_2 增加会扩张脑血管，增加血容量，随之升高颅内压。

(6) 监测颈静脉血氧饱和度（$SjvO_2 > 55\%$）。

(7) 监测血红蛋白（Hb）和红细胞压积（haematocrit，HCT），优化氧气在毛细血管内的运输。

(8) 如果其他所有措施均无效，可以考虑应用硫喷妥钠。

(9) 过度通气会促进血管收缩，增加血管阻力，减少脑血容量。

3. 循环支持

（1）置入中心静脉管路给予补液及药物治疗。

（2）治疗过程中使用液体、胶体或正性肌力药物来优化大脑灌注压（CPP），使得 CPP > 60mmHg（成年人）。

（3）维持平均动脉压（MAP）> 90～100mmHg。

（4）维持收缩压在 140～160mmHg。

（5）中心静脉压（CVP）> 8～10mmHg。

（6）纠正任何凝血障碍。

（7）血浆渗透压 < 320 mOsm。

（8）使用等渗盐水进行补液。避免使用葡萄糖溶液，因其可代谢为乳酸，降低 pH 值及血浆渗透压，加剧缺血性脑损伤。

4. 肾功能

（1）尿液渗透压 < 320mOsm。

（2）使用灵活调整剂量的胰岛素给药方式控制血糖，防止低血糖的发生。

（3）监测电解质：特别是钠和钾。

（4）治疗尿崩症（如去氨加压素）：1～4μg 肌内注射 / 静脉输注。

拓展信息

[1] Watson, H., Shephard, A., Rhodes, J., and Andrews, P. (2018). Revisited: a systematic review of therapeutic hypothermia for adult patients following traumatic brain injury. *Critical Care Medicine*, 46, 972–9.

三、颅内压增高的护理管理

（一）气道管理

1. 记录呼吸机参数：避免缺氧和高碳酸血症。

2. 通过观察意识水平和颅内压，判定是否静脉输注镇静药物和镇痛药物。

3. 控制高热：应用退热药、物理降温疗法。

4. 观察癫痫发作的症状。

5. 监测血氧饱和度 > 12kPa，$PaCO_2$ > 4.3～

4.5kPa。

6. 确保气管插管或气管切开固定带不会压迫或阻断静脉回流。

吸痰

1. 吸痰之前，要注意观察患者的颅内压、平均动脉血压、大脑灌注压、血氧饱和度、呼气末二氧化碳水平。

2. 吸痰必须是基于临床需要，如通气压力增加、血气结果恶化以及听诊结果。

3. 限制吸痰的时间和抽吸次数。

4. 在吸痰前给予患者 100% 的氧气吸入。

5. 每次吸痰之间至少间隔 10 分钟。

（二）神经系统管理

1. 在影像学检查未诊断前，要将患者视为不稳定性脊髓 / 颈椎骨折来护理。

2. 监测颅内压，维持颅内压 < 20mmHg，并且优化大脑灌注压（MAP-ICP=CPP）

3. 进行有效、重复的神经功能评估。

4. 记录肢体活动、感觉、肌力和发音。

5. 监测脑神经功能和完整性。

6. 记录生命体征：呼吸频率和模式、脉搏和血压。

7. 至少每小时记录一次瞳孔反射情况。

8. 持续监测 ICP：尽管采取了所有积极的干预措施，但 ICP 仍高，需报告医生。

9. 监测镇静水平：监测脑功能或双频指数，镇静评分。

（三）液体管理

1. 保持血容量正常：关注血钾和血钠水平。

2. 根据中心静脉压及大脑灌注压补液。

3. 给予血管活性药物以维持大脑灌注压。

4. 保持准确的液体平衡。

5. 在允许的情况下，尽快开始肠内喂养。

6. 每小时记录尿量，出现尿崩症的迹象时及时报告医生（必要时遵医嘱给予去氨加压素）。

7. 记录排便情况，避免便秘或 Valsalva 动作。

8. 必要时使用止吐药治疗恶心。

（四）体温管理

1. 体温＞37℃会增加脑代谢率。

2. 排除引起发热的原因：血培养、细菌培养和药敏（静脉管路、尿液、伤口）。

3. 除非有禁忌，每6小时服用1g对乙酰氨基酚。

4. 实施物理降温疗法：降温毯、风扇。

5. 实施降温疗法时，注意观察患者皮肤情况。

（五）体位管理

1. 抬高床头 15°～30°。

2. 头部位置：使头部置于正中位，避免扭曲或压迫患者颈部。

3. 在颈部影像结果出来之前，要使用轴线翻身技术为患者改变体位。

4. 避免髋关节过度屈曲。

5. 与治疗师一起协助患者进行活动（如擦拭身体、更换床单等）。

6. 在变换体位之前，可以考虑提前推注镇静药物。

7. 如果颅内压无法控制或不在可接受的范围内，则需要推迟护理操作。

8. 向治疗师咨询夹板的使用方法，尽可能减少足下垂的风险。

9. 为患者提供持续的解释和心理支持，以确保患者的治疗依从性。

（六）伤害性刺激

1. 任何时候都应该减少会带来疼痛的操作。

2. 避免不必要的接触及打扰。

3. 避免噪音。

4. 告知家属过度刺激的利弊。

5. 确保家人随时了解治疗计划、进展和预后。

6. 任何时候都应该让家人及照护者协助为患者提供基础护理。

7. 与多学科团队联络，为患者转科或出院做准备。

8. 避免过度镇静，过度镇静会影响神经评估，并且可能诱发低血压。

9. 向患者解释所有的护理操作。

四、脑室引流

脑室外引流（external ventricular drain，EVD）可以引流脑室内多余的脑脊液，以降低颅内压。在急性创伤、脑出血或其他颅内病变后，颅内压增高，降低脑血流和大脑灌注，导致脑组织缺血和脑梗死。

（一）适应证

1. 急性脑积水（由于产生过多、脑室中脑脊液流动受阻或吸收减少）。

2. 脑膜炎或脑炎（防止脑脊液通过蛛网膜颗粒重吸收）。

3. 第三或第四脑室肿瘤（压迫和阻塞脑脊液流出）。

4. 闭合性头部损伤伴弥漫性脑肿胀。

5. 蛛网膜下腔出血（减少脑脊液通过脑室系统的量，并防止重吸收）。

6. 瑞氏综合征（该综合征在儿童中更常见）。

（二）置管技术

通过钻孔将一根软导管插入侧脑室并连接到外部引流系统。缝合伤口并用无菌敷料覆盖。

（三）并发症

1. 感染：发生脑膜炎或脑室炎的风险。

2. 脑脊液过度引流：可能导致脑室塌陷、头痛（通常称为低压头痛）和硬脑膜下血肿。

3. 凝血功能障碍导致出血。

4. 引流部位疼痛和不适。

5. 精神异常和躁动患者出现非计划性拔管。

（四）脑室外引流的管理

1. 保持管路通畅

(1) 将引流管校准为在与外耳道相对应的 Munroe 脑室内孔处读数为零。

(2) 准备激光设备或水平测量尺，以便于使用。

(3) 引流管固定在医务人员设定的高度，例如，+10cm（标尺零点上方 10cm）。

(4) 升高引流管，会减少脑脊液引流量；降低引流管，则会增加脑脊液引流量。

(5) 每小时记录引流量：引流量每小时 5～15ml 在正常范围内。

(6) 每小时清空引流管内的引流液并记录。

(7) 当发现患者 1h 的引流量比正常引流量多出 10ml 时应及时报告医生。这可能是由于引流管归零不准确、患者体位的改变或颅内压突然升高造成的。

(8) 脑脊液的描述：应记录脑脊液的颜色和清晰度。

(9) 每小时检查引流管的通畅性，并记录引流管内液面波动情况。

(10) 应尽可能避免频繁挪动引流袋，引流袋内液体满后应及时更换，并采取常规预防措施。

2. 管理

(1) 至少每 2h 记录 GCS 结果，以观察神经功能变化。

(2) 每 4h 记录体温、脉搏和呼吸，以观察感染的早期迹象。

(3) 鞘内打药只能由经验丰富的医生进行管理和使用。

(4) 脑室导管的冲洗只能由医务人员进行。

(5) 为避免过度引流，通常抬高引流管而不是夹闭。

(6) 加强对躁动患者的管理，可采取专人一对一护理，避免非计划性拔管。

(7) 护理人员应向患者解释脑脊液引流装置的原理和使用方法。

3. 脑脊液采样

(1) 收集脑脊液标本时，需严格无菌操作。

(2) 根据要求，将 2ml 脑脊液送至培养、革兰染色、细胞计数、葡萄糖和蛋白质检测等。

(3) 取样后，确保引流管未被夹闭。

4. 移动患者

(1) 在所需的最短时间内夹引流管，然后尽快重新调零和打开引流管。

(2) 将引流装置放于床上前，必须排空引流管，防止管路被堵塞。

5. 拔管时机

(1) 置入引流管 5 天后，导管相关感染的发生率显著增加。

(2) 有临床指征时立即拔除引流管——伤口部位可能需要轻微缝合。

拓展信息

[1] British Association of Neuroscience Nurses (2017). Benchmark No. 6. Cerebral spinal fluid management, 2nd edition. ✆ http://www.bann.org.uk/?pid=24

五、创伤性脑损伤

创伤性脑损伤（traumatic brain injury，TBI）是指颅脑受到突然或剧烈的外力作用发生的脑损伤。损伤可能是局部的（局限于大脑的一个区域），或是弥漫性的波及整个颅脑。创伤性脑损伤分为：①闭合性脑损伤，即头部受到物体猛烈撞击但颅骨完好；②穿透性 / 开放性脑损伤，即颅骨断裂，暴露脑组织（→参阅第6章的"颅内压升高与脑疝"）。

（一）分类

根据颅脑的损害程度，可将创伤性脑损伤的症状分为轻度、中度、重度。

1. 严重程度

(1) 轻度：GCS评分13～15分。

(2) 中度：GCS评分9～12分。

(3) 重度：GCS评分3～8分。

有些症状会立即出现，而其他症状可能需要几天甚至几周才会出现。

2. 临床表现

(1) 轻度创伤性脑损伤症状包括：头痛、意识模糊和定向障碍、疲劳和嗜睡、失眠、行为改变和情绪波动、注意力下降、短期记忆困难、头晕和耳鸣、视物模糊。

(2) 中度创伤性脑损伤症状包括：持续性头痛（脑震荡后综合征）、恶心或呕吐、癫痫、缺乏协调性、意识改变、幼儿可能难以被安抚。

(3) 重度创伤性脑损伤症状包括：意识障碍波动、局灶性神经功能缺损、瞳孔改变（对光反射减弱、动眼运动受损）、颅内压升高的体征和症状（库欣三联征——血压升高，心动过缓，呼吸节律改变——晚期体征）。

3. 需要做紧急CT的指征

(1) GCS评分恶化。

(2) 运动功能丧失：姿势异常。

(3) 癫痫发作。

(4) 脑脊液鼻漏或耳漏。

(5) 颅底骨折：Battle征阳性（耳后瘀血）或"熊猫"眼（眼眶肿胀）。

(6) 怀疑颅脑穿透伤。

(7) 由于酒精或药物滥用难以进行准确的评估。

（二）创伤性脑损伤的原因和风险因素

1. 道路交通事故。

2. 跌倒，老年人好发。

3. 袭击。

4. 运动损伤。

5. 创伤性脑损伤至少一半是由于酒精或药物滥用导致。

（三）创伤性脑损伤类型

1. "脑震荡"：短期昏迷。

2. 凹陷性颅骨骨折。

3. 脑挫裂伤：坏死和水肿。

4. 弥漫性轴索损伤：由剪切力及神经元、轴突损伤引起。

5. 血肿：硬膜外血肿、硬膜下血肿、脑内血肿。

6. 缺氧性脑损伤：心搏骤停后、头部和颈部受伤、窒息。

六、颅脑损伤的原因与类型

颅脑损伤是头部受到的任何创伤，尤其是对大脑的损伤。伤害程度从非常轻微到潜在致命。颅脑损伤后的结局取决于受伤的初始严重程度和随后发生的并发症。

（一）原因

创伤是45岁以下人群的主要死因。在英国，每年每10万人中约有1500人因颅脑损伤就诊于急诊室。

成年人颅脑损伤的致残率非常高：道路交通事故（40%～50%）；家庭/个人意外事故（20%～30%）；运动和娱乐伤害（10%）；意外袭击（10%）。

1. 主要损伤

在受伤的瞬间造成了不可逆的结构和功能损伤。脑挫伤、脑撕裂伤和弥漫性轴突损伤会对缺氧和灌注不足特别敏感的神经元造成不利损伤。

2. 次要损伤

是初始损伤后数分钟或数小时内由于延迟就医等复杂因素造成的结果，如颅内血肿、颅内压升高、脑水肿、脑积水、感染、癫痫和癫痫发作、脑灌注下降、低血压、发热、电解质紊乱、缺氧和高碳酸血症。

（二）损伤类型

1. 钝性损伤

(1) 撞击：直接撞击受伤部位，如被球棒打伤。破坏血脑屏障：大脑丧失自我调节的功能，进而发展为血管源性水肿。

(2) 加速 / 减速：大脑一侧受到撞击伤害将会对大脑对侧造成损害。伤害是由于大脑受到突然撞击后颅骨内以不同速率发生运动所产生，包括弥漫性脑损伤、脑挫裂伤、轴索旋转、侧曲和过伸导致轴索剪切。

(3) CT 检查的最初表现常常会低估脑损伤的程度，因此需要重复行 CT 检查。

2. 颅骨骨折

(1) 线性骨折。

(2) 骨折并发血管损害。

(3) 复合性骨折。

3. 挤压伤

(1) 大脑半球的弥漫性损伤。

(2) 严重脑水肿。

4. 锐器 / 穿透伤

(1) 例如，刀子、螺丝、剪刀。

(2) 感染风险高：脑膜炎、脓肿。

5. 急性损伤

(1) 枪伤：损伤取决于枪伤的大小、形状和速度，或子弹和相关结构。

(2) 坏死、脑挫伤、水肿、感染和脓肿的风险高。

6. 头皮伤

(1) 擦伤。

(2) 挫伤。

(3) 血肿。

七、颅骨骨折与血肿

（一）颅骨骨折

包括脑颅骨和面颅骨。颅骨骨折常损伤血管，导致创伤和大量出血。骨折无法使用 CT 检查时，X 线片可以快速显示。

1. 颅骨线形骨折

(1) 颅骨线形骨折通常呈直线。

(2) 可能发生在相对轻微的头部损伤后，常发生在额骨 / 颞骨等薄骨处。

(3) 若未损伤到脑内容物，则不会造成严重伤害。

(4) 是一种常见的损伤，多见于儿童。

2. 颅骨凹陷性骨折

(1) 常由钝器打击所导致。

(2) 延伸到颅骨线以下的骨折，为了美观并降低癫痫发生的风险，可实施手术修复。

(3) 可能发展为粉碎性骨折，伴头皮和硬脑膜撕裂。

3. 颅底骨折

(1) 常由于头部严重的钝挫伤而导致的严重骨折。

(2) 可能由线性骨折延伸至颅前窝、颅中窝。

(3) 除非脑脊液持续渗漏或空气进入大脑造成压迫，怀疑有颅内压增高（硬脑膜修复）或其他损伤，否则不需要手术。

(4) 禁止插入鼻胃管（如可接受，可经口插入胃管）。

(5) 脑脊液漏可在 7～10 天内自行愈合。

（二）颅骨骨折的症状和体征

1. 患者或目击者描述的不充分病史。

2. 意识丧失或记忆缺失。

3. 意识模糊。

4. 恶心呕吐。

5. 广泛的头皮撕裂伤。

6. 头皮下有明显的"沼泽状"肿胀。

7. 脑脊液或血液鼻漏或耳漏。

8. 眼眶周围瘀斑（熊猫眼征），耳后瘀斑（巴特耳征）。

9. 局部神经压迫或损伤引起的面瘫和听力丧失。

（三）并发症

1. 鼻漏：脑脊液从鼻子漏出。

2. 耳漏：脑脊液从耳朵漏出。

3. 感染：脓肿，脑膜炎，骨髓炎。

4. 颈动脉 – 海绵体窦压迫或瘘管形成。

（四）血肿

1. 硬膜外血肿

(1) 硬脑膜和颅骨内板之间的动脉出血，脑膜中动脉后支破裂时经常发生。

(2) 最常影响大脑颞顶叶区域。

(3) 硬脑膜从颅骨上剥离，在 CT 上显示为双凸型病变。约 75% 与颅骨骨折有关。

(4) 通常发生在相对较轻的外伤后，在症状出现前约有 36h 的清醒期。

2. 急性硬脑膜下出血

(1) 位于大脑和硬脑膜之间的皮质血管发生急性动脉或静脉出血。

(2) 发生在重大冲击伤后，如道路交通碰撞或坠落。

(3) 通常情况下，随着神经功能缺损的发展，会立即失去意识。

(4) 少见，常发生于伤后 48 小时内。

3. 亚急性硬脑膜下出血

(1) 可能由潜在挫伤发展而来。

(2) 见于伤后 48h 到伤后 2～3 周。

4. 慢性硬脑膜下出血

(1) 大脑和硬脑膜之间的"桥静脉"发生拉伤和撕裂。

(2) 慢性硬脑膜下出血发展较慢，见于中度或轻度头部外伤后。

(3) 桥静脉脆弱的老年人更易发生。

(4) 初次受伤后数周或数月内，GCS 评分逐渐下降（如健忘、意识模糊和失禁）。

5. 脑内血肿

(1) 脑实质内的血肿。

(2) 由严重挫裂伤或血管损伤发展而来。

(3) 也可能自发性发生，继发于高血压、肿瘤、凝血功能障碍或动脉瘤破裂。

(4) 小血肿采用保守治疗；较大的血肿通常需要手术切除。

6. 创伤性蛛网膜下腔出血

(1) 严重头部外伤后，血液破坏脑室系统而导致。

(2) 严重的蛛网膜下腔出血或脑内血肿。

八、急性期管理

（一）初步管理：初期检查

1. 气道

始终识别颈椎损伤的可能性并将脊柱保持在安全的中立位置，直到临床检查和放射学检查结果排除其损伤。

(1) 评估和保护气道：①检查气道；②下颚上提法；③留置鼻 / 口咽通气道；④插管。

(2) 在以下情况下进行插管和通气：①气道或呼吸受损；②误吸风险高；③ GCS 评分＜9分；④严重的颌面部损伤。

(3) 维持正常体温。

2. 呼吸

(1) 评估胸部：看、听和感觉。

(2) 吸氧：15L/min 纯氧吸入。

(3) 注意：张力性气胸、血胸、连枷胸、心包填塞。

3. 循环

(1) 防止过度失血。

(2) 评估皮肤颜色、温度和毛细血管再充盈度。

(3) 观察扩张的颈静脉、脉搏频率和特征。

(4) 监测血压。

(5) 置入至少两个大号（> 16G）静脉导管。

(6) 液体管理：等渗盐水。

(7) 心脏监测、血氧饱和度监测。

4. 意识障碍

(1) 使用 GCS 评分进行基线神经学评估（→参阅第 3 章的"格拉斯哥昏迷指数"）。

(2) 瞳孔反射：观察是否等大且灵敏。

(3) 意识水平（LOC）变化或神经功能进一步恶化。

5. 病史采集

(1) 全身检查。

(2) 病史：损伤机制。

6. 二次评估

(1) 初步评估已完成。

(2) 再次评估气道、呼吸、循环、残疾、心电监测（ABCDE）。

（二）急性期护理

1. 气道

(1) 保持气道通畅和充足的氧合。

(2) 躁动、不合作的患者行 CT 检查，需要进行选择性通气。

2. 呼吸

(1) 保持 PaO_2 > 12kPa。

(2) 将 $PaCO_2$ 保持在 4.3～4.7kPa。

(3) 如果条件允许，监测颈静脉血氧饱和度（SjO_2）。

3. 循环

(1) 补液。

(2) 常规血液检查（全血计数、葡萄糖、生化、交叉配血、药物毒性）。

(3) 将平均动脉压（MAP）维持在 > 90mmHg 以减少低血压的不利影响，并保持足够的大脑灌注压（CPP）。

4. 意识障碍

(1) 颈椎骨折：中立位固定，使用硬的颈托。

(2) 监测颅内压（ICP）：维持 ICP < 20mmHg 并优化 CPP > 60mmHg（CPP = MAP–ICP）（→参阅"第 10 章，颅内压测量"）。

(3) 必要时用血管活性药物维持血压。

(4) 根据大脑灌注压（监测血浆渗透压水平），在 15min 内给予 0.5g/kg 甘露醇。

(5) GCS 评估。

(6) 观察瞳孔反射。

(7) 评估肢体功能。

(8) 观察脑疝和颅内压增高征象。

(9) 转诊至神经外科单元。

5. 辅助评估

(1) 胸部和骨盆 X 线片。

(2) 超声检查。

(3) 动脉血气分析。

(4) 导尿：监测尿量。

(5) 鼻胃管：除非有禁忌证，如颅底骨折。

拓展信息

[1] NICE (2019). Head injury: assessment and early management. Clinical guideline [CG176]. ✍ https://www.nice. org. uk/guidance/cg176

九、颅脑损伤的营养支持

早期营养支持以及对营养状况的持续监测被视为头部受伤患者管理的重中之重。如果在受伤后 48～72h 内未能制订适当的喂养方案，则会增加并发症的发生风险，导致住院时间延长、临床结局更差，例如：①肠黏膜内层退化；②骨骼肌萎缩；③过度分解代谢导致蛋白质消耗；④细菌易位（细菌或内毒素通过肠上皮移动，导致败血症和医院获得性肺炎）；⑤免疫抑制和伤口愈合不良；⑥增加多器官衰竭的风险。

（一）生理

1. 氮是氨基酸的主要成分（对体内蛋白质的产生至关重要）。

2. 1g 氮提供 6.25g 蛋白质，产生 30g 瘦体重。

3. 根据患者自身状况，患者平均需要 25～35kcal/（kg·d）（理想体重）和蛋白质 1.5（1.0）～2.5g/（kg·d）（理想体重）[计算为：蛋白质 1.0～2.5g/（kg·d）]。

4. 大多数血清氮以氨（NH_3）的形式存在并在肝脏中转化为尿素，即血尿素氮（blood urea nitrogen，BUN）。

5. 代谢率是所有正常活动和化学反应产生的能量（单位：kcal）。

6. 基础代谢率（basal metabolic rate，BMR）可以是总代谢率的 60%～90%，是身体在休息时为维持基本活动而消耗的能量，按每公斤每小时消耗卡路里数计算的体重。

7. 表面积、肌肉质量和发热会增加基础代谢率。

8. 所有这些测量的组合用于评估后续发生并发症的风险。

9. 严重的创伤会引发应激反应，导致高分解代谢、过度代谢和营养需求增加（潜在的严重蛋白质和卡路里营养不良）。

10. 据估计，一个月内体重减轻 5%～10% 或 6 个月内体重减轻 10%～20% 与并发症增加有关。

喂养延迟

可能是由于：①插管和机械通气；②意识模糊；③脑神经受累降低吞咽和咳嗽反射，导致吞咽困难；④鼻胃管置入困难；⑤患者对鼻胃管或口胃管的耐受性差；⑥腹泻、恶心和呕吐；⑦肾功能受损；⑧限制液体摄入；⑨手术或检查前禁食；⑩再喂养综合征。

（二）管理策略

1. 营养师将推荐最合适的喂养方案和营养目标，同时考虑到饮食史、食物过敏或偏好、发病前的身体状况和体重，例如，最近有意减肥和目前的身体状况。

2. 除非有严重的液体潴留，否则应每周记录患者体重和 BMI。

3. 应监测所有生化指标，包括血清钙、钾、磷、血尿素氮和肌酐。

4. 准确记录液体出入量。

5. 一旦危重情况改善后，应将鼻胃吸引管更换为细口径管，以便提高舒适度。

6. 营养需求因患者的体型、当前和过去的身体状况以及年龄而有很大差异。

7. 应以 30ml/h 的起始速度喂养 4h，在可耐受的情况下逐渐增加，直至达到目标速率。

8. 重要的是不要减少或停止喂养，除非胃残留量＞ 200ml（连续抽吸＞ 200ml 或单次抽吸＞ 400ml——谢菲尔德教学医院指南）。

9. 如果持续抽吸出大量胃内容物，开始使用甲氧氯普胺和（或）红霉素。空肠管饲也可能有助于改善吸收。

10. 如果肠内喂养延迟或胃肠道出现问题，例如肠梗阻或吸收不良，应考虑肠外营养。

11. 考虑插入经皮内镜胃造瘘管以维持长期肠内营养。

12. 过度喂养可能会导致高血糖、低钾血症或肝脂肪变性（碳水化合物摄入过多会增加 CO_2 产生，影响呼吸功能——延迟呼吸机脱机）。

13. 苯妥英与蛋白质结合，可导致药物吸收减少，仔细监测药物浓度。除非静脉注射，否则在给药前后需要中断喂养 2h。

（三）肠内喂养相关并发症

1. 胃管置入位置不当。

2. 颅底骨折患者胃管移位。

3. 胃内容物反流和误吸。

4. 恶心和呕吐。

5. 腹泻：可能是由于大剂量喂养、营养液高渗透压、抗生素治疗、吸收功能改善后继续使用促胃动力药、营养液中的纤维含量或细菌感染导致。

6. 便秘。

7. 电解质紊乱和限液。

8. 高血糖、低血糖：受喂养速度和喂养中断时间的影响。

拓展信息

[1] Hickey, J. and Strayer, A. (2019). *The Clinical Practice of Neurological and Neurosurgical Nursing*, 8th edn. Philadelphia, PA: Wolter Kluwer.

[2] Mestecky, A. (2006). Metabolic responses after severe head injury and how to optimise nutrition: a literature review. *British Journal of Neuroscience Nursing*, 2, 73–9.

十、预后与康复

（一）临床特征和结果

头部受伤导致的残疾取决于许多因素：①年龄；②已存在的疾病；③受伤的严重程度和位置；④原发性损伤后的 GCS 评分；⑤受伤后立即出现缺氧或低血压（收缩压＜ 90mmHg）；⑥创伤后记忆缺失的时间：对受伤后发生事件的记忆受损，是潜在恢复的有用指标；⑦多学科团队早期干预或专业康复团队提供照护与康复（表 9-2）。

表 9-2　格拉斯哥结局量表

恢复良好	能重新进行正常社交活动，并能恢复工作，但可遗留有各种轻的神经学和病理学缺陷
中度残疾	有认知、行为、性格障碍、轻度偏瘫、共济失调、言语困难等，在日常生活、家庭与社会活动中尚能独立
重度残疾	意识恢复，但肢体运动、言语及认知功能严重残疾，日常生活不能自理
植物状态	无意识、无语言、无反应、有心跳，在睡眠觉醒周期偶有睁眼、哈欠、吸吮等无意识动作
死亡	死亡

Jennett and Bond (1975)

创伤后记忆缺失

①非常轻微：＜ 5 分钟；②轻度：5～60 分钟；③中等：1～24 小时；④严重：1～7 天；⑤非常严重：1～4 周；⑥极其严重：＞ 4 周。

（二）康复

1. 残疾表现为身体、行为、认知或心理问题。

2. 尽管进入专业康复单元的机会有限，但康复是身体恢复的重要组成部分。

3. 主要目标是提高患者的机能水平、改善生活质量。

4. 康复治疗从患者在重症监护病房脱离呼吸机后即刻开始。

5. 康复计划必须依据患者个人需求而制订，可能包括居家护理、住院或门诊治疗或支持性的生活计划。

6. 康复项目需由多学科团队提供知识和技能，包括护士、理疗师、语言治疗师、职业治疗师、精神病学、心理学家和社会工作者。

7.在受伤后的前6个月内认知障碍恢复是最快的。

8.让家庭成员／照护者参与所有决策过程。

9.转介给第三方志愿组织。

（三）并发症

见框9-1和框9-2。

框9-1　即时或短期并发症

- 颅内出血
- 脑水肿
- 感染
  - 脑膜炎
  - 脓肿
  - 骨髓炎
  - 硬膜下积脓
- 癫痫
- 脑积水
- 脑神经缺损
  - 嗅觉神经
  - 三叉神经
  - 面神经
- 其他
  - 硬脑膜撕裂
  - 脂肪栓塞
  - 颈动脉海绵窦瘘
  - 颅骨缺损
  - 气颅
  - 颈动脉夹层
  - 创伤性动脉瘤
- 脑震荡后头痛

框9-2　远期并发症

- 弥漫性脑损伤
- 局灶性脑损伤
- 人格改变
- 短期记忆减退和无法记住新的事物
- 执行能力存在问题，例如，计划、组织、理论推理、解决问题以及作出判断
- 无法集中精力和推理
- 疲乏
- 抑郁和焦虑
- 喜怒无常
- 头痛
- 感觉障碍：视觉、听觉、味觉、嗅觉或触觉
- 攻击性
- 认知障碍
- 无法应对压力
- 无法自我控制
- 社会不适
- 癫痫
- 协调性差
- 语言和沟通困难
- 缺乏或过度性欲
- 部分能力无法实现

（四）其他与创伤性脑损伤相关的远期问题

后续发展为长期的慢性病——阿尔茨海默病，帕金森和其他运动障碍，痴呆（慢性创伤性脑病），在运动员中更常见。

参考文献

[1] Jennett, B. and Bond, M.R. (1975). Assessment of outcome in severe brain damage: a practical scale. *Lancet*, 1, 480–4.

十一、蛛网膜下腔出血

蛛网膜下腔出血指脑血管破裂出血，血液流入蛛网膜下腔出现的一组症状，是导致患者猝死的主要病变之一，好发年龄40—60岁，发生率约为每年1/10万人，是一种潜在的病理症状，而非临床诊断。

（一）病因

1.浆果状或囊状动脉瘤：由于肌纤维发育不良导致。

2.非动脉瘤性出血：计算机断层扫描血管造影（CTA）阴性。

3.创伤性动脉瘤：与穿透性头部损伤、颅骨骨折有关。

4.传染性脑动脉瘤（伴有脓毒性栓塞的心内膜炎、血管炎或心脏瓣膜病）。

5.血液疾病：抗凝治疗、抗血小板药物。

6.动静脉畸形（arteriovenous malformations，AVM）：毛细血管网络内的先天性血管结。

7.由颈部创伤或剧烈颈部运动引起的椎动脉夹层。

8. 其他内科疾病：镰状细胞病、常染色体多囊肾病。

（二）动脉瘤的位置

1. 40%～60%：Willis 环的前循环（颈内动脉、大脑前动脉和交通动脉）。

2. 20%～30%：大脑中动脉瘤。

3. 10%～15%：后循环（椎动脉和基底动脉）。

4. 15% 的动脉瘤是多发的。

（三）诱因

1. 吸烟。

2. 饮酒。

3. 药物滥用：可卡因。

4. 高血压。

5. 家族史。

（四）临床表现

1. 头痛：通常是剧烈、突发、严重的。

2. 恶心、呕吐。

3. 意识水平的改变：从轻微的混乱到完全无反应。

4. 脑膜刺激：颈部僵硬和畏光。

5. 颈项强直和克氏征阳性。

6. 癫痫。

7. 局灶性神经系统症状：偏瘫、言语障碍。

8. 颅内压升高。

9. 与后交通动脉或小脑上动脉瘤相关的第三神经麻痹。

10. 下丘脑紊乱：发热。

（五）大小分类

小动脉瘤，＜ 1cm；大动脉瘤，1～2.5cm；巨型动脉瘤，＞ 3cm。

（六）分级

见表 9-3。

（七）诊断

1. 临床表现和病史（主要诊断指标）。

2. CT 扫描：基底池、侧裂和大脑半球间裂隙内血液呈高密度征。在全身性脑水肿的情况下，可能被诊断为假阳性。

3. 计算机断层扫描血管造影（CTA）。

4. 腰椎穿刺（仅在 CT 检查阴性的情况下进行），显示脑脊液血液染色均匀或有黄变（脑脊液呈黄色）。

5. 脑脊液分光光度法测定胆红素和氧合血红蛋白浓度（化学金标准）。

6. 脑血管造影术：被 CTA 取代，该方法很

表 9-3　世界神经外科学会联合会 SAH 分级标准

分　级	GCS 评分	临床表现
0	15	未破裂动脉瘤
1	15	无症状或患者有轻度头痛和颈部僵硬
2	14～13	中度至重度头痛、颈项强直，可能有动眼神经麻痹——患者清醒
3	14～13	嗜睡、意识模糊、轻度局灶性神经功能障碍
4	12～7	昏迷，中度至重度神经功能缺损
5	6～3	深昏迷、濒死状态、去脑强直

少使用。

7.如果 CT 检查最初为阴性，但腰椎穿刺为阳性，MRI 和 MRA 可用于判断出血部位。

（八）治疗方案

1.直接方法：手术夹闭动脉瘤。开颅手术后，用钛夹夹闭动脉瘤颈部。

2.间接方法：血管内栓塞，使用包括铂金弹簧圈、胶水或支架等材料处理动脉瘤。

3.保守治疗、对症治疗。

（九）并发症

（→参阅第 6 章的"颅骨手术术后"）

1.再出血：与高死亡率相关。

2.脑内血肿或急性硬脑膜下血肿。

3.迟发性脑缺血。

4.脑室内血液引起的急性脑积水。

5.脑血管痉挛。

6.不可逆脑损伤。

7.自主调节功能失衡。

8.电解质紊乱。

9.脑水肿。

10.因脑梗死和脑缺血导致的神经功能障碍。

11.癫痫发作。

（十）预后

1.入院时 GCS 评分越低，预后越差。

2.初次出血后的前 30 天内再出血风险最高。

3.1/3 的存活者将长期依赖照护者。

十二、蛛网膜下腔出血的外科治疗

（一）早期管理

1.根据出血的部位、年龄和发病前的症状，必要时紧急清除硬脑膜下血肿或脑内血肿以降低颅内压。

2.血压控制：除非病情严重（收缩压＞200～230mmHg），否则不应积极治疗高血压。

（二）后续管理

1.治疗方案取决于动脉瘤的位置、大小和形状，以及是否存在血栓。

2.血管内治疗已成为脑动脉瘤的重要一线治疗方法。

3.外科夹闭术包括开颅手术、解剖血管以显示动脉瘤囊、在动脉瘤颈放置钛夹。

4.手术可适用于以下情况：①复杂的动脉瘤（形状和大小）；②血管内治疗失败；③可以部分夹闭，以缩小动脉瘤的大小或形状，使其更适合血管内治疗；④清除局部血肿有助于减少血管痉挛；⑤神经血管干预以逆转脑血管痉挛的影响。

（三）手术时机

1.手术时机取决于以下因素：①患者的临床分级；②潜在的医学病理学；③神经外科专科医生；④技术因素：搭桥技术。

2.由于存在早破和血管痉挛的风险，手术风险在术中和术后较高。

3.延时手术降低了风险因素，但增加了再出血的风险，在最初的 14 天里，再出血的风险最高。

（四）外科支持

1.夹子角度、大小和形状的差异较大。

2.开颅手术可将动脉瘤可视化。

3.颅外 – 颅内搭桥术（EC-IC），动脉端对端吻合。

4.深低温停循环技术，用于治疗难度较大的动脉瘤。低温试图降低脑氧代谢率（$CMRO_2$），以保护大脑。心脏停搏用于降低术中动脉瘤内的张力：将患者置于体外循环，或极少数情况下注射短效腺苷将血压降到极低（两者都有较高风险）。

5. 在手术过程中，可以使用血管造影术和微血管多普勒来确认夹子的脑血流灌注和安全性。

6. 在动脉瘤两侧放置临时夹子可预防夹子放置过程中的大出血。

7. 用纱布包裹动脉瘤，为动脉壁提供额外的支撑，但很少使用。

8. 多发性动脉瘤：优先处理出血的动脉瘤，可同时夹闭同侧的两个动脉瘤，但通常需要安排进一步的手术 / 取栓。

9. 手术可作为线圈缠绕失败或不完全的辅助手段（→参阅第 9 章的"介入放射学干预"）。

并发症

(1) 颅内压升高和脑水肿(→参阅第 6 章的"颅内压升高与脑疝"）。

(2) 脑内血肿和硬脑膜下血肿。

(3) 再出血，死亡率高。

(4) 急性梗阻性脑积水。

(5) 大脑灌注压的自动调节功能丧失。

(6) 首次出血后 4～12 天，> 40% 的患者出现脑血管痉挛。

(7) 脑性盐耗综合征（cerebral salt wasting, CSW）或抗利尿激素分泌异常综合征（syndrome of inadequate secretion antidiuretic hormone，SIADH）。

(8) 由于抗利尿激素（antidiuretic hormone, ADH）分泌不当引起的高钠血症。

(9) 低血容量。

(10) 癫痫发作。

(11) 因脑梗死和脑缺血而导致的神经功能障碍。

(12) 全身性并发症：急性心肌梗死和心律失常，胃肠道并发症——出血，肺栓塞，急性呼吸窘迫综合征。

十三、蛛网膜下腔出血：护理管理

（一）护理重点

1. 为患者、亲属和照护者提供心理支持。

2. 及时提供信息和解释。

3. 缓解疼痛。

4. 保持足够的脑灌注，以防止继发性脑损伤。

5. GCS 评估以预警恶化征象。

6. 维持电解质平衡。

7. 早期识别和管理神经系统并发症。

（二）综合管理

1. **气道和循环管理**

(1) 氧饱和度 95%～100%；$PaO_2 > 14.0kPa$。

(2) 二氧化碳水平保持在可接受的范围内 4.3～5.0kPa。

(3) $PaCO_2 < 3.5$ 会引发血管收缩，导致缺血。

(4) 心脏监测：常见的心律失常可能包括 ST 段改变、Q-T 间期延长和 T 波升高。

2. **神经系统的评估**

(1) 持续、反复的 GCS 评估。

(2) 完整的神经系统评估，包括意识水平、瞳孔变化、脑神经受累、肢体评估。

(3) 生命体征：低血压和心动过缓。血压和脉搏的趋势和波动可反映血管痉挛的发展。

(4) 观察脑积水的体征和症状：意识水平下降、头痛程度增加、旋前肌偏移。

(5) 神经功能障碍的管理：生理和心理，咨询治疗师、神经心理学家。

3. **体位**

(1) 卧床休息，保持安静、较暗的环境。

(2) 将床头抬高至 15°～30°，以最大限度地进行脑静脉引流。

(3) 常规护理，包括按时翻身，减少长期卧床的并发症。

(4) 避免颈部过度弯曲、伸展或旋转，这可能会限制静脉引流。

(5) 预防深静脉血栓（抗血栓袜、血栓泵）。

4. 药物

(1) 镇痛：吗啡、可待因、对乙酰氨基酚。

(2) 阿片类药物可能会影响瞳孔大小、意识水平下降、呼吸频率减慢。

(3) 钙拮抗药：例如，尼莫地平 60mg，4 小时一次，或 0.02% 的浓度以 5～10ml/h 的速度经中心静脉导管连续静脉输注。

(4) 抗惊厥疗法：高危患者的预防性治疗。

(5) 动脉瘤稳定后可以使用抗血栓药物。

(6) 大便软化剂：泻药。

5. 体核温度

(1) 排除所有导致发热的原因，如胸部感染、留置导尿管、侵入性操作。

(2) 控制发热：对乙酰氨基酚、积极降温措施（温度每升高 1℃，O_2 消耗量就会增加 10%）。

6. 液体管理

(1) 保持准确的液体记录。

(2) 维持充足的灌注和水合作用（2.5～3.5L），需考虑发热、呕吐等隐形失水。

(3) 推荐使用等渗盐水维持钠含量（如果 < 125mmol/L，偶尔使用 1.8% 或 3% 生理盐水）。

(4) 禁用葡萄糖（酸性沉淀物可能会导致脑梗死或缺血）。

(5) 监测电解质。

(6) 记录每小时尿量：大量的稀释尿可能是尿崩症的一种症状（低血渗透压情况下的低尿渗透压）。

7. 营养

(1) 尽快开始经口进食或肠内营养支持。

(2) 监测血糖：需根据血糖水平，采用灵活调整胰岛素剂量的胰岛素给药方式。

8. 心理支持

(1) 为患者和家属提供讨论检查结果和管理计划的机会。

(2) 尽力提供安慰，缓解患者的焦虑。

(3) 提前实施出院计划。

(4) 让家庭和照护者参与到出院计划中，为出院后满足复杂的照护需求做好准备。

(5) 转至专业康复机构。

十四、介入放射学干预

继 2001 年国际蛛网膜下腔出血动脉瘤试验（ISAT）后，介入放射学技术成为治疗囊性脑动脉瘤性蛛网膜下腔出血的首选方案。

（一）血管内栓塞术

血管内栓塞术，是指通过股动脉将导管置入脑循环。通过将微小的、可拆卸的弹簧圈穿过导管并定位到动脉瘤，致局部血栓形成从而将动脉瘤与循环阻隔。与手术治疗相比，该技术的侵入性显著降低，可缩短患者的住院时间，改善生存预后，降低致残程度。

对于动脉未完全栓塞的动脉瘤，仍然需要进行手术治疗。

（二）血流导向装置

常规栓塞方案对于复杂、宽颈、分叉和梭状的动脉瘤往往很难获得理想的治疗效果。将自动扩张的支架置入动脉可使血液远离动脉瘤，从而降低动脉瘤内的血液压力，降低再出血的风险。这是一种极具挑战性的高风险操作技术。

（三）治疗方案决策的依据

需考虑患者年龄、动脉瘤的大小与形状、动脉瘤的位置、患者的神经功能、患者的既往病史。

（四）调查研究

计算机断层扫描血管造影联合数字减影血管造影（digital subtraction angiography，DSA），可快速准确定位动脉瘤（对确定动脉瘤的位置至关重要），以及动脉瘤的大小（包括动脉瘤颈的大小）、形状和邻近血管的方向。

（五）动脉瘤栓塞术后护理要点

1. GCS 评估。

2. 严密监测生命体征。

3. 观察缺血或血管痉挛的体征和症状（头痛、畏光、呕吐、意识水平降低和意识模糊）。

4. 观察腹股沟穿刺部位是否有血肿或出血。

5. 检查足背动脉搏动，以确保足够的血流灌注。

6. 监测是否出现腹痛、血压降低、红细胞压积降低等可能存在活动性内出血的指征。

十五、脑血管痉挛及并发症

脑血管痉挛是指血管内平滑肌收缩使血管内径变小，导致载瘤血管及其分支的血流减少。

（一）体征和症状

包括：发热、头痛、颈部僵硬、意识水平波动、不同程度的意识模糊、局灶性神经系统症状、放射学检查显示血管直径减小、白细胞计数升高、血压不稳定，50% 的患者不出现症状。

（二）发生率

40%～70% 的患者会出现以上相关症状与体征，大多发生在首次出血后的第 4～12 天。

（三）诊断方法

1. 明显的神经系统临床体征与症状。

2. 放射学检查：血管造影、经颅多普勒超声。

3. CT/MRA。

4. 扫描技术可排除脑积水、水肿或再出血。

（四）治疗方案

1. 手术

手术清除动脉瘤周围的血凝块可能有助于降低血管痉挛的发生率。

2. 药物治疗

使用钙通道阻滞药，如尼莫地平（60mg/4h）可降低钙通道的开放频率，减少钙离子向细胞内流动，从而解除血管痉挛。

3. 内科治疗

(1) 高血压：采取针对性的措施以增加血压，改善脑血流量和大脑灌注压。①液体容量：用等渗生理盐水维持正常血容量；②使用血管活性药物升高血压（在液体容量充足前提下），此种治疗手段在高风险动脉瘤患者中应谨慎使用。

(2) 高血容量：增加全身容量（＞ 3L/24h）以改善大脑灌注压和侧支血流。①增加平均动脉压至 105～120mmHg；②改善收缩压水平至 160～180mmHg；③中心静脉压水平维持在 8～10mmHg；④避免使用葡萄糖溶液，以降低代谢性酸中毒的风险；⑤红细胞压积水平控制在 30%～33%。

4. 呼吸系统

(1) 维持良好血氧饱和度和正常动脉血气值。

(2) 如果呼吸功能障碍，可进行选择性通气。

(3) 避免过度镇静。

5. 循环系统

(1) 补液以维持正常的电解质水平。

(2) 至少每天进行血常规监测。

(3) 心脏功能监测：观察心电图变化（ST 压低、T 波倒置和 QT 间期延长）。

6. 神经系统

(1) 控制癫痫发作。

(2) 严密监测 GCS 评分。

(3) 观察脑血管痉挛的征象。

(4) 记录生命体征：颅内压升高、心动过缓、脉压增大（库欣三联征）。

（五）并发症

1. 死亡率和发病率增高。

2. 脑缺血和脑梗死。

3. 现存的神经功能缺损加重。

十六、颅内肿瘤

大多颅脑肿瘤来自脑实质，主要源于神经胶质支持细胞，即星形胶质细胞、少突胶质细胞、室管膜细胞或小胶质细胞。影响神经元组织的原发性肿瘤较为少见。其他类型的颅脑肿瘤生长于脑膜层、胚胎组织或源于肺、乳腺、肾、前列腺或黑色素瘤的转移性病变。

近年来，随着神经影像学技术的进步和神经科学专家之间交流合作，颅脑肿瘤的诊断水平得到显著提高。

（一）颅脑肿瘤常见的症状与体征

患者在诊断或发病前数年可能会主诉仅出现轻微的症状（如头痛、耳鸣），而在数月或数周内突然出现躯体和认知症状。患者出现的症状多由颅内压增高、肿瘤侵袭和浸润、脑积水、视野丧失、感觉或运动障碍、内分泌功能亢进等引起。症状可为全身性、局限性或由其他部位引起。

1. 头痛（→另见第 8 章的"头痛"）

(1) 虽然头痛是颅脑肿瘤的常见症状，但许多患者完全没有出现头痛。

(2) 无论患者是否出现颅内压升高，其头痛的表现都可能是非特异性的。典型的头痛可能表现为：①晨起醒来时病情加重，持续一天后有所

改善；②因咳嗽、打喷嚏或弯腰而加重；③伴有恶心和呕吐。

(3) 年龄＞40 岁的患者出现新发的、持续性头痛时，应进行详细检查。

2. 全身性体征和症状

(1) 头晕和耳鸣。

(2) 意识模糊。

(3) 短期记忆障碍。

(4) 行为或性格的改变。

(5) 视神经盘水肿。

3. 局部体征

(1) 多达 1/3 的患者可能会出现癫痫发作。

(2) 局灶性神经体征：取决于病变部位，运动和感觉功能的改变，肢体偏瘫，语言功能障碍或失语症，视野丧失。

(3) 内分泌紊乱：闭经，勃起功能障碍。

(4) 脑神经功能障碍，特别是涉及第 Ⅰ 、Ⅲ 、Ⅳ 、Ⅵ 、Ⅷ 对脑神经。

(5) 吞咽困难。

(6) 小脑征象：共济失调、眼球震颤。

（二）诊断方法

1. MRI。

2. 功能磁共振成像：可对大脑进行映射，有利于最大限度地切除病变。

3. CT：识别钙化病变，如生长缓慢的病变、脑膜瘤或少突胶质细胞瘤。

4. PET：一种使用放射性同位素的研究技术（→参阅第 4 章的"正电子发射体层摄影扫描"）。

5. 放射学上确定的特异指征可为组织学诊断提供良好指导。

（三）病理学诊断

虽然神经影像学技术可有效辅助疾病诊断，但理想状态下，活体组织检查将提供更明确的组织学特征。多学科团队对活检结果进行审查，并

考虑其他因素，如患者的年龄、既往病史和生活质量等，然后再决定下一步治疗方案。

（四）治疗

1. 完全切除。

2. 立体定向活检：用于颅脑深部病变的活检，如松果体肿瘤。

3. 手术过程中借助先进的图像导航系统。

4. 立体定向放射外科手术。

5. 肿瘤减压技术（术后患者不应暴露在强光下）。

6. 近年来，随着科学技术和设备的发展与改进，神经外科医生可以切除之前被分级为不可手术的病变 [切除过程中借助 Gliolan®，5- 氨基乙酰丙酸盐酸盐（5-ALA）——这是一种可以使围术期的颅脑肿瘤细胞在紫外线下高度显像的染料]。在许多情况下，这种根治性手术方案可以改善患者术后数月甚至数年的生活质量（→参阅第 9 章的"脑肿瘤的治疗"）。

7. 放疗。

8. 化疗（围术期置入卡莫司汀晶片植入剂）。

9. 新的治疗方案：免疫治疗，质子束治疗。

10. 对症治疗。

当患者被诊断患颅脑肿瘤时，治疗方案可能是最重要的一部分。麦克米伦（癌症基金组织）或临床专科护士在患者整体诊疗过程中起重要作用，他们同参与患者治疗与护理的不同学科专家之间保持联系。护士是为患者及其家属提供有效医疗信息和心理支持的重要资源。患者可以获得口头和书面的信息，以及获取可以寻求帮助与支持的联系号码。颅脑肿瘤患者的护理要点是控制症状和心理支持。

十七、脑膜瘤

脑膜瘤是一种由脑膜层发展而来的颅脑肿瘤，占所有脑肿瘤的 15%～30%。约 90% 的肿瘤生长在大脑半球周围、颅骨底部或脑干周围。其余的肿瘤出现在视神经鞘周围和脊髓周围。

脑膜瘤最常发生在中老年人，女性多于男性。

（一）分型

脑膜瘤依据肿瘤的组织学外观、位置和复发的可能性进行分型。主要分为三种类型。

1. Ⅰ级或良性脑膜瘤

此种类型肿瘤生长缓慢，边界清晰，不会侵犯邻近的正常脑组织。该类肿瘤有丝分裂指数较低，瘤体在数年内迅速增大直到被明确诊断。

2. Ⅱ级或非典型脑膜瘤

此种类型肿瘤具有较高有丝分裂指数的细胞，生长速度往往较快。复发与手术切除程度及组织学分级有关。

3. Ⅲ级或恶性脑膜瘤

被称为间变脑膜瘤，该类肿瘤最可能在最初治疗后复发。占所有脑膜瘤的 1%～3%。

（二）预后

手术切除对低级别肿瘤治疗效果显著。恶性脑膜瘤可在首次治疗后的 2～5 年内复发。

（三）致病因素

1. 神经纤维瘤病 2 型：一种罕见的影响皮肤和神经系统功能的遗传性疾病。患者可能发展为多发性脑膜瘤（→参阅第 8 章的"神经纤维瘤病"）。

2. 头部或脊柱的既往放射治疗史，尤其是癌症患儿。

3. 与女性激素水平变化有关，如乳腺癌、更年期（激素替代疗法）、妊娠。

（四）症状

1. 疾病症状取决于脑膜瘤的大小和位置。

2. 视觉改变、听力下降、人格改变和运动障碍。

3. 癫痫发作：发生在 30%～40% 的患者中。

4. 梗阻性脑积水。

（五）诊断

1. MRI 或 CT。

2. 活组织检查。

（六）治疗

1. 手术：切除范围取决于肿瘤大小、位置及累及其他组织的程度。

2. 局部血管栓塞：可减少术中出血。

3. 放疗：可与部分手术联合治疗。

4. 立体定向放射外科治疗：作为一种单一的、高剂量的、局限的辐射束注入肿瘤。越来越多地应用于较小的病变。

5. 保守治疗：老年患者可能无法从手术中获益，特别是当病变很小、患者症状较轻或肿瘤生长缓慢时。

十八、胶质瘤

（一）原发性中枢神经系统肿瘤的分类

基于肿瘤起源的细胞类型，中枢神经系统肿瘤的病理生理学分类很复杂。脑肿瘤是最常见的原发性中枢神经系统恶性肿瘤，脊髓肿瘤仅占原发性肿瘤的 10%～15%。

（二）胶质瘤

用于描述原发性脑肿瘤的总称，包括星形细胞瘤、少突胶质细胞瘤、室管膜瘤和小胶质细胞瘤 / 淋巴瘤。它们都来自脑组织内的胶质细胞或支持细胞。

神经胶质瘤根据 WHO 分级系统、细胞的恶性程度以及它们引起坏死和出血性病变的水平进行分类（1 级恶性程度最低，4 级最差）。

（三）星形细胞瘤

1. 星形细胞瘤约占所有原发性脑肿瘤的 70%。它们通常出现在大脑半球内，但也可能出现在脊髓。

2. 肿瘤的发病率为每年 2～3/10 万。

3. 1 级和 2 级肿瘤通常分化良好，而 3 级和 4 级肿瘤表现出更高水平的坏死和血管变化。

4. 最恶性的神经胶质瘤被称为多形性胶质母细胞瘤，难以治疗。

5. 胶质母细胞瘤可以是原发性的，也可以是继发性的，多数为低级别肿瘤恶化转化而成，预后一般较差（表 9-4）。

（四）少突胶质细胞瘤

1. 约占原发性脑肿瘤的 5%。

2. 由中枢神经系统中的少突胶质细胞产生，少突胶质细胞负责在轴突周围形成髓鞘。

3. 它们通常是生长缓慢的肿瘤，多数发生在额叶 / 颞叶。

4. 治疗采用手术治疗。一些少突胶质细胞瘤由一种特殊的基因构成，对化疗敏感，因此预后明显更好。

（五）室管膜瘤

1. 起源于室管膜神经胶质细胞，约占所有脑肿瘤的 6%。

2. 可发生于成年人，但在儿童中更为常见。可以（通过脑脊液）扩散到脊髓。

3. 脊髓室管膜瘤占所有原发性脊髓肿瘤的 50% 以上。

（六）原发性中枢神经系统淋巴瘤

1. 在原发性脑肿瘤中占比＜1%，在免疫抑制患者中更常见，例如器官移植或艾滋病毒感染

表 9-4　胶质瘤预后

肿瘤分期	治　疗	5 年生存率
低级别星形细胞瘤（1 级和 2 级）	放射手术	50%～60%
高级别星形细胞瘤（3 级和 4 级）	综合治疗	＜ 5%
少突胶质细胞瘤	手术＋放疗	56%～80%
室管膜瘤	手术＋放疗	45%～80%
脑膜瘤	手术	45%～80%
中枢神经系统淋巴瘤	综合治疗	3%

患者。

2. 主要治疗方式为化疗。放疗可用作二线治疗。

拓展信息

[1] Brain & Spine Foundation (2017). Brain and spinal tumours. ✎ https://www.brainandspine.org.uk/our-publications/booklets/brain-tumour/

[2] Macmillan Cancer Support (2020). Brain tumours. ✎ https://www.macmillan.org.uk/cancerinformation-and-support/brain-tumour

十九、垂体腺瘤

垂体是大脑底部的一个小椭圆形腺体，位于视交叉下方。它分为两部分：前部和后叶。垂体腺瘤按其分泌的激素类型进行分类。

垂体前叶产生：①生长激素；②催乳素：刺激产后乳汁分泌；③促肾上腺皮质激素（adrenocorticotrophic hormone，ACTH）：刺激肾上腺分泌激素；④促甲状腺激素（thyroid-stimulating hormone，TSH）；⑤促卵泡激素（follicle-stimulating hormone，FSH）；⑥促黄体激素（luteinizing hormone，LH）：刺激卵巢和睾丸。

垂体后叶产生：①抗利尿激素：减少肾脏排泄尿液；②催产素：在分娩时刺激子宫收缩和产后分泌乳汁。

（一）垂体腺瘤

1. 垂体腺瘤占所有脑肿瘤的近 10%。多见于青年或中年患者。

2. 肿瘤可为良性或恶性。

3. 恶性肿瘤侵入周围的脑组织，产生相应组织结构受压的表现。

4. 垂体肿瘤可分为功能性腺瘤或无功能性腺瘤。

5. 功能性腺瘤会释放过量的激素，例如，生长激素、泌乳素。

（二）体征和症状

1. 内分泌临床表现和垂体周围组织结构受压表现。

2. 视觉障碍或双颞侧偏盲。

3. 内分泌失调：闭经、阳痿。

4. 生长激素分泌过度：巨人症（青春期前）。

5. 肢端肥大症、高血压和糖尿病。

6. 分泌 TSH 的肿瘤：破坏正常的新陈代谢。

7. 分泌 ACTH 的肿瘤：库欣综合征、体重增加、面部毛发、沮丧。

8. 分泌 FSH 或 LH 的肿瘤：不育。

9. 垂体后叶肿瘤：尿崩症。

（三）诊断

1. CT 扫描：显示蝶鞍区异常。

2. 磁共振成像扫描。

3. 视野检查。

4. 常规血液和内分泌水平检查。

（四）治疗方案

1. 手术

(1) 经鼻蝶垂体切除术：通过蝶窦进入垂体的基部。

(2) 较大肿瘤选择开颅手术。

2. 药品治疗

(1) 溴隐亭或卡麦角林抑制催乳素的产生。

(2) 类固醇替代治疗（氢化可的松）：垂体功能减退症患者，必须在术前开始补充，同时术后在内分泌医生指导下逐步减量。

3. 放射治疗或立体定向放射外科

（五）并发症

1. 垂体瘤卒中：急性发作的眼肌麻痹、失明、昏迷、死亡率较高。

2. 电解质紊乱。

3. 术中并发症。

4. 出血。

5. 大多数患者术后需要激素替代治疗。

二十、听神经瘤

一种生长缓慢的良性肿瘤，多发生于第Ⅷ脑神经（前庭耳蜗/听觉）内耳道段，负责平衡和听力。起源于内听道前庭神经鞘膜的施万细胞。女性多于男性，发病年龄多在30—60岁不等。

（一）病因

1. 未知。

2. 约5%是遗传的，称为"Ⅱ型神经纤维瘤病"。

3. 年轻人也可能表现出其他类型的神经瘤，特别是在皮肤上。

（二）早期症状

1. 耳鸣。

2. 听力逐渐丧失。

3. 共济失调、眩晕和头晕。

（三）晚期症状

1. 感觉异常和面部肌肉无力。

2. 声音嘶哑和吞咽困难。

3. 脑积水。

4. 头痛。

5. 颅内压增高的体征和症状。

（四）检查

1. CT 扫描。

2. MRI 扫描。

3. 听力测试。

（五）治疗

治疗方案取决于肿瘤的大小和位置。

1. 保守治疗：小的、生长缓慢的肿瘤可能不会进展引起症状，因此需要密切监测。

2. 立体定向放射治疗：伽马刀，将高剂量辐射引导至肿瘤，保留周围组织和功能。

3. 手术：可以使用开颅、经迷路、乙状窦后和中颅窝入路。

4. 双侧病变将需要不止一次的手术。

5. 放射疗法：如果及早诊断和治疗，非常有效。

6. 可以在术前鼓室内注射庆大霉素或帮助有

前庭症状的患者（对眩晕和恶心症状无效）。

7. 听觉脑干植入：对未进行听力保留的患者作为一种推荐手段来提高患者听觉功能。

（六）并发症

1. 脑神经损伤。

2. 面神经损伤，可能是暂时的或永久性的。面神经损伤者可以考虑进行修复手术（面部 – 舌下吻合术）。

3. 角膜反射减弱或消失（导致角膜溃疡）。可使用功能性辅助工具，例如眼药水、眼睑裂片和金属固定物等插入眼睑有助于防止角膜溃疡。

（七）转移性脑肿瘤

1. 约 1/3 的脑转移患者尚未接受过治疗前被诊断出患有癌症。神经系统症状可能是他们生病的第一个迹象，尽管主要病变部位并不在此。

2. 多发性脑肿瘤更可能是转移性病变。

3. 男性：80% 的转移性肿瘤从肺部、肠道或肾脏扩散而来。

4. 女性：80% 的病变来自乳房、肺、结肠或皮肤。

5. 管理的重点是通过手术或放射外科进行积极的局部治疗，并进行随访放射治疗。

6. 长期生存率受年龄和患者既往发病情况的影响。

7. 在根治性手术之前，必须定位原发灶。

治疗方案

包括：①类固醇：地塞米松有助于减少周围血管水肿；②放射治疗；③手术；④综合治疗；⑤治疗继发性脑肿瘤的主要目的是尽可能地改善症状和患者的生活质量。

二十一、脊柱肿瘤

脊柱肿瘤占原发性中枢神经系统肿瘤的

10%～15%。

（一）病理

1. 硬膜外、硬膜内 – 髓外和髓内病变。

2. 从椎体侵入的外源性肿瘤。

3. 肿瘤按其组织学基础分类，例如，室管膜瘤、星形细胞瘤、脑膜瘤。

4. 很大一部分是转移性的，最常见于乳腺、肺、前列腺、淋巴瘤和骨髓瘤。

（二）症状

1. 背痛：可能是剧烈的、进行性的，通常是神经性的。

2. 神经功能障碍：共济失调、步态不稳、麻木和刺痛。

3. 自主神经功能障碍：尿潴留、失禁、便秘。

（三）诊断

1. 病史与出现的体征和症状相结合。

2. 神经系统检查。

3. CT 和 MRI 扫描。

（四）并发症

1. 神经功能障碍：尤其是运动体征。

2. 诊断延迟：需要有疑似指标。

3. 脊髓压迫。

（五）医疗管理

1. 手术

图像引导活检，以便为未来的治疗做出决策。①通过椎板切除术和脊柱融合进行全切除以维持脊柱稳定；②放疗后进行部分减瘤；③椎体切除术：切除椎体并用钛制脊柱保持架保持神经功能。

2. 放射治疗

类固醇和姑息性放疗可能有助于缓解剧烈的

疼痛症状。

（六）预后

1. 取决于患者先前的健康状况。
2. 肿瘤组织学类型。
3. 手术切除的范围。

拓展信息

[1] Tadman, M., Roberts, D., and Foulkes, M. (2019). *Oxford Handbook of Cancer Nursing*, 2nd edn. Oxford: Oxford University Press.

二十二、脑肿瘤的治疗

（一）类固醇

地塞米松可用于减少肿瘤引起的血管源性水肿及放射治疗的不良反应。

放射治疗的不良反应包括肥胖、肌病、糖尿病、皮下出血和口腔念珠菌感染，也可能发生情绪变化，如感觉"兴奋"、过度活跃、抑郁和失眠。

当长期服用类固醇时，建议服用雷尼替丁或兰索拉唑等保护胃黏膜药物。

（二）放射疗法

放射治疗可能是目前治疗脑肿瘤最有效的方法。其是通过直线加速器产生的高能电离辐射束靶向摧毁癌细胞。放射治疗的目的是破坏细胞脱氧核糖核酸（deoxyribonucleic acid，DNA）遗传结构。

放射治疗的机器在不同的电压下运行，一些脑肿瘤的位置可能很深且比较复杂，需要详尽的靶区勾画。

治疗计划在模拟机上进行，当前的扫描与先前的扫描会融合在一起，从而最大限度提高治疗的准确性。准确性是非常重要的，因为波束的瞄准区域是对肿瘤进行高剂量的辐射，同时尽量减少健康组织在有害射线中的暴露。

头罩

对于所有的外部波束辐射治疗，患者在治疗期间静止不动是非常重要的。透明的丙烯酸头罩是实现固定的最佳方法，有利于更加精确地治疗。

每位患者的头罩均由石膏印模单独制作，以使患者能够正常的呼吸和睁眼，但一些患者仍可能感到幽闭恐惧。对于继发性脑肿瘤患者或短期放射治疗的患者，可能不需要模具。

放射治疗可以在手术后单独进行或与化疗联合使用。大多数患者耐受性好，不良反应小。头部放射治疗的不良反应包括：①头痛；②脱发；③疲乏；④皮肤改变；⑤嗜睡；⑥昏睡。

治疗时间取决于患者的年龄和身体状况。治疗周期通常为2～6周。放射科技师与肿瘤科医生分别对患者进行每日与每周监测。患者需每周检查血细胞计数。

（三）化学治疗

化学治疗更常用于复发性疾病，以限制病情恶化并尽量缓解症状。在一些患者的治疗过程中，常作为放射治疗后的辅助治疗，或与放射治疗同时进行。同步放化疗在放疗前约1小时给予化疗片剂。

由于化疗耐药性以及不易透过血脑屏障，使用化学治疗的方法治疗脑肿瘤通常是非常困难的。脑肿瘤患者的所有化学治疗都是姑息性治疗。

在开始任何治疗之前，需要患者知情同意，包括治疗目的、选择、药物疗法和书面信息。在签署同意书之前，患者可提问，并考虑是否采用该种疗法。

（四）化学治疗常见不良反应

1. 血液学毒性

包括①贫血：血红蛋白降低；②白细胞减少：循环白细胞数量减少；③血小板减少症：血小板数量的减少。

2. 骨髓抑制

白细胞减少、血小板减少、贫血。骨髓抑制通常发生在化疗后 7～14 天。如果患者出现发热、感染、瘀青、出血、口腔溃疡或全身不适，则需要检查血细胞计数。

3. 恶心呕吐

①止吐药有助于缓解症状；②建议患者定期服用止吐药，尤其是治疗后 48h；③常用的止吐药物包括格拉司琼、昂丹司琼、赛克力嗪、丙氯拉嗪、多潘立酮和甲氧氯普胺。

4. 味觉改变

如果使用环磷酰胺治疗，患者通常即刻发生味觉改变——在治疗期间给予甜食。

5. 生育率下降

①女性：月经失调、闭经，胎儿有遗传性损伤的风险，因此在化学治疗期间和之后的两年内应避免受孕；②男性：需要告知患者，化疗可导致不育，如果有生育需要，可咨询精子库。

6. 肾功能损害

一些药物如果不能完全排泄，可能会损害肾脏。治疗前肾脏功能必须良好，并在整个治疗过程中密切监测肾脏功能。

7. 脱发

并非所有的化学治疗方案都会导致脱发，但脱发可能是治疗过程中最令人痛苦的方面。

二十三、较新的治疗方案

分子生物学、基因组学和蛋白质组学领域的研究和发展促进了所有类型脑肿瘤的治疗进展，并提供更多的选择。

（一）Brainlab 颅脑导航

帮助神经外科医生在手术过程中"定位"重要结构的位置。外科医生使用微创技术在颅骨上切一个较小的开口，实时引导直接到达病变部位，有助于保护正常的脑组织。

（二）术中 MRI 或 CT

影像引导在手术室发挥重要作用。外科医生在缝合切口、将患者送回病房之前，切除更多的异常组织，改善临床决策。

（三）机器人手臂

类似于机械臂，在手术过程中为外科医生提供帮助，从而精准地定位大脑的病变或异常部位，保护其他重要的解剖结构。

（四）药物治疗

1. 替莫唑胺

一种从达卡巴嗪中提取出的烷基化剂，口服给药。通常耐受性良好，不良反应很小，包括偶尔骨髓抑制、恶心和嗜睡。

2. PCV

一直以来 PCV 作为治疗脑肿瘤的主要化疗药物，由三种药物组成。

(1) 丙卡巴肼：口服给药，偶尔会产生一些不良反应，如恶心、呕吐、腹泻、皮疹、流感样症状，有时还会出现头晕。不良反应通常不会持续太久，耐受性会在几天内出现。

服用丙卡巴肼时，患者必须避免食用某些食物，包括奶酪、酸奶、肉汤、腌制鲱鱼、蚕豆荚、酒精、鸡肝和香蕉。进食这些食物可能会引起过敏反应和恶心。

(2) 洛莫司汀（CCNU）：以胶囊的形式给药，

可能会引起恶心呕吐。服用止吐药后通常可以得到有效缓解。

(3) 长春新碱：一种长春花生物碱，源自南美长春花植物。静脉注射给药，不良反应通常包括脱发、便秘、骨髓抑制、肌无力以及轻度恶心呕吐。

3. 卡铂

使用替莫唑胺和 PCV 治疗后效果不理想时，其作为三线药物使用。静脉注射给药，不良反应包括骨髓抑制、恶心、呕吐、电解质紊乱和周围神经病变，治疗当晚可能需要留院观察。当所有其他治疗均失败时，患者通常需要使用卡铂。

当作为三线药物给药时，这种化疗效果通常会很低。

（五）发展前景

目前工作的重点集中于针对特定分子靶标的抗体或抑制性分子，例如血管生成抑制药，生长因子受体抑制药和血管靶向药。

未来可能将这些疗法与现有的常规细胞毒性疗法相结合。另外，人们同样对单克隆抗体、免疫毒素和基因疗法的开发感兴趣。

（六）基因治疗

目前有一项针对单纯性疱疹病毒的随机对照试验，其已被基因治疗咨询委员会（Gene Therapy Advisory Committee，GTAC）批准，该疗法仅用于治疗复发性多形性胶质母细胞瘤患者。

在 DNA 的控制下，人类细胞分裂一般在成年后停止，但由于某种原因，有些细胞不会停止分裂，导致肿瘤和癌症的发生。

单纯性疱疹病毒具有与人类细胞相同的生物生长分裂器，通过操作将其移除，使之不能再进行复制。癌细胞包含病毒缺失的确切序列 – 这是允许病毒繁殖的重要成分。该病毒通过颅骨钻孔注入大脑。活动性疱疹病毒复制速度比癌细胞快。一旦癌细胞被破坏，病毒就不会再破坏正常的脑组织。

在任何患者开始试验之前，都会进行大量的筛查和调查。该试验分四个周期进行，并进行严格的随访。

（七）Gliadel® 植入物

1. Gliadel® 晶片（卡莫司汀晶片植入物）是可生物降解聚合物，含有 7.7mg 卡莫司汀药物。

2. 手术结束时，将晶片插入术腔中，卡莫司汀可直接释放到肿瘤中。

3. 晶片无须移除，在 2～3 周内缓慢溶解，将化疗药物直接释放到肿瘤细胞周围，从而克服血脑屏障。

4. 不会引起任何骨髓抑制或其他全身毒性反应。

5. 这些晶片被批准用于治疗原发性和复发性恶性胶质瘤。

6. Gliadel® 晶片已被证明可延长恶性胶质瘤患者 20% 的生存时间。

二十四、脑脓肿

当细菌或真菌感染影响大脑的某些部位时，即可发生脑脓肿。随着感染的发展，感染灶被包裹，产生压力症状，并伴有相应的颅内压升高的症状和体征。在年幼的儿童中，脓肿的形成与先天性心脏病有关，但由于局部病理学因素也可能发生在任何年龄段。

（一）致病因素

1. 急性额窦炎。
2. 严重的耳部感染。
3. 静脉用药。
4. 牙齿感染。

5. 穿透伤或外科手术后的颅骨骨折。

6. 很多情况下，可能永远无法鉴别出感染源。

7. 继发感染源可能来源于肺（肺炎），肾脏（肿瘤、尿路感染），心脏（细菌性心内膜炎），HIV。

（二）发生率

在较不发达国家，脓肿的形成可能是由结核病和胃肠道感染引起的。

（三）症状

1. 症状可能会较为隐匿或急剧地发展。

2. 症状取决于脓肿的具体位置。

3. 颅内压升高的症状和体征：头痛、呕吐、意识模糊、意识水平改变、癫痫发作。

4. 局灶性神经系统体征：偏瘫、失语症。

5. 感染体征：发热和疲乏。

（四）诊断

1. 血培养。

2. CT 或 MRI（使用造影剂）可能显示炎症、坏死和积脓区域。

3. 组织活检以明确感染微生物。

4. 如果有视盘水肿的体征，则禁用腰椎穿刺。

（五）病理生理

1. 脑脓肿通常由混合微生物（通常是厌氧菌）引起。

2. 真菌：隐球菌、念珠菌、曲霉菌。

3. 细菌：链球菌、肺炎球菌、脑膜炎球菌。

4. 艾滋病患者：结核分枝杆菌。

（六）治疗

1. 留置经外周置入的中心静脉导管（peripherally inserted central catheter，PICC），给予静脉抗生素治疗。

2. 抗真菌药物。

3. 颅内压升高的对症治疗。

4. 重症监护。

5. 清洁牙齿。

6. 鼻窦减压。

（七）如果出现以下情况，可能需要进行手术

1. 颅内压升高伴有急性神经系统体征。

2. 静脉注射药物治疗脓肿无效。

3. 脓肿破裂。

预后

①如果诊断延迟，会增加死亡率；②高度残疾；③取决于脓肿的位置。

（八）并发症

1. 脑膜炎。

2. 癫痫发作。

3. 神经功能障碍以及失能。

4. 感染复发。

5. 抗生素耐药性。

6. 抗生素的不良反应。

二十五、脑积水

脑积水由脑脊液产生过多、吸收障碍或颅内压增高导致脑室循环受阻引起。生理情况下，24 小时产生 500ml 脑脊液。成年人脑脊液的平均循环容量为 120～150ml。脑脊液平均每天循环 3 次。脑室内脑脊液压力升高导致脑血容量减少和颅内压增高。

（一）脑积水类型

1. 交通性脑积水：脑脊液经过脑室与蛛网膜下腔流出，但存在吸收障碍，如矢状窦血栓形成

累及蛛网膜颗粒。

2. 非交通性／阻塞性脑积水：是指脑室系统内脑脊液循环阻塞，如室管膜瘤或听神经瘤高血压。

3. 特发性颅内压增高（idiopathic intracranial hydrocephalus，IIH）：以往曾称为良性颅内高压（benign intracranial hypertension，BIH），是一种脑脊液增多但压力正常的综合征，多见于女性，可导致视力障碍、记忆减退、共济失调和尿失禁（→参阅第 6 章的"颅内压升高与脑疝"）。

（二）病因学

1. 蛛网膜下腔出血。

2. 肿瘤：颅后窝病变，室管膜瘤。

3. 小脑出血或梗死。

4. 脑膜炎／脑炎，中脑水管梗阻。

5. 遗传性疾病：Dandy-Walker 综合征，小脑扁桃体下疝畸形，导水管狭窄。

6. 感染：弓形虫病。

7. 尚有许多情况未发现潜在的诊断。

（三）临床特点

1. 颅内压增高的症状和体征。

2. 头痛、呕吐、视盘水肿。

3. 上视障碍，复视。

4. 意识改变。

5. 失明：视神经损伤。

6. "落日征"：婴儿眼球下悬于眼睑下方。

7. 痴呆和注意力不集中。

8. 学习困难。

（四）诊断

1. CT 扫描。

2. 磁共振检查。

（五）短期治疗

1. 脑室外引流（EVD）或腰大池引流脑脊液。

2. 腰椎穿刺持续引流（特发性颅内低血压）。

（六）长期治疗

1. 脑室－腹腔分流术或腰大池－腹腔分流术。

2. 脑室镜下第三脑室造瘘术：通过在第三脑室造瘘将脑脊液循环至基底池。

3. 乙酰唑胺：降低脑脊液产生率（不良反应多）。

4. 可调压式分流管：通过体外磁性调控工具调节压力值。

二十六、分流术后并发症

（一）并发症

1. 分流感染

(1) 分流感染是分流故障的常见原因。

(2) 分流感染诊断是困难且受多方面影响的。感染通常是由于手术过程中被凝固酶阴性金黄色葡萄球菌污染所致。

(3) 症状包括乏力、易怒、食欲减退、全身疼痛、轻度感染、尿路感染。

(4) 血培养与脑脊液培养可能为阴性。

治疗

(1) 常规实验室检查，包括 C 反应蛋白和白细胞计数。

(2) EVD 立即缓解急性症状。

(3) 全身应用抗生素。

(4) 移除或调整分流装置。

(5) 分流修复后可完全、快速的康复。

2. 分流过度

(1) 脑脊液经脑室循环的速度快于产生的速度。

(2) 患者头痛（有时称为低压头痛），头晕（卧位坐起后症状更明显）。

(3) 突然的过度引流可导致脑室塌陷，颅骨血管撕裂出血而出现硬膜下血肿。

(4) 慢性分流过度使脑室缩小，CT 显示呈缝隙状，并影响分流功能。

(5) 分流阀压力高与低均可能导致过度引流。

治疗

(1) 移除或调整分流阀。

(2) 安置临时的体外脑室引流（→参阅第 9 章）。

(3) 调节不同的分流阀压力并非都是有效的。

3. 分流不足

(1) 脑室末端导管堵塞或组织堵塞分流管出口。

(2) 分流管打折或断开连接（部分分流装置是一体式的）。

(3) 婴儿头围增大、囟门凸起、癫痫、头部与颈部静脉凸起均可能提示分流障碍。

(4) 不同患者临床表现不同，父母或照护者也许能够区分出与其他疾病症状的不同。

(5) 通常是在感冒等疾病之后逐渐发作。具体症状包括腹部压痛、分流部位周围疼痛或肿胀、逐渐易怒、破坏性或反社会行为。

(6) 通常在早上起床前头痛更严重。

(7) 阻塞可能是致命的，特别是当诊断或治疗有延迟时。

(8) 有时部分调整分流装置是可行的。

治疗

(1) 安置临时的脑室外引流缓解压力。

(2) 为期几天的颅内压监测，以评估最佳的治疗方案。

(3) 动态 CT 检查。

(4) 移除或调整分流。

随访治疗

(1) 常规 CT 检查。

(2) 指导患者分流堵塞的症状和体征相关内容。

(3) 将患者转诊至专科护士，为患者在社区提供支持和指导。

（二）预后

1. 分流术后第 1 年分流堵塞发生率最高。

2. 50% 的患者在 10 年内至少需要调整一次分流装置。

二十七、脊髓损伤

脊柱和脊髓损伤（spinal cord injury，SCI）可能发生于加减速损伤引起的过度受力事故之后：①过屈：压迫椎体，损伤后纵韧带和椎间盘；②过伸：椎体后部骨折和前纵韧带损伤；③头部过度旋转：压缩性骨折、后韧带断裂和关节骨折/脱位；④脊柱及软组织的变形；⑤轴向载荷：挤压和压缩损伤。

（一）脊髓损伤的病因

脊髓损伤的病因包括：①交通事故；②运动损伤：潜水、球类运动；③安全事故：从楼梯、树木、梯子上摔下来；④工作事故：穿透伤、挤压伤。

1. 脊柱损伤

骨折：可能是简单骨折、压缩性骨折或楔形骨折。①无骨折脱位；②骨折/脱位；③骨折伴半脱位。

2. 脊髓损伤

脊髓损伤会对患者的独立性和长期的生活质量产生毁灭性的影响。C_5 以上的高颈髓损伤会导致膈肌功能丧失，需要一定的呼吸支持。C_8 以上的颈椎损伤会影响肋间肌的功能。功能的丧失可以是永久性的，也可以是暂时性的。

(1) 四肢瘫痪：涉及一个或多个颈段，并影响双腿、上肢、肠道和膀胱功能。

(2) 截瘫：累及胸区、腰椎区或骶区，导致下肢功能、肠道功能和膀胱功能丧失。

（3）不完全损伤：保留某些感觉或运动通路（可能是中央、外侧、前部或外周）。

（4）脊髓完全损伤：感觉和运动功能完全丧失。

（二）流行病学

1. 15% 创伤性脑损伤也可能伴有脊髓损伤。

2. 35% 脊髓损伤患者可并发创伤性脑损伤。

3. 创伤性脑损伤的严重程度与损伤程度成正比。

4. GCS ＜ 14 分患者伴有颈椎和脊柱损伤的发生率较高，其中在 GCS ＜ 8 分的患者中发生率最高。

5. GCS ＜ 15 分的患者完成适当的检查之前，有必要采取脊柱预防措施。

（三）诊断标准

如果有脊柱损伤但不能排除脊髓受累，则诊断为"潜在的"脊髓损伤。如果排除椎间隙，诊断为"未明确的"脊髓损伤。高达 10% 存在脊髓损伤的患者在初次入院时被漏诊或误诊。

1. 在确诊方面存在的问题

（1）未能识别不同的损伤机制，特别是在 55 岁以上的患者中。

（2）缺乏彻底的检查。

（3）未在恰当的时间进行 CT/MRI 检查。

（4）未能识别脊髓损伤互不相连的症状。

（5）脊椎间隙异常。

（6）昏迷患者。

（7）镇静 / 酒精或药物滥用。

（8）多发性创伤。

（9）现存的神经系统问题。

2. 昏迷患者脊髓损伤的关键指征

（1）四肢无力 / 大便失禁 / 骨折部位无夹板固定。

（2）腹式呼吸（病变较重）。

（3）尿失禁和阴茎勃起（男性患者）。

（4）低血压（无容量不足 / 器官衰竭 / 既往病史）。

（5）心动过缓（病变较重 / 无创伤性脑损伤）。

（6）条件反射缺失、减少或异常（取决于损伤水平）。

（7）脊髓休克（损伤程度低于功能完全丧失），可将神经损伤评估延迟至损伤后至少 6 周。

3. 脊椎曲度和稳定性

脊髓损伤或脊柱手术后未能维持脊柱的有效曲度将加剧神经功能损伤。包括以下方法。

（1）脊椎牵引：应用针道 /halo vests 支具护理、牵引重量。

（2）颈托：尺寸、舒适度、维护、皮肤护理、颅内压的影响。

（3）必须了解如何测量硬颈托的尺寸，并了解不同的制造商。

4. 初步管理

（1）C_4 以上损伤患者需要谨慎插管。

（2）C_4 以下损伤患者可能需要呼吸支持和氧疗。

（3）低血压和心动过缓勿与创伤性脑损伤或低血容量相混淆，避免大量补液。

（4）侧身时需固定整个脊柱。

（5）二次检查：确定脊髓损伤后的感觉和运动水平。

（6）注意任何药物或酒精使用的迹象，以免影响评估。

拓展信息

[1] Harrison, P. (2000). *Managing Spinal Injuries: Critical Care*. London: Spinal Injuries Association.

二十八、急诊与急症护理

脊髓损伤的特级护理管理

（见 Harrison，2000）

要点 1：确诊后应尽快转至指定的脊髓损伤中心（24h 内）

脊髓损伤患者快速转运至专科治疗中心，是降低损伤和并发症最有效的方法。

要点 2：预防由于不恰当的外力、缺氧或循环不足造成的继发性损伤

(1) 必须保护脊柱直到患者恢复意识，以便进行全面的神经系统评估。

(2) 医务人员决定是否停止预防措施。

(3) 脊髓损伤患者的手术和活动只有在与脊髓损伤中心协商后才能进行。

(4) 在所有护理、医疗干预和转运过程中保持脊柱功能位。

(5) 即便在静态模式下，也禁止使用动态充气床垫。

(6) 创伤性脑损伤患者可以使用反向特伦德伦伯（Trendelenburg）卧位，床头最大抬高 15°。

(7) 监测血压和脉搏，保持氧饱和度为 100%。

(8) 恰当管理颈椎牵引 /Halo 重力牵引 / 颈托。

(9) 识别颅内压升高：检查颈托的尺寸和安装是否正确；松开颈托，如果在 15min 内没有改善，则应重新使用；医护人员打开颈托后，可以观察颈椎情况。

(10) 所有医护人员都应具备识别和记录脊髓损伤引起的运动和感觉障碍的能力。

要点 3：减少深静脉血栓（DVT）和肺栓塞（PE）的发生

(1) 确诊 24h 内给予预防性抗凝。

(2) 使用合适尺寸的长筒抗血栓弹力袜或抗血栓压力泵。

(3) 与康复人员合作，提供肢体被动运动每天 2 次。

(4) 患者仰卧时将下肢放于枕头上，以促进静脉回流。监测是否有发热或肢体肿胀。

要点 4：管理脊椎休克的影响

(1) 整个瘫痪区域血管张力的丧失，为脊髓休克的诊断提供依据（低血压、心动过缓）。

(2) 及时给予静脉输液和血管活性药物。

(3) 基于观察记录的动态趋势进行监护或采取行动，而不仅仅根据数值。

(4) 监测体温。由于周围环境温度的影响，实际体温可能比正常体温低 10℃。处理对非瘫痪区域的明显发热或低体温体征，此时不考虑核心温度。

要点 5：预防由于迷走神经过度兴奋和最初的"无肠内需求"引起的胃溃疡

(1) 根据既往病史进行风险评估。

(2) 在 24h 内开始预防性保护胃。

(3) 评估患者是否在 48h 后开始肠内喂养。

(4) 开始肠内喂养并确认吸收后，继续胃保护。

要点 6：预防因过早开始肠内喂养而引起的长期麻痹性肠梗阻和呕吐

(1) 患者必须在 48h 内保持肠内"零"状态，并重新评估。

(2) 监测肠蠕动的恢复和腹围。

(3) 除非有临床指征，否则避免使用鼻饲管。

(4) 逐步使用肠内营养。

(5) 评估营养状况，如果营养不良，提供全胃肠外营养。

要点 7：预防因便秘导致直肠过度膨胀而引起肠穿孔

(1) 在 24h 内进行经直肠检查，以确定括约肌状态和有无粪便。

(2) 在括约肌松弛的情况下，每日用手指清除粪便。

(3) 存在括约肌反射时，每天 / 隔天使用直肠兴奋剂和直肠指征刺激。

(4) 根据 SCIC 的建议使用口服通便剂和大便软化剂。

(5) 不使用大容量灌肠。

要点 8：预防压力性损伤

(1) 实施 2～4 小时翻身方案或使用电动翻身床。

(2) 检查所有皮肤表面时必须拆除颈托、夹板，每天至少检查一次皮肤。

(3) 使用足部固定夹板时需有医嘱。

要点 9：改善通气和灌注，促进体位引流

(1) 定期翻身有助于胸腔分泌物的排出，每 2 小时翻身至 30° 为理想体位。

(2) T₆ 段以上病变，口咽 / 气管吸痰可诱导刺激血管迷走神经，诱发心源性晕厥。应监测脉搏并使阿托品处于备用状态。

(3) 监测缺氧、高碳酸血症、呼吸疲劳和睡眠呼吸暂停。

(4) 监测腹胀，腹胀会挤压横膈膜而影响呼吸。

要点 10：防止膀胱膨胀，保持尿液引流通畅，防止尿液沉淀和导尿管堵塞

(1) 入院时留置导尿管，根据要求定期更换。

(2) 导尿管堵塞，应更换导尿管而不是尝试膀胱冲洗。

(3) 避免使用抗生素，除非出现全身症状。

要点 11：预防足下垂、上肢和手指挛缩，以免影响康复

(1) 除非有其他损伤禁忌，否则每天进行 2 次被动运动，并辅以定期复位。

(2) 使用枕头将脚摆放至 90°。

(3) 将患者的手抬高放在枕头上，仔细观察有无重力性水肿迹象。

要点 12：管理脊髓休克的影响

监测体温，并对非瘫痪区域的发热或体温过低现象进行处置，此时无须考虑核心温度。

参考文献

[1] Harrison, P. (2000). *Managing Spinal Injuries: Critical Care*. London: Spinal Injuries Association.

拓展信息

[1] Grundy, D. and Swan, A. (2002). *ABC of Spinal Cord Injuries*, 4th edn. London: BMJ Books.

二十九、长期护理及康复

脊髓损伤的患者需要多学科合作降低并发症的发生，并促使他们尽可能达到生活自理。从重症监护过渡到康复期为患者带来了巨大的压力，患者要重新学习所有日常生活活动。最终目标是使患者能够成功过渡和适应居家生活，理想目标是恢复以往的职业和家庭职责。

（一）心理和情感支持

脊髓损伤患者的心理治疗和支持最初应旨在给予患者及其家属一定的安慰。需要技巧和同理心来支持患者的心理需求——无助、恐惧、焦虑、愤怒、自身形象改变。患者需要医护团队如实地解答他们的问题。

（二）自主神经反射异常

自主神经反射异常是 T₆ 以上脊髓损伤患者的潜在致命并发症。

1. 临床症状
(1) 严重高血压。
(2) 心动过缓。
(3) 严重头痛。
(4) 损伤平面以上皮肤出现潮红或斑点。
(5) 损伤平面以上大量出汗。
(6) 损伤平面以下皮肤苍白。
(7) 鼻塞。

2. 常见原因
(1) 膀胱扩张：通常是由于尿管堵塞。

(2) 肠扩张：便秘或嵌塞。

(3) 压力性损伤、烧伤。

(4) 尿路感染 / 肾或膀胱结石。

(5) 怀孕。

(6) 深静脉血栓或肺栓塞。

(7) 脚趾甲向内生长 / 损伤平面以下的骨折。

3. 管理

(1) 确定并消除自主神经反射异常的原因，让患者放心。

(2) 去除有害刺激，如重新留置尿管（禁忌膀胱冲洗）。

(3) 诱发体位性低血压，坐位或抬高床头。

(4) 药物：硝酸甘油或卡托普利。

（三）肠道管理

1. 肠道护理必须针对患者进行个体化护理。

2. 对于 T_{12} 级以下损伤，人工排便是一种公认的治疗方法。因为此类患者的肠道不会在直肠刺激剂或栓剂的反射作用下排空。

3. T_{12} 段以上损伤的患者通常能够实现良好的反射排便，而无须依赖人工排便。

（四）膀胱管理

1. 膀胱活动减少，会增加沉积和管路堵塞的发生率。

2. 膀胱过度充盈，会导致膀胱内肌肉和神经过度拉伸，使恢复正常反射的可能性降低。

3. 经常改变体位会刺激膀胱，减少尿液沉淀和感染的风险。

（五）呼吸机依赖

1. 医疗技术的最新进展使 C_3 以上的脊髓损伤患者得以生存。

2. 依赖呼吸机的患者需要全面的护理方案，帮助他们重新恢复自理能力。

（六）性功能障碍

1. 受 $S_2 \sim S_4$ 伤害影响。

2. 泌尿科医生可以针对具体问题提供建议，并提供信息和方案。

（七）痉挛管理

"痉挛是身体对局部感知的有害刺激做出反应的先天保护性戒断机制的表现"（Harrison，2000）。它表现为病变水平以下的肌肉突然剧烈收缩。

健康宣教、药物和物理治疗，可以利用痉挛促进患者站立、坐姿转移，受压部位护理或膀胱排空。

（八）组织活力

压力性损伤的预防是重中之重，患者应该很快学会护理自己的受压部位。应评估患者是否有合适的轮椅。

❗ 注意事项：患者在因其他疾病再次入院治疗时尤其容易受到伤害。

（九）技术创新

制造行业一直在与脊柱康复部门合作，以改善和优化患者独立活动的能力。现在已经有一些电池驱动的可穿戴式设备，患者可以通过改变身体重心带动腿部运动。尽管这些设备在康复中心中更常见，但人们在家中的使用也越来越普遍。

三十、退行性脊柱病变与椎间盘突出

1. 退行性脊柱疾病通常与正常的衰老有关。据估计，30 岁以上的成年人至少有 30% 会有一定程度的椎间盘退变，当然并非所有人都会出现症状。

2. 椎骨之间的椎间盘由软骨、纤维组织和髓核组成。随着年龄的增长，椎间盘变弱并最终破裂。椎间盘突出是由于内髓核通过椎间盘撕裂而突出，对神经根造成压力。骨关节炎和椎管狭窄会引起炎症和进一步的压迫。

3. 退行性病变的其他原因可能是感染、肿瘤、关节炎、运动和活动（弯曲、扭转姿势）和先天性畸形。

4. L_4/L_5、S_1 节段是最常见的病变腰椎节段，C_5/C_6 和 C_6/C_7 是最常见的颈椎间盘病变发生部位。

5. 胸椎间盘突出很少见。

6. 退行性脊柱疾病表现为三种形式：①机械性脊椎疼痛；②神经根病：压迫神经根，引起周围神经症状，即麻木、刺痛、无力；③脊髓病：脊髓直接受压；④以上这些因素的结合。

（一）症状

1. 急性、锐痛和（或）慢性疼痛。

2. 运动或感觉变化。

3. 感觉异常。

4. 灵活性降低和僵硬。

5. 脊髓中央受压症状，包括：运动和感觉丧失、膀胱和肠道功能丧失、性功能障碍。

（二）诊断

1. MRI 扫描。

2. CT 扫描。

3. 详细的病史：对患者的治疗很重要，非影像资料。

4. 完整的神经学检查。

（三）治疗

1. 取决于病情的严重程度。

2. 仅短期卧床休息。

3. 轻柔的活动。

4. 物理治疗：提高柔韧性和活动范围。

5. 镇痛 ± 肌肉松弛药。严重者采用硬膜外注射类固醇和阿片类药物可能有效。

（四）手术

适用于有严重疼痛、神经系统体征和症状以及支持临床症状的放射学检查结果的患者。

1. 显微椎间盘切除术

微创技术去除脱垂的椎间盘。

2. 开窗术

移除一扇骨窗，便于接近椎间盘并对神经根进行减压。

3. 椎板切除术

适用于更复杂的病例，需要更宽的切口，去除椎板，分离竖脊肌。

4. 颈椎前路椎间盘切除融合术

前路去除椎间盘碎片，然后将一个或多个节段与骨、塑料或金属融合。

三十一、颈椎病变

颈部区域特别容易受到创伤、退行性变和关节炎的损害。局部损伤会引起神经根受压，导致疼痛和肌肉无力。椎间盘脱垂可侧向影响局部神经根，通常在 C_5/C_6，C_6/C_7 水平或可能正中压迫脊髓（→参阅第6章）。

（一）病因

病因包括：颈椎病、骨关节炎、骨质疏松症、颈椎过度屈伸性损伤。

（二）体征和症状

1. 神经根症状

疼痛位于（某一脊神经后根感觉纤维）皮区，沿受累神经根供应的皮肤区域向下放射。病情发展越快，脊髓受损越严重。

(1) 拇指：C_6。

(2) 中指：C_7。

(3) 小指：C_8。

(4) 通常有颈部机械性疼痛病史。

(5) 神经根痛成为主要主诉。

2. 脊髓症状

通常发作较隐匿。

(1) 主要症状为渐进性功能丧失。

(2) 手部僵硬和麻木 ± 步态和括约肌功能障碍。

(3) 手部症状通常比腿部更严重。

(4) 无症状者并不少见。

(5) 不常见症状。

(6) 通常脊柱疼痛无特殊性。

（三）检查与诊断

1. CT 扫描：狭窄、前凸、椎间隙和骨赘、半脱位。

2. MRI 扫描。

3. 辐射部位：感觉丧失，肌肉无力。

4. 神经根病：反射可能受损或缺失。

5. 脊髓炎：反射可能增加。

6. 运动症状：行走困难。

7. 锥体束征：张力增加，阵挛和踇伸肌反射。

8. 大小便障碍。

（四）管理

包括：①对于保守治疗无效的神经根病，可选择手术治疗；②减压手术；③常规的镇痛药 ± 苯二氮䓬类药物使肌肉松弛；④物理疗法（治疗脊髓症状疗效不明显）；⑤调整颈椎姿势。

1. 手术

(1) 颈部椎间盘切除融合术。

(2) 颈椎椎板切除术。

(3) 前路减压融合术。

(4) 脊柱融合术是最终的方法——钛合金支撑架和整体式前板。

(5) 椎间盘人工髓核置换术。

脊髓型疾病根据缺损程度进行分类（表 9-5）。

2. 术后管理

(1) 记录生命体征。

表 9-5　修改后的 Frankel 分级量表

A 级	运动、感觉功能完全丧失
B 级	运动完全受累，部分感觉保留，包括骶骨保留
C 级	功能完全受累，保留运动
D 级	功能性运动保留
E 级	无神经受累

(2) 脊柱观察：运动和感觉功能，与术前功能、活动范围和感觉进行比较。

(3) 观察伤口是否有过度渗液。

(4) 监测伤口引流量（通常术后 24h 内）。

(5) 提供适当的镇痛。

(6) 遵医嘱进行活动。根据术前失能程度，鼓励患者在病情稳定后尽早活动。

(7) 7～10 天后拆除缝合线。

注意事项：部分患者可能会在术后立即出现短暂的吞咽困难，应观察误吸征象。转诊至语言康复治疗。

三十二、腰椎管区病变

椎间盘突出是急性和慢性腰痛的主要原因。外侧椎间盘突出会压迫经受累平面以下孔出的神经根，如 L_3/L_4 椎间盘病变会压迫 L_4 神经根。椎间盘偶尔会突出压迫马尾（→参阅第 6 章的"颅脑手术术后"）。

（一）病因

1. 职业

(1) 搬重物：工程、救护车服务。

(2) 静态姿势：电脑职员、电话接线员、超市收银员。

(3) 低头弯腰姿势：护士、医生、牙医。

2. 既往史

(1) 强直性脊柱炎等先天性畸形。

(2) 骨关节炎。

(3) 骨质疏松症。

(4) 吸烟、酗酒和肥胖。

（二）体征和症状

1. 神经根病诊断特征

(1) 坐骨神经痛。

(2) 腿疼比腰痛更为严重。

(3) 患者咳嗽或打喷嚏时疼痛加重。

(4) 运动加重腿痛（椎管狭窄）。

(5) 疼痛延伸至皮节末端：① L_4/L_5 脚趾；② L_5/S_1 小腿；③ L_3/L_4 膝盖和胫骨；④脊髓病由脊髓而非单一神经根受压引起的流行病症状。

(6) 经常不知不觉发作。

(7) 活动受限。

(8) 进行性功能丧失和肌肉萎缩。

(9) 僵硬和共济失调。

2. 检查

(1) 影像学：躯干／单腿／膝盖以下。

(2) 感觉异常。

(3) 神经根分布感觉障碍：皮区感觉减退。

(4) 真正的运动症状并不常见，运动功能障碍常见于肌瘤。

(5) 排尿困难。

(6) 评估疼痛部位和活动程度。

(7) 直腿抬高：对脊髓／神经根产生压力。

❶ 鉴别诊断肾脏疾病、主动脉瘤、周围血管疾病、髋关节或膝关节骨关节炎。

（三）管理

包括：①保守治疗；②许多患者会经历低级别、持续但可忍受的疼痛，此症状偶尔会在几天或更长时间内加剧；③单纯止痛：使用热疗法以增加柔韧性和活动范围，或用冷疗法冰袋以控制炎症扩散；④非甾体抗炎药和苯二氮䓬类药物；⑤卧床休息，短时间内只进行轻柔的活动；⑥理疗和锻炼：散步、游泳；⑦改变活动方式以避免繁重的体力活动；⑧替代疗法：脊椎指压疗法或整骨疗法。

1. 手术

(1) 椎板切除术，椎间盘切除术，开窗手术。

(2) 腰椎融合术。

(3) 人工椎间盘置换术——维持腰椎的正常活动。

2. 理想的行手术患者

具有以下特点：①年轻，病史短；②以腿痛为主；③体征稳定；④明确的影像诊断；⑤态度积极。

术前对患者进行复查，以评估其缺损程度和预后水平。重要的是，患者对康复有合理的期望，因为持续的神经根损伤可能会使患者产生一定程度的残疾，这需要强化的物理治疗方案，可能会继续限制他们的行动能力、生活方式和恢复正常功能。

3. 术后管理

(1) 记录生命体征。

(2) 脊髓观察：运动和感觉功能（→参阅第3章的"格拉斯哥昏迷指数"）。

(3) 观察伤口是否有大量渗液。

(4) 引流管通常在术后24小时取出。

(5) 监测尿量。如果怀疑有尿潴留，应在行残余导尿前使用膀胱扫描仪评估尿量。

(6) 缝线通常在术后7～10天拆除。

(7) 在麻醉后，只要临床条件允许，患者应尽早下床活动。指导患者减少卧床，尽量降低对伤口的压力。

(8) 应该建议患者避免长时间保持坐位。

(9) 如果患者排尿困难，应通知医生并进行完整的神经系统检查。

三十三、小脑扁桃体下疝畸形——后脑疝

1. 在 19 世纪后期被 Arnold 和 Chiari 两位医生定义为一种疾病（1894）。

2. 真实的发病率尚不清楚，但 MRI 扫描显示它比以前认识到的更常见。

3. 对女性的影响比男性更大。这是由于颅骨和小脑的结构缺陷导致小脑扁桃体通过枕骨大孔脱出的一种情况。可有不同程度的疝和残疾，根据上颈椎管下扁桃体疝的程度，或是否因出现喉鸣或脊髓脊膜膨出而进一步复杂化来分级。

Ⅰ型：常见于儿童。小脑的下部延伸至枕骨大孔。症状可能只出现在童年晚期或成年期；然而，患者可能会发展成脊髓空洞，在脊髓形成充满液体的空洞，导致疼痛和运动功能丧失。患者有时可以通过颅后窝减压来缓解症状。

Ⅱ型：也被称为 Arnold-Chiari 畸形，与脊柱裂相关。小脑和脑干延伸至枕骨大孔。手术修复缺损、处理脑积水和预防感染应尽早进行。

Ⅲ型：伴有严重的神经功能缺损、癫痫发作和发育迟缓。小脑和脑干通过枕骨大孔伸入脊髓。

Ⅳ型：罕见，小脑严重发育不全或不完全，被称为小脑发育不全。

（一）相关因素

1. 脑积水。

2. 脊柱裂。

3. 脊髓栓系。

4. 颅内肿瘤。

5. 脑内血肿。

6. Klippel-Feil 综合征：遗传病和罕见病。

7. 创伤。

8. 先天畸形。

9. 分娩时间过长，尤其是使用产钳分娩，容易导致后脑疝。

（二）症状

1. 可能无症状。

2. 头痛。

3. 视觉障碍。

4. 颈部疼痛。

5. 眩晕。

6. 神经性疼痛。

7. 耳鸣。

8. 睡眠呼吸暂停。

9. 共济失调、僵硬和协调困难。

10. 延髓症状。

11. 不同程度的神经功能缺陷。

（三）诊断

1. MRI 扫描。

2. CT 扫描。

3. 许多患者因其他疾病接受影像学检查时发现。

（四）治疗

1. 外科手术

(1) 颅颈减压术。

(2) 脑室腹腔分流术以缓解脑积水。

(3) 修复脑膜膨出或脊髓脊膜膨出。

(4) 脊髓栓系松解术。

(5) 肿瘤切除。

2. 保守治疗

当症状稳定、无进展且没有任何潜在病理时，通常建议由神经外科医生进行密切监测。

三十四、脊髓空洞症

脊髓空洞症是一种罕见的慢性进行性退行性疾病，男性发病率高于女性，发病率约为8/10万人，主要为年轻人。这种情况指的是在脊髓中形成的充满液体的空洞，称为空腔。空腔可以是任何大小和长度，并经常有多个小室区域，表现在脊髓的任何水平。当导管扩张时，脑脊液流量减少，脊髓内液体积聚，导致压迫症状，出现运动及感觉障碍。

（一）相关因素

1. 后脑疝。
2. 脊髓肿瘤。
3. 瘢痕组织。
4. 脊髓损伤。
5. 脑膜炎。
6. 出血。
7. 脑积水。
8. 脊髓栓系。
9. 颈椎间盘或胸椎间盘脱垂。
10. 有时无法确定原因。

（二）临床表现

患者可能无症状，脊髓空洞可能是其他检查时偶然发现。症状可能各不相同，并可能随着咳嗽和（或）打喷嚏而加重。

1. 头痛。
2. 间歇性／持续性肢体疼痛／麻木／刺痛。
3. 间歇性／持续的胸部和（或）背部疼痛／麻木／刺痛。
4. 本体感觉丧失。
5. 肢体无力和功能丧失。
6. 感觉消失，失去区分冷热的能力，尤其是手。
7. 膀胱和肠道功能紊乱。

（三）诊断

MRI 扫描：显示脊髓中的一个或多个空腔。

（四）治疗

目的是减轻症状，防止运动功能进一步恶化。有时使用"观察等待法"监测疾病进展以及使用镇痛药控制症状。

手术

(1) 颅颈减压术治疗后脑疝。
(2) 脊髓空洞胸膜／腹膜切开分流术。
(3) 颈椎间盘或胸椎间盘减压术。

（张　冉　译　　蔡卫新　校）

CHAPTER 10

第 10 章　神经重症护理

Neuroscience critical care

一、头部损伤的管理

在英国，每年有 100 万以上的人群遭受头部损伤，15 万需要接受住院治疗，其中超过 4000 的患者需要接受不同等级的脑外科手术。很小一部分患者会因为颅脑外伤丧生；大量患者会遭受长期的失能。早期发现和及时干预能够最大限度地减少这些并发症。

国家已经发布指南，以确保所有脑外伤的患者都能得到最佳的治疗。有五个方面被确定为首优管理领域。

（一）事故和急诊部门的及时评估

必须在入院后 15min 内对患者进行评估，重点是排除潜在的颈椎或脊柱损伤以及可能出现的血肿。

头部仅受轻伤无须住院的患者，应接受口头和书面的健康教育，了解有关神经功能恶化或可能的延迟并发症的体征和症状。

（二）紧急神经影像学检查

CT 扫描是识别神经功能恶化早期指标的重要诊断工具。风险因素包括以下方面。

1. 入院时 GCS 评分 < 13/15 或受伤后 2h

< 15/15。

2. 根据患者的临床病情稳定程度，应在扫描头部的同时行颈椎（cervical spine，C-spine）扫描。

3. 局灶性神经功能障碍的迹象。

4. 任何颅骨骨折的迹象，如眼眶周围出血、脑脊液、鼻腔或耳道出血。

5. 癫痫型发作。

6. 使用华法林或阿司匹林的患者因凝血障碍，有时会更容易发生出血。

7. 反复呕吐可能是颅内压升高的早期迹象。

8. 失忆，特别是当患者 > 65 岁。

9. 损伤机制，特别是当患者从高处坠落。

（三）入院标准

1. 如果有任何评估延迟的情况，应始终让患者接受密切监测。例如，怀疑患者药物滥用、不合作或醉酒的患者，或者如果无法接受 CT 检查。

2. 被确定为罹患神经系统疾病的高风险患者应在医护人员有能力监测、评估和识别神经系统状况变化的病区接受观察，并且在出现临床指征时，能将其转诊到神经外科专科继续治疗。

3. 如果 CT 结果提示任何可疑或可能的异常，应持续留院观察。

4. 任何基线评估时，GCS 评分 < 15 分的患者。

（四）转诊至神经外科

随着医院间计算机网络链接的进步，转诊到神经外科的效率有了明显的改善。如果患者出现以下情况，应转诊到神经外科。

1. GCS 分数持续 < 8 分，不包括所有其他导致意识水平改变的因素。

2. 患者持续意识障碍。

3. GCS 评分有任何无法解释的恶化。

4. 有任何局灶性神经功能恶化。

5. 有无法解释的癫痫发作。

6. 怀疑有穿透伤。

7. 脑脊液耳漏或鼻漏。

医院间转诊必须由已经接受过培训并能胜任危重患者转运工作的医护人员完成。

（五）长期残疾患者的管理

头部受伤后，许多患者可能会经历复杂的身体、心理和认知问题。转介到专科康复单位和第三方机构对于确保脑损伤患者改善和提升生活质量至关重要。

1. 患者和护理人员必须获得关于头部损伤后的短期和长期潜在后遗症管理的支持、信息和建议。

2. 应将患者转诊至脑损伤小组以促进连续性护理、服务获取、进入脑损伤管理路径，以及与初级保健者的良好沟通。

拓展信息

[1] NICE (2014, updated 2019). Head injury: assessment and early management. Clinical guideline [CG176]. ✍ https://www.nice.org.uk/guidance/cg176

二、颅底骨折

颅底骨折与袭击或跌倒造成的严重脑损伤有关。骨折可以从额/颞区域的线性骨折延伸至前颅窝和中颅窝。这些骨折可能会因为额骨和颞骨中的额窦和上颌窦受累而进一步恶化。损害将导致空气进入，而出现血液或脑脊液渗漏。体征可能包括眶周肿胀（熊猫眼）和耳后瘀伤（巴特尔征）。

（一）体征和症状

1. 脑脊液漏可能不会立刻显现。脑脊液漏到口咽后部时，患者可能会主诉口腔后部有令人不舒适的味道。

2. 更常见的是，脑脊液从鼻旁窦流到鼻子里（鼻漏），并且通常在患者向前倾斜或弯腰时加重。

3. 脑脊液从耳朵漏出来（耳漏）比较难以与血液区分，除非在枕头或者敷料上，血液周围出现黄色印记。

4. 如果脑脊液漏非常明显，患者会因为颅内压降低诉头痛。

5. 诸如对血肿、巴特尔征或脑神经损伤（例如，面神经或前庭蜗神经伴岩骨骨折）之类的体征的识别或影响，对于密切监测潜在感染迹象或继发并发症非常重要。

（二）并发症

1. 脑膜炎。

2. 脑脓肿。

3. 颅内积气。

4. 硬脑膜撕裂。

5. 脑血管血栓和梗死。

6. 颈动脉海绵窦瘘。

（三）管理

1. 大多数脑脊液漏会在几天内自愈。

2. 只有在渗漏持续存在或气颅出现更多症状时，才需要进行手术和硬脑膜修复。

3. 很少长期使用抗生素；然而，Pneumovax® 和脑膜炎球菌疫苗通常推荐用于确诊的脑脊液漏治疗。

（四）颈动脉海绵窦瘘

在颈内动脉和静脉海绵窦之间形成的异常瘘管使受压的动脉血被迫进入静脉循环。体征和症状包括视觉障碍、眼后疼痛、由于脑神经Ⅲ、Ⅳ、Ⅵ和Ⅴ受压导致眼球突出和面瘫。可选择的治疗包括可拆卸球囊导管插入术和瘘管闭塞术。

三、开颅去骨瓣减压术

开颅去骨瓣减压术是指从颅骨切除一块大骨瓣，通过减压使脑空间扩大，从而降低颅内压，改善脑血流量（cerebral blood flow，CBF）和大脑灌注压（cerebral perfusion pressure，CPP）。颅内压升高是严重急性颅脑损伤后常见的并发症，可导致显著的死亡率和发病率。有一系列治疗方案可供选择。方案随着损伤的严重程度和对特定干预措施的反应而逐渐升级。

（一）一线治疗措施

1. 选择性通气，以控制高碳酸血症和缺氧。

2. 镇静以促进通气顺应性并降低脑代谢。

3. 使用等渗盐水进行液体管理以维持 CPP。

4. 利尿药治疗：甘露醇或呋塞米来控制急性颅内压（intracranial pressure，ICP）升高。

5. 高渗盐水有时被用作替代疗法来治疗脑水肿和控制 ICP，其原理是促使脑组织内的多余液体进入血液。

6. 维持正常体温。

7. 外部脑室引流，能够引流脑脊液来控制 ICP 的升高。

（二）二线治疗措施

1. 开颅去骨瓣减压术：对常规措施无反应且 ICP 始终＞ 25mmHg 或 CPP ＜ 60mmHg 的患者，推荐进行手术。

2. 巴比妥类药物治疗，如硫喷妥钠。

3. 控制性过度通气：通过诱导低碳酸血症状态来降低 ICP，从而有效收缩脑血管和减少脑血容量。仅适用于急性发作，例如瞳孔放大时，使用此方法以争取时间，直到可以采用其他干预措施。研究表明，必须密切监测控制性过度通气，否则会由于血管过度收缩而导致缺血。

（三）临床适应证

1. 头部受伤。

2. 脑卒中。

3. 蛛网膜下腔出血。

4. 脑炎。

（四）手术方案

对局部水肿伴中线移位进行单侧减压，例如直接冲击伤。双侧减压适用于弥漫性或全身性脑水肿，减压部位可以是：①双冠状骨瓣；②双侧额叶减压延伸至后冠状缝。

对于头部严重受伤的儿童而言，去骨瓣减压术已经被确立为一种有益的治疗方法。在成年人中，虽然有重要的轶事证据支持手术，但通常在所有其他治疗方式均被采取且无效时，才会采用。

2004—2014 年进行的名为"救援"的针对创伤性颅内高压的减压开颅手术试验结果显示，尽管在低意识状态下存活的患者数量有所增加，但患者生存率、发病率、生活质量有所提升。

（五）护理管理

1. 观察出血或过度渗漏的迹象。

2. 头部绷带通常在 24h 之后更换为较小的敷料。

3. 避免让患者直接躺在减压侧。

4. 监测伤口部位是否有炎症 / 感染迹象。

5. 手术后 7～10 天拆线。

- 注意事项：出于自我形象的考虑，骨缺损较大的患者可能更愿意围着绷带或围巾直到更换骨瓣。

颅骨成形术

骨瓣可以消毒和储存到患者的临床症状充分改善。患者自己的骨头、钛网板或陶瓷板可以定制成适宜的样子来修复缺陷。在更换骨瓣之前，患者需要保护大脑上方柔软、无保护的减压区域。这意味着当患者开始活动时，要戴上安全头盔，如果患者容易癫痫发作，应当避免工作或返回学校。一旦骨瓣被更换，许多患者会报告显著的身体、心理和认知改善。

拓展信息

[1] Brain trauma foundation (guidelines): 🔗 http://www.braintrauma.org
[2] Jagannathan, J., Okonkwo, D., and Dumont, A.S. (2007). Outcome following decompressive craniectomy in children with severe traumatic brain injury; a 10-year single centre experience with long term follow-up. *Journal of Neurosurgery Paediatrics*, 106, 268–75.
[3] RESCUEicp study: 🔗 http://www.rescueicp.com

四、脊柱损伤排查

在创伤、事故和急诊科遇到的颈椎损伤排查总是很棘手（→参阅第9章的"脊髓损伤"）。根据高级创伤和生命支持指南，应当使用三重固定方式固定脊柱，除非由专家排除了颈椎损伤。三重固定包括：①硬颈托；②头部两侧放置两个沙袋；③将前额和下巴绑在脊椎板上。

从创伤现场转移到医院的过程中，应将患者放置在与MRI兼容的脊椎板上。患者不应在脊椎板上超过5h，以防止压疮；但是，三重固定应当保持。

（一）初步检查

X线片：必须显示包括枕骨 C_1 连接到 T_1 椎骨上缘的侧视图。

（二）进一步检查

1. 必须有颈椎的前后视图，显示 C_2 到 T_1 的棘突和齿状突的张口位视图，显示 C_2 的整个齿状突和 C_1 的侧块。

2. 如果X线片报告正常，并且创伤患者警觉、清醒、精神状态没有改变、没有颈部疼痛，并且没有远端神经功能缺损，颈椎很可能是稳定的，不需要任何进一步的放射学检查。

3. 虽然颈椎损伤排查和管理是优先事项，但重要的是要通过获取良好的病史、查看损伤机制和观察运动功能来排除腰椎和胸椎其余部分的骨折。保持轴线翻动和脊柱对齐，直到完成排查。

（三）需要颈椎 CT 检查的情况

1. 当出现神经功能缺损时。
2. X线片显示有可疑的受伤区域。
3. 如果怀疑有下颈椎损伤在平片上不能看到。

如果存在以下情况，许多中心通常会进行颈椎CT扫描：①昏迷或醉酒的患者；②如果颈部X线片正常，但患者继续抱怨颈部疼痛，屈伸位放射学视图可以排除任何韧带损伤。

带有轴向CT扫描的X线视图可提供最安全、最有效且最经济的方法来排除多发伤，包括昏迷患者的颈椎损伤。

（四）需要 MRI 检查的情况

1. 怀疑有颈椎损伤。

2. 如果有任何神经功能缺损、韧带损伤、急性椎间盘脱出或脊髓内出血

3. 在进行任何脊柱外科手术之前。

如果有任何可能使诊断复杂化的病前状况，或者专科医务人员和放射科医师还未确定颈椎的稳定前，必须保持颈椎固定。

五、颅内压监测

颅内压（intracranial pressure，ICP）升高是严重脑损伤后的主要并发症。ICP 的准确监测和测量能够保证及时地干预以维持脑氧合、灌注和血流。正常 ICP 为 5～15mmHg。ICP > 20mmHg 表示 ICP 升高并需要紧急医疗护理。

ICP 监测可用于一系列患者，包括：①创伤；②脑肿瘤；③蛛网膜下腔出血；④脑卒中；⑤脑积水；⑥神经系统感染。

（一）ICP 监测系统的类型

1. 脑室内导管记录全脑压，并允许脑脊液引流以控制压力峰值和波动。

2. 硬膜下或硬膜外光纤导管插入硬膜下空间——随着脑肿胀的增加容易受压（可以通过植在皮下的方式以减少穿刺部位感染的风险）。

3. 光纤"螺栓"系统直接记录脑组织压力。

（二）并发症

1. 感染和脑膜炎。

2. 出血。

3. 局灶性神经功能障碍。

4. 导管放置不准确。

（三）波形分析

由于颅内动脉搏动反映心脏和呼吸周期，因此正常 ICP 是搏动的。在头部受伤的患者中，更常见的是观察到基线压力的升高，而不是 ICP 升高的波动。连续记录显示 A、B 和 C 波，可用于识别基线的任何变化，表明需要治疗或临床干预（图 10-1）。如果颅骨被取掉，压力读值通常不可靠。

1. P1（冲击波）

这是第一个尖峰，代表脉冲从脑内血管和脉络丛到脑组织和脑脊液的动脉传导。

2. P2（潮汐波）

升高的 P2 与升高和持续的 ICP 相关，反映了顺应性水平下降和自动调节受损。

3. P3（重搏波）

跟随重搏切迹的最终波形。

4. ICP 趋势

(1) A 波（高原波）：是最重要的临床指标。因为它们表明颅内顺应性严重降低。排除干扰因素后，若 ICP 升高（> 50mmHg）持续时间大于 5～10min，则是一个非常严重的临床迹象，需要紧急关注。

(2) B 波：最常见的压力波类型，但临床意义较小。有节律的振荡，通常每分钟发生一次或两次，对应于脑血流量的波动。

(3) C 波：通常每分钟发生 4～8 次的小而快的振荡。

波形变化可能受以下因素影响：ICP 升高、脑血管痉挛、头部位置升高、严重缺氧或高碳酸血症、脑脊液量增加、颈静脉受压、骨瓣去除、过度换气反映在 P2 的幅度上。

（四）护理管理

1. 护理穿刺部位和导管时采取通用的预防

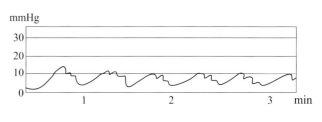

▲ 图 10-1　正常 ICP 波形

措施。

2. 使用封闭的敷料覆盖导管（发生渗漏时及时向医务人员报告）。

3. 结合 GCS 量表进行神经系统评估。

4. 使用 ICP 记录滴定护理活动。

5. 记录 CPP：CPP ＝ MAP-ICP。

6. 根据临床指征进行脑脊液采样（通常每天获取标本进行显微镜，培养和敏感性检查）。

7. 导管传感器可能需要定期校准。

8. 观察波形：①阻尼痕迹；② P1-P2-P3 波形，与动脉搏动的相关性；③管道被血液或沉淀堵塞。

拓展信息

[1] American Association of Neuroscience Nurses (2005). Guide to the care of the patient with intracranial pressure monitoring (The AANN reference series for clinical practice). ✍ http://aann.org/publications/clinical-practice-guidelines

六、管理颅内高压

CPP=MAP-ICP

目标：CPP ＞ 65mmHg；ICP ＜ 20mmHg

处理严重脑损伤的主要考量是预防或至少减少由缺氧、低血压、颅内血肿、脑水肿、感染、癫痫发作和 ICP 升高引起的继发性损伤的影响。

保护性选择性机械通气通过保持 CPP 和优化脑氧合来控制脑代谢。

在创伤性脑损伤（traumatic brain injury，TBI）的情况下，在放射学检查排除骨折前，颈椎的固定是必要的。

所有管理脑损伤患者的重症监护病房都应有护理常规指导临床决策。

（一）呼吸机

插管和机械通气对于保护气道、防止误吸口腔分泌物误吸引起呼吸机相关性肺炎、避免缺氧和高碳酸血症是必要的。

不断滴定呼吸机参数以达到：①适合患者体型的潮气量：8～10ml/kg；② SpO_2 ＞ 97%；③ PaO_2 ＞ 11kPa；④ $PaCO_2$ 4.5～5kPa。

（二）镇静

为了促进通气并减少大脑对 CBF 的代谢需求和控制 ICP，需要联合用药。

1. 镇痛：使用阿片类药物镇痛，如阿芬太尼、芬太尼、吗啡、瑞芬太尼。

2. 镇静：有助于减少与机械通气相关的焦虑和烦躁，并防止患者咳嗽或人机对抗，例如，丙泊酚、咪达唑仑。

3. 神经肌肉阻滞：引入肌肉松弛药来治疗难治性 ICP，例如，阿曲库铵。

双频指数（bispectral index，BIS）监测 ＜ 60 可确保患者没有意识。

诱导巴比妥类昏迷：用于减少电活动，从而减少对常规治疗干预无反应的患者的脑代谢和需氧量。

（三）心血管系统

1. 等渗液体：例如，应使用 0.9% 氯化钠在 24h 内达到中性液体平衡，以维持 6～10mmHg 的中心静脉压。必须避免使用基于葡萄糖的晶体液，因为它会增加游离水的输送并加剧脑水肿。

2. 血管收缩药物：去甲肾上腺素 [0.1～0.5μg/（kg·min）] 通常用于增加 CPP。

（四）胃肠道

严重的脑损伤会引发代谢反应。这种代谢反应通过诱导高代谢和高分解代谢状态导致肌肉丢失和体重减轻，从而增加身体的营养需求。早期肠内喂养可刺激正常的肠道功能并改善神经功能恢复。

1. 促动力药：甲氧氯普胺、红霉素可以克服胃轻瘫。

2. 预防应激性溃疡（质子泵抑制药）：泮托拉唑、兰索拉唑。

（五）止血

1. 对氧气和葡萄糖的需求随着体温的升高而增加。用对乙酰氨基酚和治疗性冷却毯积极控制发热，以保持正常体温或在 35～36℃。

2. 血糖严格控制在 7～11mmol/L 以内，可能需要持续泵入胰岛素。

3. 经常监测血清电解质以检测高 / 低钠血症、高 / 低钾血症或尿崩症（diabetes insipidus，DI）的早期迹象。

（六）中枢神经系统

1. 2ml/kg 甘露醇或 0.2% 高渗盐水是渗透性利尿药，通常以单次快速输入的方法来迅速减轻水肿和降低 ICP。

2. 抗惊厥药物：左乙拉西坦或苯妥英可用于治疗或预防惊厥。

（七）体位

患者应取 30° 反向特伦德伦伯格卧位进行护理。在未行脊椎损伤或骨折检查前，颈部应处于中立位。一旦排除，患者可以取 20°～30° 仰卧位，确保颈部周围没有因管道缠绕或不合适的颈托导致的静脉阻塞和 ICP 升高。

（八）其他治疗

如果患者对临床干预没有反应，应采取以下措施。

1. 重复 CT 扫描以明确病理进展。

2. 插入脑室外引流管以引流脑脊液并降低 ICP。

3. 考虑导致 ICP 升高的手术原因，例如血肿。

4. 考虑手术减压以缓解脑水肿。

5. 考虑脑电图检查以排除亚临床癫痫发作。

七、电解质紊乱

神经科患者特别容易发生电解质、代谢和体液失衡。这些情况多数会危及生命，尤其是在诊断或治疗被延误的情况下。上述问题的诊断通常很复杂，但护士在识别与干扰和失衡相关的基本要素和触发因素方面发挥着重要作用。

（一）高钠血症

1. 血清钠＞ 150mmol/L。

2. 症状：口渴、呕吐、精神错乱和激动、神经肌肉过度活跃、昏迷。

（二）尿崩症

尿崩症是由于 ADH 缺乏而导致的，会出现大量低渗尿和口渴的表现。其有两种主要类型：神经源性和肾源性。

1. **肾源性**

肾脏中的 ADH 受体抵抗。原因：低钙血症，慢性肾功能衰竭，药物（锂）。

2. **神经源性**

垂体功能障碍。原因：头部受伤、颅底骨折、感染（脑膜炎、脑炎）、肿瘤，以及手术导致垂体或垂体柄损伤。有三种类型：① 12～36h 后缓解的尿崩症；②迁延尿崩症：数周至永久；③三相性尿崩症。

3. **诊断**

(1) 口渴。

(2) 尿渗透压低（正常 500～800mOsm）。尿崩症的尿渗透压 50～ 150mOsm 或尿比重（specific gravity，SG）＜ 1.005。

(3) 持续多尿＞ 250ml/h。

(4) 正常或升高的血清钠和渗透压。

(5) 盐皮质激素功能正常。

4. **治疗（急性）**

(1) 严格的体液平衡、每 4 小时监测尿比重、每 6 小时监测血清电解质和渗透压。

(2) 静脉输液，基础速率 100ml/h，加用 0.9%NaCI，根据尿量等量补液。

(3) 注意术后利尿。

(4) 如果无法控制：更换去氨加压素皮下注射或肌内注射，2μg，如果非常严重，0.2U/min 速度输注加压素并进行速率滴定。

5. 口渴机制完好

(1) 温和：跟上体液丢失，只有口渴的时候喝水。

(2) 重度：根据反应滴定去氨加压素。

6. 缺乏口渴机制

(1) 脱水或体液超负荷的风险（准确的体液图、每日称重、连续抽血）。

(2) 根据需要使用去氨加压素。

（三）低钠血症

进行神经外科手术的两个主要原因：抗利尿激素分泌失调综合征（syndrome of inappropriate antidiuretic hormone secretion，SIADH）和脑性耗盐（cerebral salt wasting，CSW）。

1. 症状

(1) 头痛、厌食（逐渐下降）、继发性液体超负荷。

(2) 钠的突然下降导致神经肌肉兴奋和脑水肿：木僵、癫痫发作、昏迷和死亡。

2. 治疗

(1) 快速纠正低钠血症可能会导致脑桥中央髓鞘病：渗透性脱髓鞘综合征。

(2) 隐匿起病的弛缓性四肢瘫痪、精神障碍、假性延髓麻痹。

（四）脑性耗盐

1. 原因

颅脑损伤、脑内肿瘤、SAH、颅内手术。由于治疗方法不同，因此与 SIADH 区分开来很重要。

2. 诊断

肾钠流失，通过渗透作用导致水分流失。CSW 患者是低血容量，而 SIADH 患者有继发于低血容量的低钠血症。机制尚不清楚，但可能是由于：①多巴胺和交感神经系统引起肾钠排泄；②在急性神经外科疾病的患者血浆中发现了一种蛋白质，它会抑制近端小管重吸收钠。

3. 治疗

(1) 体液置换和正钠平衡。

(2) 补液 ± 口服钠替代。

(3) 高渗盐水和氟氢可的松（促进盐和水保留）。

（五）抗利尿激素分泌失调综合征

1. 原因

头部受伤、肿瘤、脑膜炎、恶性肿瘤、肺癌、剧烈疼痛和低血压、卡马西平和噻嗪类药物使用，以及贫血。

2. 诊断

低钠血症、低血清渗透压、高尿钠（在 CSW 中也可见）、高血清渗透压。肾功能和肾上腺功能正常。

水负荷测试：20ml/kg 至 1.5L。在 4 小时内排泄 < 65% 或在 5 小时内排泄 < 80% 为 SIADH。

3. 治疗

(1) 急性。①轻度且无症状：限制液体 1L/d；②警惕 SAH：容量不足和继发性痉挛的风险；③如果严重，请使用高渗 NaCl ± 利尿药。

(2) 慢性。①长期限制液体 < 2L/d；②地美环素：部分 ADH 拮抗药；③呋塞米和高钠饮食。

八、代谢紊乱

身体的 pH 受食物、饮料、药物和各种疾病过程的影响。体液通常呈微碱性（pH 7.35～7.45）。为了维持正常的 pH，身体必须通过从呼吸系统和肾脏系统产生缓冲液来维持稳定的氢离子水平，从而不断中和过量的酸或碱状态。

如果因代谢原因出现 pH 异常，身体会尽量用呼吸系统来代偿。如果潜在的病理是由呼吸系统引起的，则会由肾脏来尝试维持平衡。

代谢性酸中毒——身体会尝试通过排出额外的二氧化碳来提高 pH，称为代偿性代谢性酸中毒。如果 pH 值仍然很低，但 $PaCO_2 < 5.3kPa$，则称为部分代偿性代谢性酸中毒。

（一）呼吸系统

呼吸系统是消除体内过量二氧化碳和碳酸的主要机制。每次呼气都会减少细胞外液中碳酸和二氧化碳的含量。肺每呼出一个 CO_2，都有一个 H^+ 转化为水。CO_2 是脑血管直径最重要的调节剂。$PaCO_2$ 和 CBF 之间存在线性关系，$PaCO_2$ 每升高 1kPa，CBF 最多会增加 15%。

急性脑外伤后，审慎地使用控制性过度换气来诱发低碳酸血症。然而，过度换气会导致血管收缩，从而降低 CBF 并损害 CPP，从而导致缺脑血和梗死。$PaCO_2$ 应保持在正常范围的下限，约为 4.5kPa。

代谢性酸中毒：当 CO_2 张力和 H^+ 浓度增加时发生，例如在运动或急性疾病期间。这会导致 pH 值下降，刺激大脑中的呼吸中枢呼吸更深更快。这能有效地降低血液中的二氧化碳浓度并升高 pH 值，最终补偿了升高的代谢率并使血气水平恢复正常。

（二）肾脏系统

肾脏排出多余的氢离子并重新吸收碳酸氢盐从而维持正常的 pH，但不如呼吸系统有效。肾脏可能需要几个小时甚至几天才能对异常的血清水平做出反应。

在以下情况下会发生代谢性酸中毒：①肾功能衰竭，使其无法产生碳酸氢盐（HCO_3）作为缓冲剂；②其他产酸副产物（如，急性创伤引起的乳酸）增加；③口服其他酸类药物，例如阿司匹林或三环类抗抑郁药，乙酰唑胺。

代谢性碱中毒偶尔会发生在：①严重呕吐发作；②大量引流胃内容物；③摄入或服用大量碱性物质，例如，抗酸药物；④利尿药治疗致使 Na^+、K^+ 和 Cl^- 丢失。

1. 高血糖

在重症监护患者中，已知将血糖水平降低至 7mmol/L 以下可降低感染风险，减少脂肪的分解，从而避免在血液中产生高水平的酮，并降低代谢和热量需求。

在急性脑损伤患者中，已知高血糖通过增加脑组织酸中毒、增加血脑通透性导致脑水肿和血流量减少而加剧脑缺血。

治疗：①滑标可溶性胰岛素治疗方案使血糖保持在 4～7mmol/L；②定期血糖监测。

2. 低血糖

低血糖与高血糖一样对大脑功能有害。血糖低于 3mmol/L 会导致癫痫发作、意识丧失，并导致永久性局灶性神经损伤。

治疗：①静脉输入葡萄糖溶液；②每小时血糖监测。

3. 代谢紊乱的其他原因

其他原因包括：尿崩症、电解质紊乱、脑盐消耗（→参阅第 10 章的"电解质紊乱"）。

拓展信息

[1] Singer M. and Webb A. (2009). *Oxford Handbook of Critical Care*. Oxford: Oxford University Press.

九、脑组织氧监测

我们在重症监护中执行的许多常规干预措施将影响脑组织氧合。单独使用 ICP 监测和 CPP 计算限制了一个重要参数的评估：氧气。吸入氧分数（fraction of inspired oxygen，FiO$_2$）、二氧化碳分压（partial pressure of carbon dioxide，PCO$_2$）、CPP、ICP、Hb、体温以及巴比妥类药物的使用都会影响氧气的输送和消耗。

脑组织氧监测、ICP 监测、CPP 计算和心血管评估允许医务工作者能够调整干预措施以满足患者的需求。脑组织氧监测应作为 ICU 本土治疗方案的一部分。

影响氧气输送 / 消耗的干预措施将通过脑组织氧气读数来证明。研究表明，将组织氧监测纳入脑创伤的患者管理方案中可降低患者死亡率。Licox$^®$ 已被用于可能由原发病导致继发脑缺氧风险的患者的管理当中，例如，创伤性脑损伤（traumatic brain injury，TBI）和 SAH 人群。可以使用钻孔置入导管监测脑组织氧气，通过螺栓或隧道系统直接进入大脑的白质。可以测量多个参数，包括脑组织氧分压（PbtO$_2$）、ICP 和脑温度。

（一）监测技术

氧气监测导管采用克拉克细胞技术，在半透膜中包含两个电极（一根金线和一根银线）。氧气通过半透膜扩散，产生电荷，监视器将脑组织氧合显示为以 mmHg 为单位的分压读数。

与颈静脉球监测不同，前者将监测导管直接插入颈内静脉以提供氧饱和度读数，而 Licox$^®$ 导管直接插入大脑的额叶白质并提供有关氧分压读数的信息。Licox$^®$ 监护仪为床旁临床医生提供实时数据，以便解释和利用，从而相应地调整他们的干预措施。

（二）脑组织氧气读数

使用 Licox$^®$ 系统的正常脑组织氧气在 20～35mmHg 范围内。研究表明，低于 15mmHg 临界阈值的脑组织氧气读数可预测不良结局（Bader 等，2003）。

（三）安全考虑

在神经外科医生进行该操作之前，应确保患者的凝血曲线在正常参数范围内。

据报道，该手术的风险类似于插入脑实质内的 ICP 导管（Lang 等，2007 年）。在插入过程中可能会造成一些微小创伤，并且在 20min 的组织稳定时间后可以获得可靠的脑组织氧读数；但是，读数稳定可能需要长达 2h 的时间（Integra Neurosciences 2004）。为避免创伤性移除，三腔螺栓系统必须由神经外科医生使用安全移除技术移除，即松开压缩帽，单独移除每个导管，然后移除导引器，移除螺栓。导管经过验证，最多可使用 5 天。

参考文献

[1] Bader, M.K., Littlejohns, L., and March, K. (2003). Brain tissue oxygen monitoring in severe brain injury, 1: research and usefulness in critical care. *Critical Care Nurse*, 23, 17–27.
[2] Integra NeuroSciences (2004). Integra Licox® Brain Tissue Oxygen Monitoring System. https://www.integralife.eu/products/neuro/neurocritical-care/pbto2-licox/
[3] Lang, E.W., Mulvey, J.M., Mudaliar, Y., and Dorsch, N.W.C. (2007). Direct cerebral oxygen monitoring—a systemic review of recent publications. *Neurosurgery Review*, 30, 99–107.

十、颈静脉球静脉血氧饱和度监测

现在可以使用带有血氧测定探头的导管直接插入血管，以评估红细胞中所含血红蛋白的氧饱和度。由于几乎所有来自大脑的血液都流入颈内静脉，将血氧计探头放置在颈内静脉中，其尖端位于颈静脉球中，将测量从大脑返回心脏的血液的氧饱和度。因此，与动脉（或外周脉搏血氧饱和度）饱和度相比，它可以判断大脑对于氧气的摄取情况。

（一）临床用途

脑缺血和缺氧是任何脑损伤（包括创伤、脑卒中、出血或感染）后的常见并发症。早期诊断和及时、适当的干预，例如对升高的 ICP 进行管理，可以帮助降低神经功能障碍的水平。

监测全身（动脉）血压和氧合相对容易，但这些数值却很难呈现供往受伤脑组织的氧合血液情况。一个可以告诉我们整个大脑正在提取多少氧气的监视器，一种"全局"测量，可能有助于确定动脉末端的供氧是否充足。

1. 测量 SJO_2 的意义

Fick 方程描述了 CBF、动脉（CaO_2）和静脉（CJO_2）氧含量与脑氧提取代谢率（cerebral metabolic rate of oxygen extraction，$CMRO_2$）之间的关系：本质上，大脑使用的氧气量等于输送到大脑（动脉）的氧气量减去离开大脑（静脉）的氧气量。

动脉和静脉氧含量是红细胞能够携带的氧气量。这与我们通过血氧饱和度测量的血红蛋白饱和度直接相关。因此，我们可以看到 SJO_2 依赖于 SaO_2、$CMRO_2$ 和 CBF。

2. 解读

SJO_2 的正常水平为 50%～60%。静脉饱和度低于 50% 与长期预后不良有关。

(1) 高值。①由于全身动脉缺氧，O_2 提取量增加；②由于低血压或 ICP 升高导致低 CBF；③脑代谢需求增加，例如，发热，癫痫发作。

(2) 低值。①充血（CBF 增加）；②氧气提取不良，例如，梗死的组织；③CBF 停止（颈静脉球中的血液不再包含从大脑返回的不饱和血液）。

（二）局限

1. 导管从颈静脉球移位。导管在静脉中的位置会影响数据的可靠性，因为面部静脉会流入颈静脉球下方的颈内静脉。

2. 静脉阻塞、感染和与静脉插管相关的任何后遗症。

3. 随着对整个静脉回流的分析，数据产生了对全局而非局部缺血的测量。

4. 在许多神经 ICU 内使用受限。

5. 仍主要用作研究工具使用。

十一、经颅多普勒

经颅多普勒（transcranial Doppler，TCD）使用超声波来测量血液通过基底（大的、传导的）脑血管的速度。该技术涉及以已知频率（来自手持或固定探头）的超声波束穿过颅骨中薄骨的"窗口"并指向这些血管。其中一些声波会撞击血管中移动的红细胞并反射回探头。根据红细胞移动的速度和方向，反射光束的频率会发生变化（多普勒频移）。经验丰富的操作员可以"绘制"距离表面不同深度的血管，并获得速度数据并用于得出有关 CBF 和血管直径的结论。

TCD 用于识别脑出血、血栓形成或外伤后的缺血（血流不足）或充血（血流过多）。如果能尽早地检测到 CBF 的变化，积极治疗可以预防疾病进一步恶化。并发症和对治疗的反应可以通过系列或连续检查来监测。

（一）临床应用

1. 检测血管痉挛的存在或程度。

2. 动脉静脉畸形。

3. 检测栓子和缺血性脑卒中。

4. 在溶栓期间特别有益。

5. 神经外科 / 血管手术期间的围术期监测。

6. 有无创评估 ICP 的潜力。

7. 诊断脑内循环停止。

（二）常见问题

1. 难以获得和保持良好的信号。

2. 数据解读。

3. 从周围血管中识别伪影。

尽管它是一种可以在床边轻松使用的非侵入性技术，但设备成本和人员培训意味着它仅能在英国的少数专业单位中运用。

十二、ICU中的脑电图

脑电图（electroencephalogram，EEG）（→参阅第4章的"肌电图"）监测可以是连续的或间歇的，需使用标准记录设备或专门的脑功能监测器。ICU中的记录条件通常不是最理想的。生物和（或）外部人为因素会影响记录。从镇静和麻醉的影响中区分异常 EEG 很重要。

（一）癫痫持续状态

1. 疑似昏迷状态需要诊断性 EEG 检查：需要排除假性状态并调查意识水平降低的其他可能原因。

2. EEG 监测对于指导静脉治疗和确保控制所有癫痫放电至关重要。

3. 持续发作的临床迹象可能很隐匿，因此要继续监测。

（二）非惊厥性癫痫持续状态

1. EEG 显示连续或几乎连续的阵发性癫痫形式活动。

2. EEG 改善与抗惊厥药物的临床反应同时发生。

3. 严重症状性癫痫和急性脑损伤患者的诊断可能很困难。

（三）脑炎

1. 弥漫性的慢波。

2. 脑电图结果与昏迷深度一致。

3. 可见癫痫样放电。

4. 局灶性反复周期性放电见于亚急性硬化性全脑炎、克雅病和单纯疱疹性脑炎。

5. 一个或两个颞叶上的三相波：常见于疱疹单纯性脑炎。

6. 在终末期，原有脑电背景与暴发抑制混合，无法区分。

（四）心搏骤停的预后

1. 前 4h 内出现持续的 EEG 活动表明恢复良好。

2. 48h 后恢复连续活动表明预后不良。

3. 爆发抑制模式表明预后不良。

（五）昏迷

1. 昏迷程度在临床上根据反应性定义，并且可以通过脑电图监测量化。

2. 反应可能是间歇性的，因此用脑电图可以给出更可靠的结果。

3. 可能出现非惊厥性癫痫持续状态，并给出患者呆滞状态的解释。

4. 睡眠模式完整性是预测昏迷患者预后良好的有用指标。

5. 心脏 / 呼吸骤停后出现阿尔法昏迷是不良预后的特征。

（六）代谢性和中毒性脑病

1. 脑电图总是异常。

2. 弥散性慢波。

3. 重度代谢性脑病中出现广泛的三相波。

4. 在不可逆的情况下，典型变化是减慢、失去反应性和最终 EEG 静默。

5. 基于脓毒血症的脑病基于脑电图特征进行严重程度评分。

（七）头部损伤

1. 在脑电图监测的帮助下，控制升高的 ICP

和充足的脑灌注。

2. EEG 有助于对颅脑损伤后机械通气的镇静患者进行管理。

3. 脑电图监测是检测急性颅脑损伤中新的或进展性肿块病变的有用辅助手段。

4. 无反应性 α、爆发抑制模式和周期性发作的癫痫样活动暗示预后不良。

（八）反应性和唤醒

1. EEG 反应性比主要频率对预后预测更有用。

2. 昏迷患者脑电图中的觉醒模式差异很大。

3. 与临床变化相关的延长反应可能类似于癫痫发作。

4. 肌肉和运动伪影的测量证实了患者的觉醒。

（九）药物变化

1. 影响脑电图的药物主要是镇静药、镇痛药和肌肉松弛药。

2. β 波活跃性增加可见于镇静药、催眠药和抗癫痫药使用。

3. 明显的镇静和药物中毒会导致脑电图活动减慢。

4. 药物戒断可诱发 EEG 异常，包括癫痫样异常。

十三、机械通气

开始机械通气支持的指征主要是患者无法维持自己的通气或足够的氧合而出现呼吸衰竭。

包括疾病和创伤在内的许多神经系统疾病会对患者的通气和氧合产生不利影响，导致高碳酸血症、呼吸性酸中毒和缺氧，从而导致进一步的神经系统损伤。

一些患者需要在医院环境或家中进行长期或持续的机械通气。

急性呼吸功能不全

由于呼吸肌肉的过度疲劳导致的呼吸衰竭，如哮喘持续状态、急性呼吸窘迫综合征（acute respiratory distress syndrome，ARDS）、肺炎、慢性阻塞性肺病（chronic obstructive pulmonary disease，COPD）、先天性心脏病、严重休克和失血、支气管痉挛。

呼吸驱动力下降：患者由于潮气量和（或）呼吸频率差而导致呼吸减少，例如酒精、麻醉品、中毒、C_3 以上颈椎骨折、颅脑损伤、缺氧性脑损伤。

机械性呼吸衰竭会增加呼吸功，例如连枷胸、张力性气胸、电解质紊乱。

1. 机械通气的指征

(1) GCS 分数 ≤ 8。

(2) 失去保护机制，即咳嗽或呕吐反射。

(3) 潮式呼吸或共济失调呼吸模式。

(4) 缺氧：空气中的 $PaO_2 < 9kPa$，O_2 中的 $PaO_2 < 12kPa$。氧饱和度 < 95%。

(5) 低碳酸血症 < 4.5kPa。

(6) 周围神经肌肉疾病，如格兰 - 巴雷综合征、重症肌无力。

(7) 控制升高的 ICP。

(8) 选择通气：癫痫持续状态、医院间或科室转移，例如，去行 CT/ 磁共振扫描检查。

2. 通气模式

通气模式将根据潜在的临床状况、患者的意识水平和血气的结果不同而有所不同。包括以下模式。

(1) 容量支持模式：忽视肺的顺应性，在预设的吸气时间和预设的呼吸频率里，提供预设的潮气量或分钟通气量。监测气道压力对于尽量降低并发症的发生风险很重要。

(2) 压力控制模式：在预设的吸气时间和预设的呼吸频率里，提供恒定的压力支持。通气量会因肺顺应性而异，使呼吸做功对患者来说更容易。对于那些可以从高吸气峰压中获益的重度

ARDS 患者而言，尤其有益。

（3）同步间歇指令通气（synchronized intermittent mandatory ventilation，SIMV）模式：最常用的通气模式之一。因为它允许患者自主呼吸，但是呼吸也可以通过呼吸机触发的强制呼吸来补充。在患者的脱机过程中，常与 CPAP 和 PEEP 结合使用。

（4）无创通气模式（non-invasive ventilation，NIV）：一种在患者未插管或未进行气管切开术时使用的通气模式。它允许使用适合的面罩或鼻罩或鼻垫向患者提供呼吸支持。它对于管理呼吸性酸中毒（pH < 7.35/ H^+ > 45nmol/L）的患者特别有用，例如，COPD 的急性加重。

（5）CPAP 或呼气末正压（positive end-expiratory pressure，PEEP）：CPAP 用于自主呼吸或在机械通气期间应用 PEEP。在这两种情况下，患者通气系统的呼气相都有一个正压，可以使肺泡压力高于大气压，从而使肺部在整个呼吸周期中保持大于正常的容积，并提供更多的可用于气体交换的肺泡。

（6）呼气末二氧化碳测量：被认为是神经重症监护中的一个重要参数。它可用于识别过度通气、通气不足和肺灌注减少。

3. 临床观察和管理

必须通过以下方式持续评估呼吸机治疗的充分性。

（1）对患者的一般观察。

（2）观察呼吸模式。

（3）胸部听诊呼吸音的改变。

（4）呼吸机观察（潮气量、呼气量、气道峰压、平台压、呼吸频率和呼气末压）。

（5）脉搏血氧监测。

（6）观察气道分泌物：量、稠度、颜色。

（7）呼气末二氧化碳监测。

（8）定期血气分析。

（9）观察正常心血管参数。

（10）尿量监测。

拓展信息

[1] Singer M. and Webb A. (2009). *Oxford Handbook of Critical Care*. Oxford: Oxford University Press.

十四、镇静/镇痛/麻醉药

充分的镇静对于确保患者保持无痛、舒适、并且不知道令人不快和痛苦的治疗程序和干预措施非常重要，例如，气管插管、机械通气和插入有创导管。

对于神经疾病患者，镇静药和阿片类镇痛药有助于减少脑代谢率，改善脑灌注，降低脑缺血的可能性。

（一）镇静

苯二氮䓬类药物是减轻焦虑和促进遗忘的镇静药物。它们通常与阿片类药物联合使用，以确保患者几乎不会回忆起事件并加强镇痛药物的效果。个体患者的反应是不同的。但药物会通过降低血压和心输出量对心血管系统产生不利影响。

1. 咪达唑仑

一种可用作诱导剂的催眠药，通常在机械通气患者和姑息治疗中用于持续泵入。一种在重症监护中有用的药物，因为它起效快，但也是一种短效镇静药物。泵推可有效减少 ICP 的急性发作，而不会引起低血压。

2. 异丙酚

此药物起效很快，但作用时间很短。通常作为连续输注给药，滴定剂量以优化效果。在神经系统疾病治疗中，它可以降低 ICP 和脑代谢，并具有抗惊厥作用。

3. 硫喷妥钠

一种短效巴比妥类药物，具有催眠、镇静、麻醉和抗惊厥的作用特性。对控制难治性癫痫持续状态和非惊厥性癫痫持续状态特别有用。在重症监护中，它被用于对常规治疗措施无反应的难治性 ICP 升高，并且被证实有效。它可以降低需氧量、脑代谢和 CBF，从而降低 ICP。该药物的半衰期比传统镇痛剂药长得多，这使得评估脑干死亡变得困难。

（二）镇痛

需要通气支持的患者有经常遭受痛苦的可能，此外还需要忍受各种令人痛苦的操作程序。

阿芬太尼、芬太尼和瑞芬太尼是短效镇痛药，主要作为连续输注给药。

许多有记录的并发症都是镇痛不足所致，可能与呼吸功能下降和 ICU 精神病导致的激素应激反应相关。

不良反应可能包括恶心、呕吐、嗜睡、肠蠕动降低、尿潴留、便秘和心动过缓。必须仔细调整剂量以避免可能的低血压对脑灌注产生破坏性影响。吗啡尤其可能导致针尖样瞳孔，这会掩盖任何潜在的神经学变化。

1. 神经肌肉阻滞药

这些药物在重症病房使用。用来在气管插管和外科手术之前放松骨骼肌、缓解喉痉挛或保持人机同步和保持气道顺应性之前放松骨骼肌。特定药物可以具有去极化或非去极化作用。

(1) 去极化药：与神经肌肉接头处的受体位点结合，阻止神经肌肉传递，例如，琥珀胆碱在麻醉诱导期间使用，因为它起效快但作用时间短。然而，众所周知的，它会导致 ICP 急剧升高，因此对急性颅脑损伤患者禁用。它也可能因刺激窦房结而引起心动过缓。

(2) 非极化药物：在轴突末梢的受体部位与乙酰胆碱竞争（例如，阿曲库铵、维库溴铵），具有更持久的作用，因此用于维持机械通气。

(3) 在使用肌肉松弛药的同时，保持有效的镇静和镇痛是必不可少的。

(4) 应始终与 BIS 或脑功能监测仪一起使用，以确保充分镇静。

(5) 麻醉药物可能会掩盖潜在的癫痫发作。

(6) 纳洛酮会逆转阿片药物的作用。

2. 一般管理措施

(1) 镇静药物剂量必须根据公认的镇静评分工具进行调整，以确保患者不会出现镇静不足或过度镇静的情况，并将这些药物的使用合理化。

(2) 应在引起疼痛的操作前给予推注剂量的镇静药，比如抽吸、更换体位等操作，以避免 ICP 中的"尖峰"。"镇静保持"用于重症监护部门，以评估持续镇静的需求并减少患者的呼吸机带机时间。

拓展信息

[1] Sasada, M. and Smith, S. (2016). *Drugs in Anaesthesia and Intensive Care*, 5th edn. Oxford: Oxford University Press.

十五、动脉血气分析

动脉血气（arterial blood gas，ABG）分析对于任何需要密切监测血液中 PaO_2、$PaCO_2$ 和酸碱水平的患者来说都是必不可少的监测工具。

患有严重脑损伤的患者对二氧化碳的升高特别敏感。高碳酸血症可引起脑血管扩张，从而加剧现有或进展中的 ICP 升高。ABG 分析能够：调整通气设置以优化氧合；控制 CO_2 以降低 CBF 并降低 ICP。

动脉血是根据其酸度和碱度来定义的。pH7.4 被认为是平衡点。正常动脉血的 pH 范围为在 7.35～7.45，因此呈弱碱性。当血液的 pH 值低于 7.35 时，患者处于酸中毒状态。当血液的 pH 值上升到 7.45 以上时，患者就处于碱中毒状态。

ABG 分析确定动脉血中的 pH、$PaCO_2$ 和 PaO_2。pH、PaO_2 和 $PaCO_2$ 被直接测量并用于计算其他信息，例如，氧饱和度、碳酸氢盐水平和碱剩余（base excess，BE）。

以下结果可在血气报告中找到（表 10-1）。

注意事项：血红蛋白的氧饱和度（SaO₂）也可能以百分比形式出现。

以下是这些参数的正常值：

- 动脉 pH：7.35～7.45（低值表示酸中毒）
- 动脉 H⁺：～40nmol/L（高值表示酸中毒）

注意事项：pH 值与氢离子浓度成反比，H⁺浓度越高，pH 值越低。

- HCO_3^-：24～28mmol/L
- 碱：（-2）～（+2）
- PaO_2：> 11.3～14 kPa
- $PaCO_2$：4.7～6 kPa
- SaO_2：> 95%

要从 kPa 转换为 mmHg，请乘以 7.502，从 mmHg 转换为 kPa，请除以 0.133。

有一些重要的规则需要遵循，可以使血液样本的分析更加系统化并实现一致的解释。这种五步法用于大多数重症监护领域。

步骤一

(1) 记下 PaO_2 测量值并确定它与基线相比是否正常、减少或增加。

(2) 低值可能表明需要增加给氧量。

(3) 较高的值是一个正向指征，表明吸入氧浓度（FiO₂）需要降低或调整呼吸机设置。

(4) < 8kPa 表示呼吸衰竭，前提是 $PaCO_2$ 相对正常。

步骤二

评估 pH（或 H⁺）水平：患者是否处于酸中毒或碱中毒状态？

表 10-1　**ABG 报告**

pH，H⁺	测量 H⁺ 浓度
HCO₃⁻，BE	测量碱（酸碱缓冲）的量
PaO₂，PaCO₂	测量气体分压

步骤三

查看 $PaCO_2$ 并将其与 pH 值进行比较；如果他们向相反方向移动方向，说明 pH 不平衡很可能是由呼吸系统引起的。

步骤四

什么是 HCO_3^- 或碱剩余（BE）？将其与 pH 值对比，如果它们朝同一个方向移动，则不平衡可能是由代谢引起的。

步骤五

比较 $PaCO_2$ 和 HCO_3^-（或 BE），如果它们在同样的方向，说明一个系统正试图补偿另一个。如果他们向相反的方向移动，则患者有呼吸问题和代谢问题。

十六、气管切开术

气管切开术是绕过身体自然保护机制的，通过气管前壁插入人工气道的侵入操作。

（一）临床适应证

1. 急性上气道阻塞：肿瘤、过敏反应、面部创伤。
2. 长期机械通气。
3. 颅后窝损伤或手术，上颈椎损伤。
4. 慢性呼吸道疾病。
5. 分泌物过多，反复抽吸。
6. 延髓功能不良或缺失。
7. 阻塞性睡眠呼吸暂停综合征的管理。

（二）置管

1. 外科气管切开术，在手术室置入。适用于困难气道（短颈、肥胖）、凝血功能障碍患者。
2. 经皮气管切开术，在床边置入。

（三）气切导管类型

1. 单腔管：更常用于儿童。

2. 双腔管：可能有孔或无孔。

（四）良好实践指导

建议使用双套管以确保气道通畅并保持导管的良好清洁度。

至少每天检查和记录基本设备，包括：①带储氧袋的吸氧装置；②氧气和负压吸引装置；③加湿设备；④备用气管切开包（一个同一型号的，另一个小一个号）；⑤吸引设备、吸引导管、Yankauer 吸引；⑥无菌水；⑦无菌手套、隔离衣和护目镜；⑧气囊压力监测：每班至少检查一次 Cuff 压力，保持气囊压力在 15～20mmHg（成年人）。

1. 湿化

(1) 所有气管切开术患者都应接受某种形式的湿化，即使没有接受氧疗：①加热加湿；②湿热交换器（heat-moisture exchange，HME）；③造口过滤器或围嘴。

(2) 加湿系统应使用无菌水。必须明确规定给氧浓度、给氧时间和给氧装置。

(3) 加湿系统中的冷凝水已被证明是感染源。

2. 清洗内导管

(1) 刷子不应用于塑料导管。

(2) 重新插入内导管之前，应先用水清洗并风干。

(3) 内导管应至少每 4h 取出一次，或根据患者的临床状况确定更换频率，取决于产生的痰液的量和性状。

(4) 多学科团队应定期重新评估患者对管子的持续需求。

3. 造口护理

(1) 使用非纤维碎纱布蘸取温生理盐水清洁伤口以去除渗液或分泌物。

(2) 根据临床需要使用造口敷料，建议使用非黏性敷料。

(3) 胶带应至少每 24h 更换一次或在弄脏时更换。

(4) 应评估系带的张力以确保两根手指可以舒适地在系带和颈部之间滑动。

(5) 当管道被拔除时，在造口上放置一个密封敷料，以防止空气泄漏并促进伤口愈合。

4. 导管管理

(1) 推荐导管更换频率取决于所用管子的类型。但是，通常建议最多使用 28 天。

(2) 导管更换需由两名有资质的医护人员进行。

5. 营养

在营养师和言语 - 语言治疗师（speech and language therapist，SLT）的参与下进行正式的吞咽评估。

6. 沟通

(1) 气管切开术患者有复杂的沟通问题。需采用多学科方法来满足他们的需求。

(2) 必须考虑失声对患者造成的心理影响。

(3) 护理记录必须包括以下信息：①气管切开术类型：造口护理；②导管尺寸：更换日期；③安置日期：氧气需求；④湿化方法：拔管日期。

7. 脱机和拔管

(1) 脱机和拔管过程是一个多学科合作的过程，临床决策需要有明确的依据。

(2) 如果有强烈的自发咳嗽反射，患者自行排出气道分泌物，并且他们的需氧量＜ 40% 时，则可考虑脱机。

拓展信息

[1] National Tracheostomy Safety Project: ✂ http://www.tracheostomy.org.uk/

十七、吸引

进行气管或气管内吸引以去除过多的分泌

物从而保持导管的通畅。在 ICP 升高的患者中，该操作可能会引起短暂的颅内压升高，应小心执行。

（一）具体管理

1. 理想情况下，当 ICP < 20mmHg 且 CPP > 50mmHg 时进行抽吸。

2. 抽吸前推注止痛药/镇静药可以减少高血压的突然发作。

3. 根据患者的临床需要考虑在抽吸前进行预氧合。

4. 一次抽吸的时间不应超过 10～15s。每次抽吸之间至少间隔 2min。

（二）一般措施

1. 将成年人的吸痰负压设置为 < 16kPa/ 120mmHg。

2. 吸痰管应该是一次性的、软头的和多孔的。

3. 吸痰管直径应小于导管内径的一半，从而允许导管侧面产生气流：

吸痰管尺寸 =（气管导管尺寸 –2）× 2

4. 封闭式吸痰是可取的，应该用于所有通气和高流量吸氧的患者（维持 PEEP 以改善吸痰过程中的氧饱和度）。

5. 抽吸仅在吸痰管退出时进行。

6. 盐水滴注不再被认为是有益的。

7. 开放式吸痰时严格执行无菌操作。

十八、脑干死亡

（一）诊断

自 1983 年以来，确认脑干死亡的操作规范在英国得到认可。1998 年《脑干死亡诊断操作

规范》发布了潜在器官和组织供体的识别和管理指南。

排除项

必须排除所有可逆转的昏迷，包括：①所有镇静药、催眠药、肌肉松弛药、中度或酒精；②体温过低：温度必须 > 35℃；③电解质或酸碱异常；④代谢紊乱：高血糖；⑤内分泌异常。

（二）先决条件

1. 有临床诊断表明已知疾病导致的无法恢复的脑干损伤。

2. 以前使用过的任何镇静药物，尤其是巴比妥类药物，必须处于亚治疗水平，不会导致患者昏迷不醒。

3. 必须排除原发性体温过低导致的知觉丧失。

4. 患者依赖机械通气支持来氧合。

5. 患者对任何类型的刺激完全没有反应。

（三）临床检查

检查必须由两名取得职业资格 5 年以上并参与患者治疗的资深医生完成。移植团队的成员不得参与脑干死亡检查。

两个正式检查在两个不同的场合进行。时间间隔可以是几分钟或几小时。虽然在完成第二检查试之前不会宣布死亡，但法定死亡时间是在第一组检查之后。

1. 脑干反射缺失

(1) 瞳孔无对光反射。

(2) 角膜反射消失（脑神经 Ⅴ 和 Ⅶ）：用一缕棉花划过角膜进行测试。

(3) 前庭–眼反射缺失（脑神经 Ⅷ）：温度测试包括将冰冷的水注入外耳道，同时观察是否有任何向患侧的共轭横向眼球运动（确保耳朵没有血、蜡等）。

(4) 没有呕吐和咳嗽反射（脑神经 Ⅸ和Ⅹ）：用吸痰管刺激咽侧并搅动气管插管。

(5) 眼头反射缺失 [娃娃眼运动：通过将头部快速向一侧旋转并观察眼睛是否与头部朝同一方向运动来评估（已知或疑似颈椎损伤的患者禁用）]。

2. 缺乏运动反射

这是对深度疼痛刺激的反应。

3. 呼吸暂停测试评估髓质呼吸中枢的缺氧驱动刺激

(1) 在测试开始前用 100% 纯氧预氧合 10 分钟（有些设备将使用含 5% CO_2 的氧气预氧合 5 分钟）。

(2) 通过导管将 O_2 直接扩散到肺部，直到检查完成，以避免缺氧。

(3) 断开患者与呼吸机的连接，使 $PaCO_2$ 增加到 6.65kPa 以上，观察是否有任何呼吸迹象。

(4) 将患者重新连接到呼吸机上。

（四）生理测试

如果 TCD 不可用，脑血管造影可实现相同的功能。在过去，脑电图和同位素血流研究同样用于确诊脑干死亡。TCD 超声可确认没有足够的血液流向大脑，但很少有指示。

（五）持续管理

停用镇静药后，应立即将患者转诊至供体移植协调小组——这是一个理想的"转诊触发器"，可向器官捐献（specialist nurse in organ donation，SNOD）专科护士通报潜在的捐助者。

患者及其家人需要护理团队提供所有重症监护支持，直到患者家人就器官捐赠或停止治疗做出决定。

当有任何创伤、暴力、不明原因或可疑的情况时，必须通知当地法医尸检。

拓展信息

[1] Academy of Medical Royal Colleges (2008). *A code for the*

Diagnosis and Confirmation of Brainstem Death. London: Academy of Medical Royal Colleges.

十九、器官捐献

（一）现状

1. 移植适应证正在扩大，未来对器官的需求可能会继续增加。

2. 器官移植供需悬殊。

3. 脑干死亡的患者越来越少，这主要是由于筛查的改进、治疗方案的改进和道路安全的改进。

4. 政府举措——"将器官捐献到 2020 年"。

（二）谁可以成为器官捐献者

1. 哪些人可以成为器官捐献者

(1) 任何已确认脑干死亡的重症监护患者。

(2) ICU 或急诊因无效而停止治疗的任何患者。

(3) 已确诊的濒死患者。

(4) 以下任何情况的患者：①登记的器官捐赠者或携带器官捐赠卡片者；②曾以书面或口头方式表达了他们在死亡时的器官捐赠意愿的患者；③临终患者，其亲属或照护者不反对捐赠。

2. 哪些器官可以捐献

包括：心、肺、肝、肾脏、胰腺、小肠。

3. 可以捐赠的组织

包括：骨、皮肤、角膜、肌腱和韧带、静脉和心脏瓣膜。

（三）谁不能成为器官捐献者

1. 不能成为器官捐献者

确诊或疑似 CJD 的患者不能成为器官捐献者。

2. 其他可能的禁忌证

全身感染、过度创伤、多系统自身免疫性疾

病、CJD 风险因素、传染病风险、恶性肿瘤、病因不明的疾病、退行性神经系统疾病。

（四）移植器官来源

移植器官来源：①生活相关、无关或无偿的捐赠；②实体器官捐献（有心跳或无心跳）。

1. 脑干死亡后的捐赠

如果家属同意，SNOD 将评估患者是否为潜在捐赠者。患者将在持续机械通气的情况下被带到手术室。

2. 心脏死亡后的捐赠

医生和患者家属进行讨论，家属认可继续的治疗是无效的以后，患者可被确定为潜在的器官捐赠者。SNOD 会与家人联系，如果同意，则将患者评估为潜在的捐赠者。患者的机械通气被中断，如果患者的心脏在规定的时间内停止，则器官捐赠相关的手术可以开展。

（五）护理管理

器官和组织捐赠是"临终"护理的一部分，患者的尊严和患者的护理在整个过程中至关重要。

护士在识别和推荐潜在捐赠者方面发挥着重要作用。所有即将发生的脑干死亡患者和所有因治疗无效而将停止治疗的患者都应转诊至器官移植团队。

在同意和评估适合性之后，优先事项是支持捐赠者，直到可以组建适当的手术团队。

器官捐献者的管理几乎与重症监护病房的任何其他患者相同；但是，焦点变为识别和治疗在诊断出脑干死亡后和器官取出之前出现的常见并发症管理。

捐赠家庭接下来会度过非常非常艰难的几个小时，需要护理团队的大量支持，因为可能需要几个小时才能将来自全国各地的各种移植团队聚集在一起。

移植团队将规定一些生理目标和参数来保护器官，包括以下方面。

1. MAP 70～80mmHg：使用液体和血管活性药物预防低血压（SNOD 可能会要求由去甲肾上腺素改为加压素以维持血压）。

2. PaO_2 > 10kPa，用尽可能低的给氧浓度来避免缺氧。

3. CVP > 10～12，识别和治疗发展中的凝血异常。

4. 胸部 X 线片和超声心动图。

5. 心律失常识别：12 导联心电图记录和报告。

6. 尿量 > 1ml/（kg·h）：监测和治疗任何电解质失衡。

7. 监测尿崩症的迹象：尿液和血清渗透压。

8. 监测血糖水平并治疗高血糖症。

9. 保持正常体温。

10. 捐赠者协调员将要求提供常规血液检查，其中包括：①血气分析；②临床生化，包括淀粉酶；③肝功；④全血计数和血型；⑤激素水平（甲状腺功能）、毒理学、病毒学。

11. DNA 组织分型由 SNOD 排列。

12. 与医务人员确认患者情况已与法医讨论过。

拓展信息

[1] NSH Blood and Transplant (NHSBT)：⌘ https://www.nhsbt.nhs.uk/who-we-are/how-we-work/

（吴　颖　译　蒋　艳　校）

第11章 神经康复

Neurorehabilitation

一、康复的定义

康复被定义为一种教育过程，它使个人能够恢复最佳的身体、心理和社会功能，并最大限度地提高独立性。患者是康复过程的核心，康复是由患者完成的，而不是由医疗保健专业人员对患者做的事情。

康复需要以目标为导向的方法和综合的跨学科的方法。

（一）康复处方

继全国引进大型创伤中心收治重伤危重患者后，临床咨询组建议每位患者都应接受高质量的康复治疗，声明"每位入住创伤中心的危重患者都应通过康复处方评估，并记录他们的康复需求"。

英国康复医学会编制了康复处方标准，旨在作为管理三级服务的通用工具。这后来扩展到包括那些遭受严重、复杂和致残伤害的患者，这些患者将受益于1级和2级护理专业康复护理。

（二）重症康复

康复的目的是确保患者达到最大限度的康复，并在出院后得到维持。

康复从入院第1天开始，一直持续到达到最大恢复，这可能需要几年的时间。它需要在初级、二级和三级医疗保健单位中持续实施。

患者病情稳定后即可开始康复治疗；NICE（National Institute for Health and Care Excellence，NICE，2017）引入了质量标准（QS158），认识到早期治疗可以显著改善患者即时和长期的身体和心理功能。关键信息包括以下内容。

1. 患者在进入重症监护室的4天内或他们被转移到照护高度依赖的普通病房时，即应进行康复评估。康复目标必须达成一致，并随着病情的改善定期复评。

2. 当患者转至普通病房时，护士之间应该有正式规范的护理交接，以确保康复目标的认可和患者康复的连续性。

3. 在从重症监护室出院之前，所有患者都知道他们的中长期目标。

4. 从重症监护转出并有持续复杂需求的患者在出院后2～3个月进行复查，以发现可能因入院重症监护而出现的其他社会心理困难（创伤后压力、焦虑、噩梦）。

（三）康复方法

在康复期间，患者的目标可以通过以下方式实现。

1. 提高他们的身体和心理社会功能水平。

2. 学习新的技能或策略以适应残疾。

3. 调整患者的环境以减少残疾对功能的影响。

（四）康复原则

1. 康复之旅从受伤或事故发生时开始。

2. 通往康复的路和康复之路都不简单。

3. 患者必须能够参与并完全致力于康复过程。

4. 为获得最大效果，康复需要在有利的环境中进行。

5. 康复需要是一个动态和积极的过程。

6. 必须正确安排康复时间。

7. 在康复中，我们需要面对严酷的现实，希望是必不可少的，但虚假的希望具有破坏性。

8. 诚实是必要的。

9. 准确的记录和文档保存是必不可少的。

参考文献

[1] NICE (2017). Rehabilitation after critical illness in adults. Quality standard [QS158]. https://www.nice.org.uk/guidance/qs158

拓展信息

[1] Sivan, M., Phillips, M., Baguley, P., and Nott, M. (eds.) (2019). *Oxford Handbook of Rehabilitation Medicine*, 3rd edn. Oxford: Oxford University Press.

二、康复护理

康复护理是旨在改善残疾人或慢性病患者生活质量的专业实践。它帮助患者实现最大程度的生活独立性。康复护士需要有对专业的承诺、整体的护理方法和积极的工作态度。康复护理在各种临床环境中应用康复原则。

（一）康复团队中心的护士

护理人员每天 24h 与患者在一起，并且可能是团队中唯一了解患者 24h 内功能水平的医疗成员。护士能够在患者不受治疗师直接监督情况下观察患者的社交活动，从而对患者的以下情况产生深刻了解：①社交互动中的行为；②注意力、集中力和记忆力；③疲劳程度。

护士是跨学科团队中的积极成员，分担责任以满足患者的身体、心理、精神和文化需求，并确保治疗在正式治疗课程之外仍继续进行，以加强和最大化神经可塑性。

（二）营造有利于康复的环境

护士控制患者的康复环境很重要，特别是在患者精神错乱的情况下（→参阅"第 7 章，照护意识模糊患者"）：①尽量减少噪音和外界干扰；②提供定向帮助，例如时钟；③确保充足的照明；④确保环境无障碍且友好；⑤在环境中提供熟悉的图片，例如家庭照片。

（三）护士主导的护理方面

康复护理具有挑战性，与危急重症护理实践不同，它需要有不同的思维方式：①护士需要从"为患者做事"中退后一步，让他们尽可能地照顾自己，这其实更耗时；②"帮助"患者看似诱人，但从长远来看这可能无济于事。

护士作为跨学科团队的成员，与其他学科角色之间存在着明显重叠。尊重个别团队成员的角色和贡献是必需的，但康复照护的某些方面是由护士主导的，包括：①膀胱和肠道护理；②皮肤护理；③营养，例如造瘘管的管饲；④气管切开术护理；⑤癫痫管理；⑥疼痛评估和管理；⑦风险评估和行为评估；⑧倡导；⑨出院协调。

护士有助于帮助患者重新建立他们通常的身份，尽可能确保他们维持"正常生活"。

（四）知情同意与心理承受能力

护士可能需要为那些没有心理能力同意接受护理的患者进行辩护（→参阅第 7 章的"照护意

识模糊患者"）。获得脑损伤患者的"知情同意"通常是有困难的。如果在患者进入康复治疗之前没有制订预先指示，那么所有卫生专业人员必须始终以患者的最佳利益为出发点。

必须确保隐私和自主权，虽然获得家人支持可能会有所帮助，就患者知情同意而言，并非所有患者都希望其家人能够获悉他们的详细医疗信息。

拓展信息

[1] Ward, A.B., Barnes, M.P., Stark, S.C., and Ryan, S. (2009). *Oxford Handbook of Clinical Rehabilitation*, 2nd edn. Oxford: Blackwell Publishing.

三、康复结果

对康复结果的考量，一方面是考量其对日常生活质量的影响，一方面是通过客观和主观特征考察其完整性和实用性。对于如何衡量结果没有明确的共识。大多数结果测量都是专业导向的。

康复结果由多种因素决定，包括：患者年龄；患者性别；过往的经历；病前人格；心理、焦虑程度和情绪状态；环境因素；直接环境中的支持服务；实际伤害 / 事件；康复准备度；服务的可获取性；患者的社会经济状况。

卫生专业人员需要关注结果，而不是仅仅关注过程。康复结果必须记录在案，并与预期结果进行比较。需要根据患者的功能水平和规定的程序来证明变化是合理的。

建议尽早转诊至康复服务。如果患者延迟进入康复病房，康复团队可能会推荐预防性康复方面的建议，这些方面可以引入到患者的日常生活中。

（一）一般结果测量

无论当前状况如何，使用多维度测量来确定患者的进展和最终结果：①巴塞尔指数（Barthel Index）；②功能独立测量（functional independence measure，FIM）；③FIM + 功能评估测量（functional assessment measure，FAM）；④格拉斯哥昏迷指数。

（二）特定结果测量

其他结果测量特定于患有某些神经系统疾病的患者，例如，改良 Rankin 量表（脑卒中），脑卒中影响量表。

（三）自理 vs. 功能独立

自理是一个整体概念，涉及身体、社会心理和情感幸福。自理是生活质量和慢性病管理的重要考量因素。

功能独立主要与身体残疾的适应或康复有关。用于测量功能能力的工具包括 Barthel Index 和 FIM + FAM（→参阅第 3 章的"功能评估"）。

自理意味着需要承担管理自己的责任，并独立处理各个方面的自我护理。如果无法做到这一点，则可能需要各种级别的帮助或干预。

拓展信息

[1] Alderman, N., Pink, A.E., and Williams, C. (2019). Optimising measurement for neurobehavioural rehabilitation services: a multisite comparison study and response to UKROC. *Neuropsychological Rehabilitation*, 1–30. Advance online publication. doi:10.1080/09602011.2019.158243
[2] Ward, A.B., Barnes, M.P., Stark, S.C., and Ryan, S. (2009). *Oxford Handbook of Clinical Rehabilitation*, 2nd edn. Oxford: Blackwell Publishing.

四、生活质量

（一）生活质量的概念

生活质量（quality of life，QoL）确定了一个人对其生活中发生的健康问题的反应的解释。它是人们对他们在特定社区内的身体、心理和社会福祉体验的感知。它可以用人们的幸福程度或对生活的满意度来表达。

（二）生活质量的领域

有许多用于衡量生活质量的类别/领域，例如，身体功能、心理健康、社交联系、就业、幸福、疼痛、药物、睡觉、饮食、假期。

一些测量工具在问卷中使用全部或部分领域。

（三）生活质量在康复中的重要性

生活质量是康复的一个重要目标。

1. 生活质量领域是康复实践中固有的。

2. 康复是患者恢复的倒数第二个阶段。

3. 患者可能需要适应新的生活方式。

4. 患者/家属可能需要适应他们的新角色。

5. 影响生活质量结果的因素包括：认知能力、应对策略、积极/消极的情绪。

（四）生活质量的测量

有许多测量生活质量的工具，其中包含许多相关条目。根据每个条目患者可以进行自评或者由照护者进行评估。然后将分数汇总以产生结果。

为了获得患者生活质量的整体概览，可以使用通用生活质量测量和特定测量，例如多发性硬化，帕金森病。

1. 通用测量

通用测量可用于大多数患者。与健康相关的通用 QoL 量表示例包括以下几种。

(1) 世界卫生组织生活质量量表（World Health Organization Quality of Life Scale，WHOQOL）。

(2) 质量调整生命年（quality-adjusted life years，QALYs）。

(3) 诺丁汉健康状况。

(4) 简表 36（short form，SF-36）。

(5) 疾病影响概况。

(6) 一般健康问卷（general health questionnaire，GHQ-60）。

2. 疾病特定测量

专门用于神经系统疾病患者的生活质量量表有限。例如，多发性硬化国际生活质量问卷（multiple sclerosis international quality of life questionnaire，MusiQoL）；脑损伤后的生活质量（quality of life after brain injury，QOLIBRI）。

拓展信息

[1] Bowling, A. (2005). *Measuring Health: A Review of Quality of Life Measurement Scales*, 3rd edn. Maidenhead: Open University Press.

五、康复场所

只有一小部分从康复中受益的人能获得康复服务。护士必须能够活用康复原则，因为康复可以在所有环境中进行。"没有围墙的康复"一词描述了随时随地进行康复的必要性。康复可以在一个一级、二级和三级医疗机构中开展，以满足患者的需要。适当的康复将降低成本，保持生活质量，实现患者的治疗效果，并减少再入院率。

（一）社区服务

尽早出院回家和以社区为基础的康复改善了患者的预后和满意度。

（二）急症医院

急症医院的康复包括预防龋齿、胃溃疡、挛缩、足下垂、深静脉血栓形成和便秘。必须预防会阻碍康复和延长康复的并发症，例如，肌肉丢失、痉挛、挛缩、疼痛。

（三）三级康复服务

其中包括急性康复服务、中间护理服务和门

诊服务。

（四）康复小组

团队结构和投入将取决于特定患者的需求，每个人都对其实践负责。康复团队包括：患者和家人、护士、医生、物理治疗师、操作治疗师、语言治疗师、神经心理学家、营养师、社会服务。

（五）多学科与跨学科团队

1. 多学科团队

(1) 每个团队成员都设定了他们自己的学科相关目标——没有共同的目标设定。

(2) 团队成员在他们自己的专业范围内工作——没有跨界工作。

(3) 对患者的最小角色。

2. 跨学科团队

(1) 这些团队最适合康复环境。

(2) 以患者为中心的照护——符合国家制订的慢病服务战略框架（Department of Health，2005）。

(3) 团队有共同的目标，并且有关于康复目标的共同决策。

(4) 每个团队成员都对患者的康复做出了独特的贡献。

所有跨学科团队成员都参与了以下活动：

(1) MDT 会议和个案会议。

(2) 主持 MDT 会议。

(3) 指定的关键工作人员。

(4) 共同负责患者管理。

(5) 联合决策。

(6) 联合目标规划。

(7) 实施商定的计划。

(8) 家人和（或）其他重要成员的沟通和支持。

(9) 出院计划。

> **成功团队的秘诀**
>
> - 保持以患者和家属为中心。
> - 互相尊重。
> - 尽量减少领地意识。
> - 使用通用文档，包括所有团队成员的条目（减少重复并促进共同责任）。
> - 通过 MDT 会议、个案会议进行有效沟通。
> - 基于结果的照护。
> - 循证实践。
> - 团队决策。
> - 幽默感、耐心和宽容。
> - 庆祝成就。

参考文献

[1] Department of Health (2005). *National Service Framework for Long-Term Conditions*. London: Department of Health.

六、患者与家庭

患者是团队的中心。在征得患者同意后，家属和其他照护者可以参与康复计划的制订，特别是参与出院计划制订。家庭关系是康复的重要考量因素。建议将患者及其家属转介给社会服务机构和心理学家。

照护者在康复过程中发挥着重要作用。将照护者尽快纳入康复过程是有必要的。没有纳入照护者意见的出院计划是很难有效的。家庭和照护者教育是必不可少的。

（一）赋权和激励

必须鼓励患者和家属达到最大限度的独立。应鼓励患者对自己的健康和未来的生活方式负责。这并不总是可能的，因此这个责任可能会转移到家庭照护者身上。支持家庭和患者是必须的。

保持动力对于有效的康复至关重要。重视个人，设定切合实际的可实现目标，并赞扬小成就将有助于提升患者的积极性。

患者和家属可能会表现出愤怒、焦虑、失去兴趣和抑郁的迹象。如果症状持续存在，可能需要寻求专业帮助。

患者常常觉得自己一文不值，自尊心受损——这需要得到承认，并将控制权交还给患者。当患者表达愤怒时，护士应该：①善解人意，但为可接受的行为建立适当的界限；②利用降级技术；③注意潜在的触发因素；④注意脱离技术以维护他们的自身安全。

赋权

赋权使患者能够做出决定，控制自己的生活和目标，并帮助自己最大限度提升生活质量。患者被赋予了重新控制自己生活的技能、机会和许可。

康复过程涉及患者和卫生专业人员之间的伙伴关系。赋予患者权力意味着将权力平衡从专业人士转移到患者身上。

需要良好的沟通来增强失语症患者的能力并让他们的声音被听到——为患者发言很重要。

在康复过程的某些阶段，有些患者不希望被赋予权力——尊重这一点——因为没有足够的精神力量做出必要的决定，所以他们可能只想得到照顾。专业人员需要始终以患者的最大利益为出发点。

（二）赋权方式

1. 请注意患者可能会感到无能为力 / 脆弱。
2. 将控制权交还给患者和家人。
3. 让患者参与目标设定 / 计划。
4. 始终尊重患者的意愿。

5. 提供选择：患者通常喜欢什么。
6. 确保环境符合患者的意愿，如平和且安静。

拓展信息

[1] Carr, H.C., Shepherd, R.B., Bernhardt, J., et al. (2010). *Neurological Rehabilitation: Optimising Motor Performance.* Edinburgh: Churchill Livingstone.
[2] Gillen, G. (2015). *Stroke Rehabilitation: A Function-Based Approach*, 4th edn. St. Louis, MO: Elsevier.

七、物理治疗师

物理治疗师负责治疗行动不便和运动障碍，帮助患者适应主要的身体活动（肌肉功能、力量、张力）、行为和情绪变化，并激发他们的信心和动力，让他们完成康复过程。

（一）物理治疗的目的

1. 改善患者体位——功能体位和中性对齐。
2. 改善神经肌肉协调性，如坐姿平衡和头部控制。
3. 增加肌肉力量和运动范围——主动和被动锻炼。
4. 提高功能能力和独立性，例如转移。
5. 提高整体健康和运动耐力。
6. 评估助行器。
7. 预防和治疗感染——胸部理疗。
8. 促进控制——盆底运动和控制练习。

（二）提出问题

1. 行动不便和运动障碍。
2. 姿势。
3. 步态。
4. 平衡。
5. 步行。
6. 运动障碍。

7. 肌肉萎缩。

8. 转移。

（三）物理治疗师的作用

1. 参与 MDT 决策和规划。

2. 评估和实施与运动障碍相关的治疗方案。

3. 提供以人为本的管理。

4. 成为康复团队的关键成员。

5. 参与针对个人的、患者和照护者的各种教育计划。

（四）措施

1. 综合评估具有复杂神经系统表现的患者的运动、功能和姿势，以便制订治疗计划和预测结果：①评估 24h 姿势控制系统；②评估和审查适当的坐姿；③评估并开具适当的辅助器以帮助移动、稳定关节和保持范围；④评估疼痛并与 MDT 合作，尝试通过体位、手法、运动和电刺激来缓解疼痛。

2. 促进受伤后恢复正常运动，以防止代偿活动 / 异常活动。

3. 重新训练躺、坐、站和行走的平衡和运动。

4. 重新教育并确保实用技术的安全性，例如，上 / 下床、上厕所、上 / 下车。

5. 调动肌肉和关节以保持和改善运动范围。

6. 四肢夹板以保持和（或）增加运动范围，同时使用肉毒杆菌毒素。

7. 提供和修改练习以加强肌肉、保持关节活动度并改善功能。

8. 监测和重新评估患者的进展，结合使用适当的测量工具。

9. 与具有挑战性行为、无法理解康复过程的患者一起工作——必要时修改治疗的方法和内容。

10. 参与有关药物和肉毒杆菌毒素使用的决策。

11. 就患者的持续护理与其他医务人员联络，例如，外科医生认为需要延长跟腱以提高康复潜力。

12. 在康复和出院过程中与照护者 / 亲属联络和合作，以确保患者和照护者的安全并最大限度地提高患者的功能。

13. 向矫形部门寻求专业帮助，以帮助维持关节范围 / 支撑关节以改善功能。

14. 与社会服务和其他外部机构合作，促进成功出院和社区的持续康复。

15. 与社区康复团队联络。

16. 保持准确的记录。

（五）给护士的提示

1. 单独一名卫生从业人员很少能够取得成功，病房护士需要加强技术。大脑必须重新学习功能性运动（神经可塑性）的模式，因此必须每天 24h 实施干预。

2. 尽早将物理治疗师引入到患者的管理中。

3. 寻求物理治疗师的帮助。

八、作业治疗师

作业治疗师（occupational therapist，OT），也称职业治疗师，旨在利用专业知识和专长来最大限度地提高患者的技能、独立性和限制残疾。

（一）职业治疗的目的

1. 评估功能能力。

2. 帮助患者在生活活动中最大的功能恢复。

3. 帮助患者和家人调整和适应新环境。

4. 防止畸形并提供夹板。

5. 提供辅助工具和器具。

6. 帮助患者重新回到自己的家中。

7. 帮助患者掌握社交技能、休闲活动以及工作和学习技能。

（二）OT 的角色

1. 参与 MDT 决策和规划。

2. 提供以人为本的管理。

3. 在患者的康复过程中治疗身体、认知、知觉和心理问题。

4. 评估和帮助解决认知和感知问题，如丧失执行能力、忽视。

5. 成为康复团队的关键成员。

6. 参与针对个人的、患者和照护者的各种教育计划。

（三）提出问题

1. 认知功能改变。

2. 感知改变、忽视 / 注意力不集中。

3. 体力不足。

4. 坐位平衡不佳。

5. 运动不稳定。

6. 无法进行生活活动。

7. 家庭 / 厨房的安全。

（四）措施

1. 评估患者的身体、认知、知觉和情绪健康。

2. 与个人或团体合作。

3. 帮助患者学习或重新学习与基本生活活动相关的任务，例如自理和工具性生活活动，使患者能够住在社区，例如照顾他人，照顾宠物。

4. 注意家庭环境中的安全 / 风险。

5. 安排家访和分级出院。

6. 协助使用自适应设备。

7. 设计特殊设备，如夹板。

8. 就夹板计划与团队合作。

9. 计划与执行职能相关的计划。

10. 让每位患者使用自适应设备，如计算机技术。

11. 建议调整家中的环境。

12. 评估患者使用运输工具 / 驾驶的能力。

13. 与社区康复团队和物理治疗师联络。

14. 保持准确的记录。

（五）给护士的提示

1. 在患者管理的早期向 OT 寻求建议。

2. 如果您的患者有此类问题，请寻求帮助。

管理忽略症的重要提示

1. 将忽略症与视觉问题区分开来

- 要区分忽略症和视野缺损：在一张纸上画一条直线并让患者标记中点。

- 如果他们标记在线的中间，那么他们的问题与视野缺陷有关。如果他们在沿线的 1/4 处标记，那么他们的问题是由于感知的改变（忽略症）。对于这些患者来说世界的一半是不存在的，这并不是指他们看不到那里有什么，而是根据他们大脑的感知，那些都不存在。

2. 将所有物品直接放在患者面前

- 将床头柜和储物柜放在忽略症患者的患侧是没有意义的——他们永远不会知道它们在那里。将所有东西都保持在中线，直接在他们面前或略高于他们未受影响的一侧。

3. 将盘子转动 1/4 圈

- 忽略症患者通常只吃面前盘子上的一半食物——他们不认为另一半在他们面前。

- 教患者每吃一口后将盘子转动 1/4 圈，然后当他们转动四次并且没有食物时，他们就会知道他们把食物都吃光了！

4. 支撑受影响的肢体

- 您见过多少次脑卒中患者的手臂从轮椅一侧跌落，甚至可能被卡在椅臂和车轮之间？

- 忽略症患者不会意识到这种情况已经发生，因为他们不认为自己的手臂存在——所以要确保四肢始终得到良好的支撑。

九、言语治疗师

（一）服务宗旨

言语治疗师（speech and language therapisy, SLT），也称言语 – 语言治疗师，可以提供详细和个性化的评估、诊断、治疗，并且在 MDT 团队中管理具有各种复杂需求的患者。

（二）言语治疗师的角色

1. 优化患者的沟通潜力。

2. 对患者的沟通和吞咽能力进行详细评估。

3. 支持和教育家属 / 照护者，MDT。

4. 考虑到患者语言障碍的影响，应与外部机构保持联络，例如社会服务，住宅 / 疗养院，警察和律师。

5. 围绕患者照护护理和未来需求，帮助患者培养做出基本决定的能力。

6. 培训和参与目标设定、结果测量（FIM+FAM）、MDT 会议和教育活动。

（三）提出问题

1. 失语 / 语言障碍：获得性语言障碍。

2. 构音障碍：语言机制中的肌肉控制障碍。

3. 言语失用：运动编程和言语肌肉协调受损。

4. 吞咽困难：吞咽困难，包括气管切开术。

5. 认知沟通障碍：语言和认知缺陷的影响，导致沟通障碍。

（四）措施

1. 以患者为中心。

2. 干预以一对一、小组 / 联合会议的形式进行，或与其他团队成员和治疗师一起工作。

3. 旨在至少每天治疗高优先级患者。

4. 以损伤、残疾、参与和心理社会调试程度为指向——通常同时进行。

5. 严格以目标为导向，尽可能让患者自己设定目标。

6. 尽可能建立安全口服摄入量和有效的口头交流。

7. 旨在对他们的困难建立足够的洞察力，以便引入最有效的干预措施，同时使患者能够有效地传达他们的需求和感受。

8. 教育患者和他们的重要家属有关困难的本质以及如何弥补失去的技能。

9. 适时安排专家评估，例如，耳、鼻、喉、荧光透视。

10. 负责确定对替代交流方式（交流辅助）的需求，并转介到适当的中心进行评估，例如"lightwriter"。

十、神经心理学家

临床神经心理学家通常是接受了神经心理学研究生专业培训合格的临床心理学家。

（一）角色

作为应用专业心理学知识、技能和专业知识的资源。角色的级别和范围将取决于神经心理学家的培训和经验以及服务环境，例如，住院、门诊或社区。

（二）提出问题

1. 神经心理障碍：知觉、语言、交流、注意力和信息处理、记忆、推理和执行能力。
2. 行为。
3. 并发医疗状况：其他伤害或创伤、先前存在的疾病或残疾。
4. 药物：镇静药、抗惊厥药、抗精神病药、抗抑郁药。
5. 疼痛控制：通过药物、转移注意力、情绪管理来控制疼痛。
6. 心情和情绪：反应性焦虑、抑郁。
7. 心理健康问题：病前焦虑、情绪低落、精神病、药物和酒精使用。

（三）措施

1. 详细评估认知功能以确定神经心理障碍。
2. 与 MDT 合作，评估这些损伤对行为、情绪、心情和功能性日常活动的影响。
3. 设计和实施个人指导的认知康复、心理干预和管理计划。
4. 与个人和家庭合作，以促进支持和理解、调整和应对患者能力和功能改变的后果。
5. 关键成员。
6. 培训和教育，实施国家指南。

十一、营养师与营养服务

营养师关注患者的能量和液体需求。

（一）提出问题

1. 提出的问题包括：营养不良、减肥、体重增加。
2. 职责包括：监测千焦摄入量、关于千焦摄入

量和喂养类型的建议、准备适当的饮食。

（二）营养学的目标

1. 与 SLT 以及厨师联系。
2. 建议：特殊饮食和千焦摄入量。
3. 确保摄入足够的热量，无论采用何种喂养方式。
4. 计算肠内营养需求。
5. 与护士联络以获取患者喂养和营养方案。
6. 提及关于减肥和饮食的建议。
7. 对患者和家人 / 照护者进行教育。

（三）措施

1. 监测体重 /BMI。
2. 根据活动水平调整摄入量。
3. 提倡健康的饮食生活方式。
4. 管理医疗问题，例如，糖尿病、胆固醇升高、肠胃问题、癫痫——生酮饮食。

（四）给护士的提示

1. 定期监测体重减轻 / 增加。
2. 注意与饮食相关的肠道功能改变，例如便秘 / 腹泻。
3. 在患者的治疗早期咨询营养师。

十二、社会服务

社会服务关注患者的护理需求，使他们能够在家庭、社区和社会中充分发挥潜力。职责包括：经济、安置、住房、适应生活、护理包、捐赠、弱势患者。

（一）社会服务的目标

1. 在早期转诊以计划出院后尽早干预。
2. 有效联系健康和社会关怀服务。
3. 建立社区关怀包并整理资金安排。

4. 就住房事宜与地方当局联络。

5. 就居住空间的改造等提供建议。

6. 就福利提供建议。

7. 与雇主联络——社会服务部门了解残疾和就业法、歧视等方面的知识。

8. 帮助旅行和行动。

9. 残疾人娱乐。

10. 保护易受伤害的成年人。

（二）措施

1. 对患者 / 护理人员 / 家人提供建议 / 咨询。

2. 代表患者协商。

3. 确保患者有能力做出决定。

4. 患者可能需要有关授权、监护权等方面的帮助。

拓展信息

[1] Department of Health (2005). The National Service Framework for Long term Conditions. ✎ https://www.gov.uk/government/publications/quality-standards-for-supporting-people-with-long-term-conditions

[2] NHS Digital (2020). NHS Outcomes Framework Indicators-May 2020 release. ✎ https://digital.nhs.uk/data-and-information/publications/statistical/nhs-outcomes-framework/may-2020

十三、神经可塑性

（一）什么是神经可塑性

这是大脑改变和重组其"结构和功能"能力，通过建立新的神经连接来响应经验和学习。由于轴突发芽，大脑有能力重组替代的神经通路，从而使未受损的神经元继续存在，发展神经末梢以与其他神经末梢重新连接。这些互连使神经元能够补偿损伤和环境变化。神经可塑性作为一个重塑过程，贯穿一生。以前人们认为大脑在受伤或生病时无法改变功能；目前的想法是大脑会继续适应环境的变化。

（二）确保神经可塑性的最佳条件

1. 防止神经元细胞损伤，例如 ICP 升高、脑水肿。

2. 确保有一个有利的环境。

3. 对患者进行适当的刺激以建立"联系"。

4. 利用目标导向的体验式治疗方案。

5. 使用积极的持续强化。

6. 确保学习和心理训练的一致性。

7. 思维过程、注意力、学习和记忆是需要着重考虑的因素。

8. 尝试鼓励患者使用长期记忆。

十四、评估

在不同阶段对患者进行评估。入院前和入院时在康复中心对患者进行全面评估。根据患者的需要，在整个康复过程中评估康复进展和恢复情况。

（一）入院前评估

该评估由康复团队进行，通常包括医疗顾问。

评估目的：①确定患者是否符合入院标准并从康复中受益。不同的中心使用不同的标准来选择患者，例如，患者年龄、医疗诊断和病情稳定性、参与康复过程的准备情况和能力、意识水平、当前不足、患者的认知水平；②评估风险以便为入院做准备。

在评估之后，团队决定转诊的适当性以及他们是否可以为患者提供需求的东西。

（二）入院评估

1. 入院时进行详细评估。

2. 入院评估是为了确定患者的当前状态。

3. 完整的风险评估，例如移动和搬运、受压区域。

4. 制订照护计划并制订有明确目标的短期、中期和长期康复计划。

5. 首先进行结果的基线评估。

6. 评估适当的辅助器和工具，例如，轮椅、喂食、如厕。

进行评估

由于疲劳，可能需要在几天内完成评估。完成后，制订康复计划。然后在每周的病例会议上介绍患者的病例。

（三）评估内容

1. 一般评估

(1) 患者状况：既往病史和主诉。

(2) 受伤 / 疾病史和迄今为止的进展。

(3) 受伤 / 事件的后遗症，例如，癫痫。

(4) 目前使用的药物。

(5) 审查相关检查，例如，磁共振、血液检查。

(6) 可能包括特定的功能基线测量，例如，Barthel Index /FAM。

2. 生活活动评价

取决于使用的框架。

3. 问题相关评价

可能需要对特定问题进行更详细的评估，例如，吞咽、疼痛、感官功能、认知、情绪（焦虑 / 抑郁 / 情绪不稳定）、挑战性行为、家庭角色 / 需求。

> 评估提示
>
> 确定以下内容：
>
> 1. 患者的理解程度。
>
> 2. 患者功能性运动的恢复水平。
>
> 3. 评估每个适当的生活需要 / 活动的独立

> 程度。
>
> 4. 评估履行功能的独立程度。
>
> 5. 执行功能时的安全和姿势。
>
> 6. 正确完成活动。
>
> 7. 完成功能所需的努力。
>
> 8. 评估满足需求所需的帮助水平，例如，①独立执行；②只需要提示 / 指导；③需要一两个人的帮助；④需要使用辅助设备 / 辅助工具。
>
> 记录调查结果和所需的干预程度。

（四）计划

完成评估后，有必要计划患者的康复方案。必须定期审查计划和进度安排。

规划方案

(1) 计划需要切实可行。

(2) 安排活动以基本功能维护为主，穿插专业活动和培训。

(3) 留出休息、睡眠和娱乐的时间。

(4) 可能的话，在合适的地方插入任务。

(5) 安排计划以避免混乱和疲惫。

> 关于制订方案的提示
>
> 1. 让患者和家属参与决策。
>
> 2. 与患者一起制订每日时间表。
>
> 3. 遵照每日计划表实施。
>
> 4. 让患者尽可能多地进行活动。
>
> 5. 确保患者在进行活动时感到安全。
>
> 6. 鼓励独立。
>
> 7. 表扬成就。

十五、设定目标

从一开始，定期设定切合实际的短期、中期和长期目标很重要。设定的目标必须是：结构化的、可衡量的、可实现的、实际的、在适当的时间范围内。

设定适当的康复目标有助于：①促进、支持和授权患者实现并最大限度地发挥他们的潜力；②最大限度地自我决定、恢复功能并优化生活方式选择；③确保有足够的身体、心理、行为和社会功能，使患者能够回到他们的家庭、社区，在可能的情况下，回到之前的休闲活动和工作；④通过预防并发症（误用和失用）使患者能够恢复到他们的功能水平，改变残疾造成的影响，增加他们的独立性；⑤最大限度地提高患者在社交环境中的参与度；⑥尽量减少患者所经历的疼痛和痛苦；⑦尽量减少患者家人和照护者的痛苦和压力；⑧最大限度地提高患者在个人环境中的独立性；⑨帮助患者管理慢病长期问题。

（一）适当的目标

护士必须确保的目标包括：①患者可接受；②对患者有意义（以患者为中心）；③跨学科并有患者参与；④设定近期、中期和长期目标；⑤以患者理解的语言进行交流或书写；⑥与患者的生活质量有关，而不是与残疾和身体恢复有关；⑦以积极的方式写下目标，以激励患者并确保坚持不懈地努力实现目标。

如果患者觉得康复计划的目标是他们想要实现的，他们就会更有动力和能力去实现这些目标。

（二）不切实际的目标

设定不切实际的目标可能会导致错误的希望，期望升高，并导致患者或家属不接受患者最终的结果。不切实际的目标会导致挫败感，并削弱团队、患者和家人的积极性，而现实的目标设定会鼓励目标的实现。

十六、正确体位的重要性

（一）目标

1. 保持身体对齐。
2. 保持关节灵活性。
3. 防止失用或误用现象。
4. 鼓励福祉。
5. 增强活动性、卫生。
6. 保持独立。
7. 保持皮肤完整性。
8. 防止误吸。

可能会受以下因素影响：①意识水平改变；②神经功能缺损，例如麻痹、瘫痪、半身/四肢瘫痪；③情绪低落和抑郁；④身体缺陷；⑤疲劳。

（二）与体位改变有关的问题

1. 身体对齐不佳和姿势不佳。
2. 由于胸部扩张不良导致呼吸功能改变。
3. 无法保持呼吸道畅通。
4. 外周循环不良/水肿。
5. 压疮。
6. 皮肤完整性受损。
7. 挛缩。
8. 深静脉血栓。
9. 肌肉力量或张力升高或降低。
10. 身体能力有限。
11. 疲劳。
12. 独立性降低。

（三）措施

1. 监测患者躺着、坐在椅子上和移动时的体位。
2. 保持卫生。

3. 保持气道和呼吸功能。

4. 通过正确体位防止误吸。

5. 在体位变化期间确保患者和护理人员的安全。

6. 鼓励患者积极参与体位改变。

7. 教育患者和照护者。

8. 尽可能保持正确的体位和正常的身体对齐。

9. 鼓励患者始终保持正确的体位。

10. 保持皮肤完整性并防止压力性损伤。

11. 使用辅助工具和辅助设备。

12. 适当地使用夹板。

13. 与 PT 和 OT 合作。

14. 制订书面的体位管理计划。

15. 记录并报告与体位有关的任何问题。

十七、性健康需求

此处所探讨的患者性健康不仅仅是性交行为。这是一个经常被神经康复忽视的领域。

可能受以下因素影响：自身形象改变、自尊心差、情绪低落和抑郁、被损坏 / 不完整的感觉、体力不足、疲劳。

（一）与性功能有关的问题

1. 身体能力有限和疲倦。

2. 性活动增加。

3. 不当的性活动（针对时间、地点和情况）。

4. 性欲降低 / 增加。

5. 阳痿。

6. 阴道干燥。

7. 失去抑制。

8. 意外怀孕。

（二）措施

1. 帮助患者确定性健康需求。

2. 与患者、家人和伴侣进行诚实、适当的讨论。

3. 倾听患者和家人对性健康的看法和观点。

4. 与患者保持专业关系。

5. 监控过度的性行为。

6. 引入转移疗法。

7. 异常性行为时的行为修正。

8. 向计划生育服务寻求建议。

9. 转介给性 / 关系治疗师。

10. 引入患者的伴侣参与决策 / 解决问题。

11. 确保适当的环境。

12. 确保充足的休息和睡眠。

13. 使用润滑剂。

14. 提供书面信息。

（三）给患者伴侣的提示

1. 鼓励患者和家人谈论关系问题。

2. 安全的情感关系保障身体关系。

3. 配偶 / 伴侣需要支持来维持情感纽带。

（四）给护士的提示

1. 敞开心扉倾听。

2. 让患者有机会讨论性健康。

3. 允许患者、家人或伴侣设定讨论进度。

4. 避免尴尬的迹象。

5. 利用图纸和模型来解释概念。

6. 确保接受足够的培训以提供有关性健康的建议。

7. 与跨学科团队讨论。

十八、心理/情感考虑

（一）与心理 / 情感需求有关的问题

1. 悲伤和丧亲之痛。

2. 失落感。

3. 面对过渡和失去——适应。

4. 智力改变。

5. 焦虑。

6. 沮丧：①由于临床状况，患者可能会经历自然反应性抑郁；②患者也可能由于大脑中的神经化学变化而感到沮丧，例如，5- 羟色胺水平，或由于结构变化。

7. 情绪 / 情感改变。

8. 愤怒、攻击性和挑战行为。

9. 缺乏洞察力。

10. 缺乏自我概念。

11. 失去抑制。

12. 失去自我控制。

13. 运动不稳定。

14. 能力损失。

（二）措施

1. 监测患者的心理 / 情感状态。

2. 监控行为 / 睡眠模式。

3. 介绍行为 / 睡眠图表。

4. 转介给心理学家 / 神经心理学家 / 精神科医生。

5. 确保患者处于平静、有利的治疗环境中。

6. 如果患者有临床抑郁症，他们可能需要抗抑郁药。

7. 使用适当的药物。

8. 悲伤辅导。

9. 向患者推荐社区资源。

（三）管理挑战性行为的策略

1. 收集有关潜在影响的相关信息。

2. 仔细观察以识别行为的触发因素和患者对其他人的反应或回馈。

3. 减少环境噪音和过度刺激。

4. 确保充足的休息时间。

5. 协调活动和访客。

6. 了解该患者的兴趣以吸引他的注意力。

7. 保持信息简单并使用适当的沟通方法。

8. 避免试图纠正或与人争论（困惑的或胡说八道的人），因为这会引发冲突，有时甚至引起攻击。

9. 巧妙地转移话题 / 用其他的主题和活动转移患者注意力。

10. 如果可能，改变触发行为的环境刺激。

11. 如有必要，在每次联系对方时，告诉对方你是谁。

12. 不要在没有警告和解释的情况下突然从事一项任务 / 活动。

13. 如果这个人是安全的，有时最好"忽略"他的行为，仅保持在远处对他们的观察。

14. 不要无意中鼓励那些持续下去可能会造成麻烦的行为，这些行为可能被解释为积极的社会反应。

15. 就医务人员和家人之间的方法或策略达成一致。

16. 教育与此人接触的每个人，以最大限度保持方法的一致性并保持更新。

17. 向神经心理学家咨询具体的行为技巧。

十九、社会和文化考量

（一）与社会和文化需求有关的问题

1. 具体内容包括以下方面

(1) 改变了沟通、人际交往能力和行为。

(2) 失去抑制。

(3) 社交场合中的不当行为。

(4) 隔离。

(5) 获得不适当的社会实践，例如，使用消遣性药物或酒精。

(6) 无法进行与文化相关的实践，例如卫生、烹饪、清洁和祈祷。

2. 措施

(1) 评估患者的精神和文化需求。

(2) 监控社交互动。

(3) 鼓励家人、朋友和同事来访。

(4) 鼓励与访客进行适当的互动。

(5) 使患者能够继续宗教或文化习俗。

(6) 尽快引入社交互动计划，例如小组会议、在公共餐厅用餐。

(7) 转介给心理学家 / 神经心理学家。

(8) 推荐社区资源。

(9) 转介社会服务。

（二）职业 / 教育考量

1. 与职业 / 教育需求有关的问题

(1) 无法返回以前的教育 / 职业。

(2) 身体缺陷。

(3) 认知 / 情绪缺陷。

(4) 缺乏独立性。

(5) 缺乏交通。

2. 措施

(1) 对重返教育 / 职业 / 工作的适当评估。

(2) 工作评估。

(3) 在可能的情况下促进或分阶段重返工作岗位。

(4) 酌情推介社会服务 / 教育资源。

(5) 监控重返教育 / 工作。

(6) 可能需要接受进一步培训。

(7) 考虑转行。

(8) 在整个过程中支持患者。

二十、促进健康

在患者的整个康复过程中，重要的是促进健康并在尽可能少的干扰下实现患者生活方式的积极改变。

（一）健康促进小贴士

1. 将针对当地环境开发的初级预防计划引入

学校、教堂、社交俱乐部等。

2. 让社区、患者和其他重要亲属积极参与健康促进和疾病预防计划。

3. 提倡健康的生活方式。

4. 防止进一步的伤害或事故，尤其是在患者患有创伤性脑损伤或脑卒中的情况下。

5. 允许患者选择和决定要纳入计划的主题。

6. 鼓励患者积极参与计划制订。

7. 根据患者的能力决定项目进展。

8. 利用所有的教学机会。

（二）健康促进主题

1. 家中的安全。

2. 预防脑卒中和跌倒。

3. 饮酒和驾驶。

4. 减少酒精 / 消遣性药物使用。

5. 运动安全。

6. 营养摄入和饮食。

7. 压力或愤怒管理。

8. 安全武器政策。

9. 戒烟。

10. 生活方式选择。

二十一、与慢病共存

慢性疾病或长期状况被定义为持续时间大于12个月，影响一个人的身体、社会心理或心理的健康问题。慢性病无法治愈，但可以在初级保健机构中得到有效管理。

60 岁以上的人通常患有不止一种慢性病。

（一）慢性病的危险因素

减少风险因素将有助于管理慢病，例如，抽烟、肥胖、认知缺陷、活动改变 / 不活动。

自我管理是管理慢性病的关键。自我管理包括患者学习成为自己健康和社会关怀的积极参与者。

（二）学会控制

慢性病患者需要承担责任并控制他们的健康和生活。根据患者的认知水平和出现的任何神经功能障碍，患者可能需要其他重要亲属参与管理他们的健康。生活的重心应该是生活而不是慢病。控制的过程涉及自我管理。

（三）自我管理的好处

1. 促进心理健康。

2. 提高生活质量。

3. 减缓疼痛。

4. 降低抑郁症。

5. 减缓进一步残疾。

6. 降低入院率。

7. 减少拜访卫生专业人员。

8. 减少对社会服务的依赖。

恢复功能或适应生活方式的改变可能需要几个月或几年的时间。确保患者维持在康复治疗期间达到的功能水平。预测患者的最终结局是极其困难的。

（四）慢性病患者的应对策略

1. 第一次诊断时，患者可能表现出震惊、否认、愤怒或对未知的悲伤和恐惧。

2. 充分了解病情，使用来源可靠的信息。询问专业医务人员。

3. 与专业医务人员建立信任关系，并使他们成为健康管理的伙伴。

4. 建立一个包括专家、个案管理师和护理包的团队；可能需要为患者安排当地的全科医学的护理服务家访。

5. 安排他人协助照护或自我护理。

6. 投资自己。让"我"有时间。彻底改变自己的生活方式。戒烟、控制肥胖并进行体育锻炼。积极向上，享受生活。

7. 让家人和朋友参与到这种新的生活方式中。

8. 有效管理药物。

9. 适当地管理症状，例如疲劳。

10. 保持身体健康。鼓励患者将在家中完成的任务（日常生活活动和日常生活工具活动）作为一部分的锻炼方案。

11. 注意心理变化，例如抑郁。

12. 鼓励社会化。

13. 加入支持小组。有许多地方或国家社区组织，例如，Headway（全国头部受伤协会）、儿童脑损伤信托基金、多发性硬化协会、脑卒中协会。

14. 在适当的时候讨论关于死亡和临终的人生选择。

15. 控制住情绪，保持积极的态度，并协助患者和家属面对他们在日常生活、休闲、教育、职业中遇到的挑战。

（五）促进自我管理的举措

一系列政府主导的举措已被引入赋能慢性病患者。

1. 发展患者专家。

2. 引入药物管理以改善健康并减少浪费。

3. 修改了药剂师的角色。

4. 引入综合诊所。

对患者和护士管理慢性病的提示

1. 表现出积极的态度。

2. 保持每天的时间表。

3. 让患者尽可能地积极 / 独立。

4. 安排必要的休息时间。

5. 让其他人参与患者的日常安排。

6. 表现出冷静、耐心和宽容。

7. 利用并参与社区活动。

8. 保持对娱乐活动的兴趣。

9. 抽出时间。

10. 利用暂息护理。

11. 保持幽默感。

12. 需要时寻求帮助。

13. 将患者转诊至社区服务。

二十二、小工具，辅助器和工具

向经历了一段时间的康复和恢复的患者提供辅助器和工具。康复团队将推荐适合每位患者需求的辅助设备或辅助器具。辅助工具和器具可用于患者管理的大多数方面。突出的问题是这些辅助工具和（或）器具是否必要。

（一）在推荐辅助工具时的重点考虑问题

1. 为什么要提供 / 购买辅助工具？

2. 患者的独立性 / 功能水平。

3. 辅助工具会帮助还是阻碍独立？

4. 需要多长时间的辅助？

5. 辅助可能在短期内有所帮助，但是否适合患者的长期康复和独立？

（二）关于艾滋病的建议

1. 如果患者希望购买或使用特定设备，应与适当的治疗师或具备相当背景知识的人讨论。

2. 如果可能，患者应在购买之前借用或租用辅助工具和设备以评估其适用性。

3. 大多数辅助设备都很昂贵，因此，必须确保患者了解购买辅助设备的原因以及患者会使用所购买的辅助设备。

（三）在哪里获得 / 购买辅助工具

1. 在康复单元期间，相关治疗师将提供适当的辅助设备。

2. 出院时，患者可能需要继续使用辅助设备。

3. 治疗师和社会服务机构将完成评估，以决定是否支付辅助设备费用。

4. 根据结果，医疗 / 社会服务机构可以全部或部分覆盖辅助设备费用，或者患者可能需要自费购买辅助设备。

5. 患者可以通过作业治疗师服务 / 英国国家医疗服务体系或通过互联网查找当地供应商的详细信息。

6. 志愿组织或慈善组织也可以协助购买或借用设备。

7. 如果患者正在探望亲戚 / 朋友并且需要在短时间内使用一件设备，这些设备可以从当地红十字会借用。

拓展信息

[1] Headway: 🔗 http://www.headway.org.uk

[2] Sexual Health Network: 🔗 http://www.sexualhealth.com

[3] Spinal Injuries Association: 🔗 http://www.spinal.co.uk

[4] Stroke Association: 🔗 http://www.stroke.org.uk

（吴　颖　译　蒋　艳　校）

第 12 章 法律与伦理问题

Legal and ethical issues

一、干细胞研究

干细胞是一种未分化的细胞，它有可能被操纵并迫使其发展为不同的细胞类型，如神经元或肌肉细胞。经临床研究证明，基于干细胞的治疗方法已被批准用于治疗少数疾病，如白血病、烧伤和角膜疾病。干细胞研究正在进行中，我们希望有一天，它能帮助治疗或预防多种功能丧失性的慢性神经系统疾病，例如，多发性硬化、脑卒中、脊髓损伤、阿尔茨海默病、帕金森病。

但是干细胞的供应是有限的，这也导致了人类/动物混合干细胞，其作为干细胞的一种替代品的发展。虽然，大多数护士不太有机会直接参与干细胞的研究或患者的治疗，但由于患者可能会询问这些相关的治疗方法，因此，护士认识和了解这些问题是必要的。

（一）干细胞的来源

干细胞的主要类型是胚胎细胞、成人诱导多能干细胞（induced pluripotent stem cell, iPSC）和脐带干细胞。

1.胎儿和胚胎干细胞

胚胎干细胞有可能发育成身体内任何类型的细胞。干细胞可能来自流产的胎儿或体外受精过程中不想要的胚胎。然而，这导致出现了一些伦理和宗教问题，特别是来自支持生命的团体的质疑，因为，破坏胚胎的细胞会阻止其成长为一个健康的个体。这促使使用胚胎细胞的相关研究受到严格的监管，减少了人们担忧，包括以下方面。

①女性受到不适当的压力，或者她们的决定受到严重影响，仅仅为了生产干细胞而进行堕胎。

②女性可能怀孕的目的是为干细胞研究创造一个胚胎（也许如果一个家庭成员患有神经退行性疾病）。

③这个过程可能成为夫妇选择孩子性别和其他特征的"转折点"。

2.成人干细胞

这个过程在技术上更具挑战性，因为它使用了从疾病患者身上收集的干细胞，通常是通过皮肤活检的方式，被称为 iPSC。这些细胞可以被重新编程，使它们显示出特定疾病的特征；这提供了一种方法，在新药通过动物或人体临床试验之前测试其效果，并有助于避免与使用胚胎细胞有关的争议。

3.其他潜在的干细胞来源

包括：月经血、婴儿牙齿、羊水、脐带血。

（二）人类胚胎学和受精：实践守则

干细胞研究只能在人类受精和胚胎管理局

（Human Embryology and Fertilisation，HFEA）的授权下进行，该局规定了一系列的法律义务，以确保任何使用胚胎的拟议是绝对必要的，并且只允许用于某些目的。修订后的业务守则还包含了一系列与之相关的立法。

1. 咨询和患者支持。

2. 同意的程序。

3. 捐赠和储存。

4. 培训和信息披露。

5. 胚胎植入前遗传学筛查。

6. 胚胎检测和性别选择。

7. 捐赠者的招募、评估和筛选。

8. 卵子共享安排。

9. 对捐赠者的支付。

10. 代孕。

11. 采购、处理和运输胚胎。

12. 配子和胚胎的储存。

13. 捐赠者的识别和追踪。

14. 捐赠者协助受孕。

15. 细胞质内精子注射（intra-cytoplasmic sperm injection，ICSI）。

16. 合法的父母身份和父母的责任。

拓展信息

[1] Human Fertilisation and Embryology Authority (2019). Code of practice. ✎ https://www.hfea.gov.uk/media/2793/2019-01-03-code-of-practice-9th-edition-v2.pdf

二、基因检测——生殖选择

直到最近，基因检测也只提供给有遗传病家族史的人。如果夫妻知道一方或双方携带有缺陷的基因，他们可以选择在怀孕期间不做检测，或者根本不生孩子。同样，怀孕期间的羊膜穿刺术和绒毛取样术使夫妇能够发现胎儿是否受到影响，并使他们能够就是否继续怀孕做出决定。

由于DNA测序现在在经济上变得更加可行，它为商业公司提供基因分型服务打开了大门，对广泛的疾病/综合征进行预测性测试，如亨廷顿病、囊性纤维化或唐氏综合征。人们对结果的准确性和解释以及结果对家庭和未来决策可能产生的影响表示关切。

基因测试也被用来预测一个人患某种疾病的风险，如糖尿病、心血管疾病、乳腺癌、卵巢癌。从基因序列和一个或多个基因之间的相互作用及环境影响中识别出的模式，可能会凸显出日后易患该疾病的高风险因素。

（一）植入前遗传学诊断

这涉及使用生育治疗为一对夫妇创造一个胚胎。在将胚胎放入子宫之前，从每个胚胎中取出一个细胞，以确定未受特定畸形或疾病影响的胚胎；然后将这些胚胎放入子宫。一些不能接受终止受影响的妊娠的夫妇可以采用这种方法。

（二）其他相关问题

1. 由于对第三方的非自愿测试，基因检测可能会出现滥用。在英国，未经本人同意就测试其DNA是非法的（*Human Tissue Act* 2004，2006）。

2. 英国保险商协会规定不得使用基因测试，以防止基因歧视。

参考文献

[1] Legislation.gov.uk (2004). Human Tissue Act 2004. ✎ http://www.legislation.gov.uk/ukpga/2004/30/contents

[2] Legislation.gov.uk (2006). Human Tissue (Scotland) Act 2006. ✎ http://www.legislation.gov.uk/asp/2006/4/pdfs/asp_20060004_en.pdf

三、基因测试、披露和决策

遗传学是对单一基因和单一基因对个人影响的研究。基因组学是研究所有遗传物质，即包括基因组和基因组与其他基因组的互动。现在，对于那些具有较高神经系统疾病（渐进性、恶化性和致残性神经系统疾病）遗传风险的人，将受益于这一领域的研究成果。

（一）遗传的类型

1. 常染色体显性遗传，如亨廷顿病

一个人只需要继承一个有缺陷的显性基因拷贝就会受到影响。受影响者的每个孩子都有1∶2（50%）的概率会遗传到父母有缺陷的基因。

2. 常染色体隐性遗传，如脊髓性肌萎缩（spinal muscular atrophy，SMA）

一个人需要从父母双方各继承一个有问题的基因，则会受到影响。携带遗传病基因的父母的每个孩子有1∶4（25%）的概率会遗传到两个有缺陷的基因。

3. X连锁隐性遗传，如迪谢内肌营养不良

基因的错误拷贝只在X染色体上携带。女性有两条X染色体（XX），男性有一条X和一条Y染色体（XY）。这种情况通常只会在男性身上表现出来。女性可以是该遗传病的携带者，但不会受到这个疾病的影响。

（二）遗传咨询

1. 有近亲（通常是指一级或二级）患有遗传性神经系统疾病的人可以被建议去接受遗传咨询。

2. 遗传咨询可能包括：①了解完整的家族史并绘制家谱；②确认家族中的诊断；③讨论风险和有关遗传条件和遗传的事实；④可用来管理风险的选项；⑤确定社会心理需求；⑥讨论生育选择；⑦讨论基因检测及其影响。

（三）基因检测

对于一些神经系统疾病（即对有缺陷的基因已掌握），可以进行基因检测。基因检测有三类。

1. 载体检测

一旦发现有缺陷的隐性基因，亲属可能希望知道他们是否是携带者。这种类型的测试主要是由那些决定要孩子的人使用。

2. 诊断性测试

有症状的人可以进行测试，作为其管理的一部分，以便做出诊断。

3. 预测性测试

在晚期疾病中发现有缺陷的基因时，要求进行测试的人可能没有相关症状。所有预测性测试都是在遗传咨询之后进行，旨在为讨论结果的长期影响。

（四）基因检测中的伦理困境

基因检测给个人、家庭和临床医生带来了许多伦理问题。

1. 决策和公开

(1) 决定做基因检测是一项严肃任务，并影响到这个人生活的许多方面。

(2) 向其他人公开结果会产生巨大的影响，例如，工作中的歧视。

(3) 有时，一个人会因为来自于第三方的压力而要求做基因测试，例如他们的雇主。

2. 家庭保密性

(1) 基因结果可能对其他家庭成员有影响。有时，一个人可能会拒绝与其亲属分享基因检测结果，从而拒绝向其他人提供信息，这给相关联的基因专家带来困难。

(2) 一个家庭成员可能拒绝接受测试，即使这可能对他们的孩子有利。无论如何测试，孩子们都会泄露父母的测试结果，但偶尔也没有其他选择。

3. 儿童检测

(1) 基因检测只提供给可能患有早发性疾病的儿童，如迪谢内肌营养不良、夏科－玛丽－图思病、SMA。

(2) 对于无法进行预防性治疗的晚发性疾病，如亨廷顿病（＜18岁），通常不提供基因检测。

四、隐私、保密和信息披露

（一）重要性

1. 数据安全和信息管理是所有医护人员的责任。

2. 根据数据保护法和普通法的保密义务，尊重患者个人保密数据（personal，confidential data，PCD）的隐私和保密性是一项法律义务。

3. 如果信息是在保密的情况下提供的，那么一般来说，信息保密是一种合理的期望。

4. 这是护理和助产士委员会（Nursing and Midwifery Council，NMC）的要求，例如，NMC 2018年的《准则：行为、表现和道德标准》（The Code：Standard of Conduct，Performance and Ethics），其中包括关于记录和记录保存的指导方针。不遵守可能会导致其从登记册上被删除。

5. 它是护理责任的一部分。无合理的理由违反保密规定的护士应承担过失侵权责任

6. 它在法规中得到承认。例如，1998年《人权法》（Human Rights Act，1998）第8条规定，每个人都有"尊重私人和家庭生活的权利"；1998年《数据保护法》（Data Protection Act，DPA）也承认了这一点。

（二）违反患者信息保密性的情况

1. 当患者同意时，对患者负有责任，他们有权决定是否应该披露信息。

2. 为了患者的最大利益。

(1) 例如，卫生专业人员在紧急情况下分享信息，如果不传递信息，会导致患者受到伤害。

(2) 信息应仅限于保护患者所需的信息。尽管专业人员经常例行分享信息，但这应该是在征得患者同意（默示或明示）的情况下。

(3) 如果患者拒绝分享信息，应该让他们了解其决定的意义，他们的选择应该被记录下来，而且，除非违约行为属于这里的一个或多个其他类别，否则应该受到尊重。

3. 根据法院的命令——要求查看该命令。

4. 在有法定义务披露的情况下，例如，1984年《公共卫生（疾病控制）法》[Public Health（Control of Diseases）Act，1991]；1988年《道路交通法》（Road Traffic Act，1988）（经1991年《交通法》（Traffic Act，1991）修订）；2000年《预防恐怖主义法》（Prevention of Terrorism Act，2000）；2001年《卫生和社会保健法》（Health and Social Care Act，2001）第60条。

5. 在公共利益方面。一个法庭案例（W v Egdell [1990] CA Ch 359）提出了以下问题以供考虑。

(1) 风险应该是真实、直接和严重的。

(2) 通过披露，风险应该大大降低。

(3) 披露是减少风险的唯一途径。

(4) 披露只限于合理且必要的部分。

(5) 违反保密规定对公众信任而造成的损害，与遵守保密规定对公众利益可能造成的损害相比，是得不偿失的。

6. 为保护儿童或其他弱势对象 [1989年《儿童法案》（Children Act，1989）]，儿童的福利是最重要的。

7. 如果不确定，请寻求法律意见。

（三）披露患者身份信息的卡尔迪科特原则

1. 证明目的合理性。

2. 除非绝对必要，否则不使用可识别患者的信息。

3. 使用最少的、必要的患者身份信息。

4. 对患者可识别信息的访问应是在严格的"需要知道"的基础上。

5. 每个能接触到患者身份信息的人都应该意

识到他或她的责任。

6. 理解并遵守法律。如果不确定，请咨询法律意见。

拓展信息

[1] Department of Health (1999). Caldicott guardians. ✎ http://www.dh.gov.uk/en/Publicationsandstatistics/Lettersandcirculars/Healthservicecirculars/DH_4004311

[2] Legislation.gov.uk (1998). Human Rights Act 1998. ✎ http://www.legislation.gov.uk/ukpga/1998/42/contents

[3] NMC (2018). The code: standards of conduct, performance and ethics for nurses and midwives. ✎ http://www.nmc-uk.org

五、查阅医疗记录

（一）重要性

和患者合作写记录是一种良好的做法，这可以促进彼此信任和沟通。

（二）获取记录：1998 年《数据保护法》（ *Data Protection Act*，1998 ）

1. 数据保护法赋予"数据主体"（即作为个人数据主体的个人，如患者）某些正式的查阅权利。

(1) 需被告知是否处理个人数据。

(2) 对所持有的数据进行描述，解释处理数据的目的，及对可能被披露者的了解。

(3) 获得一份构成该数据的信息副本。副本应以清晰的形式出现，并对任何难以理解的术语作出解释。

(4) 要提供关于数据来源的信息。

(5) 纠正记录中关于他们的错误。

2. 患者要正式获取他们的记录，必须以书面形式向持有记录的机构（即 PCT 或 GP 诊所）提出请求。相关负责人有 40 天时间作出回应。

（三）数据主体对记录访问是受限制的

1. 当查阅可能会对资料当事人的身体或精神健康造成严重伤害。

2. 当允许查阅会暴露第三人的身份时（除非第三人已同意公开）。如果第三人是参与照顾该人的卫生专业人员，这个情况则不适用（除非提供查阅可能会对该卫生专业人员的身体或精神健康造成严重伤害）。

（四）查阅记录：2000 年《信息自由法》[Freedom of Information Act (FOI)，2000]

除了 DPA，FOI 要求所有公共机构（包括 NHS 和 GP 诊所）制订一个公布计划，提供组织定期发布的所有详细信息。某些数据不受本法律的管辖，包括个人数据。希望获得其记录的数据主体应遵循 DPA 的规定。

（五）可以寻求获取健康记录对象

1. 任何有能力的人（包括有能力的儿童 / 青少年）都可以申请查阅其个人记录。

2. 对儿童有父母责任的人。如果有一个以上的父母责任人，每个人都可以单独申请。然而，应该注意的是有能力的儿童 / 青少年有权保密。

3. 如果某个人没有能力管理自身事务，可由法院委任的人获得其履行职责所需的信息。

4. 经数据主体授权的第三方检查授权证明，如果不确定，则联系数据主体。注意事项：家人、朋友和护理人员没有权利进入，除非患者有明确说明。

5. 死者的遗嘱执行人或遗产管理人可以根据 1990 年《健康记录访问法》（ Access to Health Records Act，1990 ）提出申请。

拓展信息

[1] Department of Health. Electronic social care record (ESCR). ✎ http://www.dh.gov.uk

六、伦理学研究

（一）研究重要性

如果要满足患者的需要，高质量研究对临床实践发展至关重要。研究过程一部分是要确保研究在伦理上是健全的，在任何风险和利益之间取得平衡。作为调查人员和患者的代言人，护士和其他卫生专业人员在确保标准质量方面发挥着至关重要的作用。

（二）开展伦理研究应遵循的核心原则

关于伦理研究的最重要的国际指南是《赫尔辛基宣言》（Declaration of Helsinki）。该宣言由世界医学协会（World Medical Association，WMA）于 1964 年首次制定，2004 年进行修订。它是一个公认的基准，用来衡量研究，确定涉及人类参与者的研究在伦理方面的核心原则，包括（WMA，2004）以下内容。

1. 促进和保障人民的健康是卫生专业人员的职责。卫生专业人员的知识和良知都是为了履行这一职责。

2. 与个人福祉相关的考虑应优先于科学和社会的利益。

3. 在医学研究中，卫生专业人员有责任保护人类主体的生命、健康、隐私和尊严。

4. 医学研究必须符合普遍接受的科学原则，基于对科学文献、其他相关信息来源的全面了解，以及有完备的实验室，并在适当情况下进行动物实验。

5. 只有当目标的重要性超过了研究对象的内在风险和负担时，才可以进行医学研究。

6. 研究对象维护其完整性的权利必须始终得到尊重。应采取一切预防措施，尊重他们的隐私以及患者信息保密性，并尽量减少研究对受试者身心健康的影响。

7. 每个潜在的受试者必须被告知研究的目的、方法、资金来源、任何可能的利益冲突、研究者的机构关系、研究的预期收益 / 潜在风险以及可能带来的任何不适。应告知受试者有权放弃参与研究或撤销同意参与的研究决定而不被报复。随后，负责进行研究的人应获得受试者的自由知情同意，最好是书面形式。如果不能以书面形式获得同意，则必须正式记录并见证非书面同意的情况。

8. 对于精神上无能力表示同意的研究对象或法律上无行为能力的未成年人，调查人员必须依法取得法律授权代表的同意 [2005 年《精神行为能力法》（Mental Capacity Act，MCA，2005）第 30～34 条或《无行为能力成年人法》（*Adults with Incapacity Act*）第 51 条]。这些群体不应包括在研究中，除非研究对促进他们的需求是必要的，而且研究不能代替对具有法律能力的人进行。

这些原则反映在 NMC 关于研究和审计的建议（NMC 2006）和立法的发展中——MCA（2005）（第 30～34 条）、2000 年《无行为能力成年人法》（第 51 条）、2004 年《人体组织法》（Human Tissue Act，2004）和 2004 年《人类用药条例》（Medicines for Human Use Regulations，2004）。

（三）NHS 的研究管理

地方研究委员会（Local Research Comm-ittees，LREC）和多中心研究伦理委员会（Multi-centre Research Ethics Committee，MREC）负责对涉及 NHS 患者、员工或资源的研究进行伦理审批，由英国国家研究伦理服务机构（隶属英国国家患者安全局）负责协调，LREC/MREC 在审查研究提案时考虑一系列因素 [*Herring*，2006：p.618]。

1. 有足够安排以确保所有参与者的完全同意，或在参与者无能力同意的情况下，满足法律要求（包括所提供的信息）。

2. 符合法律规定。

3. 研究具有科学性，不会造成不适或伤害。

4. 招募的相关安排是充分的（在性别、年龄、种族方面的代表性），不会误导他人。

5. 照顾和保护参与者的安排是充分的（包括在研究完成后对参与者的持续照顾）。

6. 参与者保密权受到保护，并考虑研究对更广泛的社区的影响。

参考文献

[1] Herring, J. (2006). *Medical Law and Ethics*. Oxford: Oxford University Press.
[2] World Medical Association (2004). Declaration of Helsinki. ℘ https://www.wma.net/policies-post/wma-declaration-of-helsinki-ethical-principles-for-medical-research-involving-human-subjects/

拓展信息

[3] Department of Health (2006). Best research for best health. https://assets.publishing.service.gov.uk/government/uploads/system/uploads/attachment_data/file/568772/dh_4127152_v2.pdf
[4] National Research Ethics Service: ℘ http://www.nres.npsa.nhs.uk.
[5] NMR (2009). Research ethics. ℘ https://www.yorksj.ac.uk/media/content-assets/research/documents/RCN-Research-ethics.pdf
[6] Office for Public Sector Information (2005). The Mental Capacity Act 2005. ℘ http://www.opsi.gov.uk/acts/acts2005/20050009.htm

七、知情同意与心智能力

（一）同意的定义

自愿同意（或拒绝）他人提议的行动。它是一个持续的过程，而不是一次性的行为。它涉及护理的各个方面。寻求、尊重和获得同意是护理实践的基础，因为它是：①认识到患者的内在价值；②培养患者对医护人员的信任和信心；③确保行为的正当性：保护专业人员免受刑事指控、民事索赔或专业不当行为的指控。

（二）有效同意的必要因素

有效的同意必须包含以下所有要素，它必须是包括如下内容。

1. 自愿，即在没有不适当的压力或胁迫的情况下做出。

2. 合理知情，即表示同意的人必须了解：①拟议行为的性质及其相关利益和风险；②拟议行为的替代方案（包括"什么都不做"）；③任何替代性干预措施或治疗方案的相关益处和风险。

3. 由有能力的人做出决定，即有精神能力的人能够做到如下方面：①理解信息并权衡各种可能的选择；②能力是指有特定功能的：一个人可能有能力做出一些医疗决定，但可能缺乏能力决定其他更复杂的事项；③所有成年人（＞16 岁）都被推定为有能力，但这种推定可以被质疑和反驳。

（三）知情同意的形式

提供护理、治疗或调查的专业人员应征求同意。同意的形式因行为的严重性而异。它可以包括如下形式：①默示同意；②明确的口头同意（小手术，如静脉穿刺）；③明确的书面同意（大手术）。

（四）同意书

书面同意书可作为提示，由于其证据价值，它们可作为记录，在将来发生争议时提供证据。

（五）突发事件

在无法获得同意的情况下，如果不知道拯救生命的治疗与有能力的患者所表达的愿望相违背，则必须提供这种治疗（例如，预先决定）。

（六）缺乏能力的患者

现在，已经制定了立法来确保缺乏行为能力的成年人得到适当的护理，MCA（2005）、2000 年《无行为能力成年人（苏格兰）法》[Adults with Incapacity（Scotland）Act，2000]，并以核心原则为基础。

1. 假设一个人有能力，除非有其他证明，否则，年龄、外表、诊断或行为本身并不能确定其缺乏能力。

2. 在采取所有切实可行的步骤帮助某人之前，不要将其视为无能力做出决定。

3. 不应仅仅因为一个人看起来不明智而将其视为无能力做出决定。

4. 始终从无行为能力者的最大利益出发，为其做事或做决定。记住，最佳利益比最佳医疗利益更广泛，应考虑到当事人的信仰和价值观。

5. 在采取行动之前，考虑是否可以用限制性较小的方式来实现结果。

这项立法规定了管理缺乏能力的当事人的护理的明确方式。

6. 一个人在有能力的情况下，可以指定一个人在他们变得精神上无能力时代表他们做决定。这在英格兰和威尔士被称为"最后授权书"，在苏格兰被称为"福利代理"。

7. 如果一个人已经无行为能力，缺乏持久授权书委托书（或苏格兰福利律师），他们可以向英格兰和威尔士的保护法院（或苏格兰的郡长法院）提出申请。这种申请可以是一次性的命令，以涵盖一个单一的决定，或者，如果可能需要一系列的决定，而一次性的命令是不够的，那么保护法院可以在英格兰和威尔士指定一个代理（在苏格兰是福利监护人）来管理个人的财务和福利需求。

8. MCA（2005）2005 年使没有家人或朋友可以咨询的缺乏行为能力的人能够得到帮助，即独立心智能力辩护人（independent mental capacity advocate，IMCA）。在做出有关严重的医疗或护理服务的重大改变（如搬迁护理院）的决定时，应征求 IMCA 的意见。

9. 除此之外，有能力的人可以在他们失去能力的情况下做出拒绝特定医疗的预先决定。预先决定必须明确适用于哪些治疗，如果适用于维持生命的治疗，则必须以书面形式做出，并有证人在场。如果对预先决定是否无效有疑问，可以提供治疗。

拓展信息

[1] Office for Public Sector Information (2000). The Adults with Incapacity (Scotland) Act 2000. www.opsi.gov.uk/legislation/scotland/acts2000

[2] Office for Public Sector Information (2005). The Mental Capacity Act 2005. ✎ http://www.opsi.gov.uk/acts/acts2005/20050009.htm

[3] Office of the Public Guardian (2013). Mental Capacity Act 2005 Code of Practice. ✎ https://www.gov.uk/government/publications/mental-capacity-act-code-of-practice

八、临终关怀

生命末期护理让患有晚期、渐进性、不治之症的疾病的患者尽量保持一定的生活质量，一直到他们死亡。在整个生命的最后阶段，它使得患者和家属的支持性和姑息治疗需求被了解和满足。它尊重患者的意愿，使死亡和临终过程正常化，并使患者能够在他们选择的地点死亡，保有尊严，降低至最小的痛苦。

生命末期适用于以下方面。

1. 患有晚期、进行性疾病和不治之症的成年人（例如，晚期癌症、心力衰竭、慢性阻塞性肺病、脑卒中、慢性神经系统疾病、痴呆）。

2. 在任何环境中都可以提供护理（例如，家庭、急救医院、救护车、住宅/护理院、疗养院、临终关怀医院、社区医院、监狱或其他机构）。

3. 是在生命的最后一年给予照护。

4. 患者、照护者和家庭成员（包括丧亲护理）。

姑息关怀是每个人的事，是高质量常规护理的一部分，而不仅仅是与复杂病例相关的专业护理领域。

（一）一般性原则

1. 应让患者有机会讨论治疗方案，并计划他们的生命末期护理内容。

2. 护士和其他卫生专业人员必须一起合作来提供症状管理，特别是充分的疼痛控制。

3. 患者应该始终受到有尊严对待和得到尊重。

4. 应给其家人和朋友提供支持，保证他们不被照护负担而压倒。

5. 所有患者都应该获得适当的服务，包括姑息治疗、安宁疗护床位、丧亲服务、精神关怀和获取信息。

6. 丧亲后，应向亲人提供支持。

7. 有关生命末期的培训和教育是核心课程和持续的专业发展的一部分。关键技能包括沟通、姑息治疗和预先计划。

（二）预先决定

当有能力的人丧失行为能力时，其可事先做出拒绝接受特定治疗的决定。预先决定必须明确适用于哪种治疗，且必须是以书面形式展示，如果适用于维持生命的治疗，则必须有证人在场。护士和其他卫生专业人员必须遵守有效的预先决定。

（三）撤销和停止治疗

1. 有能力的患者可以自己决定什么是他们的最佳利益，是否拒绝还是停止治疗。

2. 当不能以其他方式提供营养时，应满足精神状况正常患者对人工营养和补液（artificial nutrition and hydration，ANH）的要求。

3. 患者及其家属不能坚持临床上不适当的治疗，护理应以个人的最大利益为基础。如果治疗是或将是徒劳的，那么可以撤销或拒绝治疗（包括 ANH）。

（四）安乐死

一些患有破坏性的、衰弱的和逐渐恶化的疾病的患者，在他们觉得继续生活没有意义的时候，考虑自愿安乐死，试图实现"有尊严的死亡"。一些患者已经向法院申请获得结束其生命的许可。在不成功的情况下，一些患者也可以从其他国家的诊所获得帮助，特别是瑞士和荷兰诊所。

1. 通过一种积极的行为而故意杀人的（如给药），主要目的是为了造成死亡，属于谋杀，可判处终身监禁。

2. 根据 1961 年《自杀法》（*Suicide Act*，1961），促使、协助、帮助、教唆或劝告他人自杀是非法的，可判处最高 14 年的监禁。

拓展信息

[1] Department of Health. Palliative and end of life care. ✂ https://www.gov.uk/government/collections/palliative-and-end-of-life-care

[2] NICE (2011, updated 2017). End of life care for adults. Quality standard [QS13]. ✂ https://www.nice.org.uk/guidance/qs13

九、医疗卫生经济学与定量供应

（一）医疗卫生经济学

医疗保健是英国政府开支中最大的一个领域，而且提供医疗保健的成本逐年增加。尽管如此，其每天都必须做出具有挑战性和困难的决定，在分配的预算范围内，不可避免地会有赢家和输家。需要在宏观、中观和微观层面做出决策。

1. 宏观：即在政府层面（例如，将社会预算分配给不同的政府部门，并在不同的部门内部进行分配）。

2. 中观：即在组织层面（例如，资助哪些服务）。

3. 微观：即在个人层面（例如，医疗工作者决定看哪些患者，提供哪些护理）。

（二）法律

1977 年的《NHS 法案》规定了政府提供医疗服务的义务。该法第三条规定，卫生部长（以及通过他们，医疗机构）有义务提供他认为"为满足所有合理要求而所需的服务"。这包括以下内容：①医院住宿；②为根据本法提供的任何服务而提供的其他住宿；③医疗、牙科、护理和救护车服务；④照顾孕妇和哺乳期妇女及幼儿的其他设施，因为，他认为这是卫生服务的一部分；⑤他认为适合的预防疾病、照顾患病者和病后护理的设施是卫生服务一部分；⑥诊断和治疗疾病所需的其他服务。

该法案并不要求政府满足所有的医疗需求，因为，资金永远都不是无限的。国务卿、卫生当局和医疗服务提供者必须根据合理和公平的程序和理由做出决定。

（三）伦理性医疗配给框架

有几个公认的框架可以用来促进服务的配给和确定优先次序。质量调整生命（quality-adjusted life years，QALY）在国内和国际上都被认为是评估高成本干预措施和药物治疗的有用措施，其中，成本必须与长期有效性相平衡。

以下框架概述了公平分配稀缺的医疗资源的步骤。

1. 选择那些基于有效性证据的已知有益的干预措施，并尽量减少使用无益的干预措施。

2. 关于使用新技术和干预措施的决定（及其理由）必须公开。

3. 提倡要为自己的患者服务，但要避免操纵系统，为他们获得不公平的优势（要有大局意识）。

4. 根据需要和利益等道德相关标准来解决对稀缺资源的冲突问题，最好能纳入有意义的公众参与。

5. 决策的理由目的在于解释该组织应如何在合理的资源限制下提供物有所值的服务，以满足其人口的不同需求。

6. 应该有一个公开的机制来质疑决策，包括根据新证据或论点进行修改的机会。

7. 告知服务用户成本限制对干预措施的影响，但要以一种敏感的方式进行。

8. 寻求解决不可接受的短缺问题，利用专业协会。护士必须认识到他们要发挥政治作用，并应在委托过程的不同阶段做出贡献。

(1) 制定支撑委托工作的战略框架。

(2) 不同服务的战略和运营规划。

(3) 采购活动以及对服务的监测和评估。

拓展信息

[1] Coulter, A. and Ham, C. (eds.) (2000). *The Global Challenge of Health Care Rationing*. Buckingham: Open University Press.
[2] HM Treasury (2019). Comprehensive spending review: how to run it well. ✏ https://www.instituteforgovernment.org.uk/sites/default/files/publications/IfG_2019_%20spending_review_web.pdf
[3] Mastroianni, A.C., Kahn, J.P., and Kass, N.E. (2019). *Oxford Handbook of Public Health Ethics*. Oxford: Oxford University Press.

十、保存记录

（一）重要性

低质量的信息会给患者、工作人员和他们工作的组织带来风险。良好的记录可以促进护理的连续性（通过准确的沟通），作为证明护理质量和复杂性的手段，并在以后护士被要求承担责任时提供资源（❗ 在法院看来，如果没有记录，就相当于没有发生）。

211

（二）什么算作是记录

任何关于客户或患者的永久形式的数据记录，包括纸质版信息和电子化信息。

（三）良好记录保存的一般原则

1. 记录应该具备：①可读性；②用黑色的永久性墨水书写（如果是手写）；③同期性；④准确的日期和时间；⑤签名，并清楚说明印刷的姓名和名称；⑥清晰、全面，着重于提供与客户的诊断／需求和护理／治疗有关的准确、客观、事实和相关信息；⑦与患者合作撰写。

2. 记录不应该包括以下方面：①包含有攻击性言论或笑话；②包含有模棱两可、不明确的语言或缩写；③除了对不准确的信息进行修改外，不应更改记录（任何改动都应明确标明，并签字／注明日期）。

（四）对患者记录进行录入时的细节

1. 你做出决定所依据的信息：患者／客户提出的问题／需求、过去历史的相关信息（包括健康、用药、家庭和社会历史）、测试结果和检查结果。

2. 对当前情况的印象，护理／治疗的优先次序。

3. 行动计划，与患者／客户协商制订（可能包括转诊、开具处方和进行调查）。

4. 分享的信息和给出的建议，患者／客户或其家人／照护者的关切／担忧，给患者的健康建议，联系信息（包括非工作时间的服务），后续／下一次咨询的计划。

5. 其他重要信息，包括与他人通信的细节。

（五）记录储存

不要让记录无人看管。不使用时，将所有文件和便携式设备（如笔记本电脑和个人数字助理）上锁保存。如果记录是由患者或父母／子女保管的，则要向患者或父母／子女强调保持信息安全的必要性。

1. 电子记录

(1) 不要在无人看管的情况下离开终端并进行签到。

(2) 切勿分享密码。

(3) 定期更换密码，避免使用简短或明显的密码。

(4) 在看另一个患者之前，清除屏幕中上一个患者的信息。

(5) 使用受密码保护的屏幕保护程序，防止他人随意查看患者记录。

2. 手工记录

(1) 将文件封闭并按逻辑顺序存放。

(2) 使用追踪系统来监控文件的去向。

(3) 一旦不再需要档案，应立即归还。

3. 记录的保留

(1) 卫生署建议，记录的保留时间应取决于记录的类型及其持续的重要性，但提供了以下关于最低保留期限的指导。①儿童和青少年：保留到 25 岁生日，如果青少年在治疗结束时是 17 岁，则保留到 26 岁；如果在 18 岁生日前死亡，则保留到患者死亡后 8 年；②孕产妇（包括助产士和产科）：25 年；③精神错乱的患者：无进一步治疗后 20 年，或患者死亡后 8 年；④肿瘤学：治疗结束后 8 年；⑤普通外科：治疗结束后 8 年；⑥全科医生记录：治疗结束后 10 年。

(2) 记录的销毁应通过一个安全的过程。

拓展信息

[1] Department of Health. Patient confidentiality and access to health records. ⌘ http://www.dh.gov.uk

（张鹤立　周晓姝　译　　李葆华　校）

第 13 章　补充疗法

Complementary therapies

CHAPTER

13

一、概述

补充和替代医学（complementary and alternative medicine，CAM）疗法在英国和世界其他地区的应用越来越广泛。令人担忧的是，许多疗法缺乏证据基础，但仍在患者和公众中流行。护士们对发展他们在补充疗法方面的知识和技能以用于实践和研究的兴趣越来越大。

2000 年，上议院科学和技术特别委员会编写了一份关于 CAM 的报告。该报告承认在英国使用 CAM 的增长，并试图确定，除其他问题外，所考虑的疗法的证据基础以及是否正在进行研究。该报告指出，很少有高质量的 CAM 研究，并建议政府资源集中于建立一个使用 CAM 的证据基础，其严格程度与常规医学相同。

上议院特别委员会（2000）将补充疗法分为以下三类。

第一类：通常被称为"五大"（针灸、脊椎按摩、草药、顺势疗法和整骨疗法），被认为是最有组织的专业，已经有大量的研究支持其有效性。

第二类：专业组织程度较低，但显然是对传统医学的补充（如巴赫花疗法、芳香疗法、按摩和反射疗法）。

第三类：包括那些由于缺乏令人信服的疗效证据而无法得到支持的疗法（如虹膜学、运动学、水晶疗法）。

本章讨论了最广泛使用的疗法，以及那些有一些证据表明对神经系统疾病有效的疗法。

参考文献

[1] House of Lords Select Committee on Science and Technology (2000). *Complementary and Alternative Medicine*. London: The Stationery Office.

拓展信息

[1] Watkins, A. (1997). *Mind-Body Medicine: A Clinician's Guide to Psychoneuroimmunulogy*. Edinburgh: Churchill Livingstone.

二、顺势疗法

顺势疗法是一种使用高度稀释的物质来治疗症状的疗法。这些物质如果不经过稀释，通常会导致顺势疗法所要治疗的相同症状。这是基于"同类相治"的原则。经过广泛的咨询和访谈，顺势疗法使用两种类型的疗法：①体质疗法（根据人的个性进行整体治疗）；②对症改善。

（一）作用机制理论基础

当顺势疗法的药方被分析后，往往无法检测到任何残留的原始物质的痕迹。因此，批评者认为它不能发挥作用，因为制剂中没有活性成分。然而，顺势疗法认为，连续稀释会导致更有力的补救措施。

（二）证据

顺势疗法已经进行了许多随机对照试验，但结果大多是不确定的、矛盾的或负面的。它可能对缓解慢性疲劳综合征有好处，但在使用这种疗法治疗头痛或脑卒中的研究中没有显示出它的好处。

（三）患者建议

1. 在开始治疗前，要向全科医生或神经科医生咨询。

2. 对顺势疗法没有强制性规定。一些顺势疗法的操作医生是有行医资质的，全科医生可能会将其介绍给国家医疗服务系统的顺势疗法医生，或者患者可以私下寻求顺势疗法。

3. 不太可能造成任何伤害，但很少有公开的有益证据。

4. 可能对缓解某些症状有帮助。

5. 通过专业机构网站寻找合格 / 注册医师，如 http:// www.trusthomeopathy.org。

拓展信息

[1] Ernst, E., Pittler, M.H., Wider, B., and Boddy, K. (2008). *Oxford handbook of complementary medicine*. Oxford: Oxford University Press.

三、草药

草药涉及用植物材料制成的制剂的药用。

（一）作用机制理论基础

许多植物都含有药理活性成分，许多著名的常用药物都是从植物中提取的，如地高辛来自洋地黄（狐狸皮），阿司匹林来自柳树。许多人认为，由于这些是天然物质，它们不会有危害，但因它们含有提升效果的活性成分，因此也会出现不良反应，有些制剂会与处方药发生相互作用，例如，圣约翰草与处方抗抑郁药。

（二）证据

系统回顾和随机对照试验有证据表明，在一些情况下，特定的草药制剂是有效的，举例如下。

1. 黄芩：偏头痛的预防。

2. 大麻：多发性硬化的疼痛和痉挛。

3. 辣椒：神经性疼痛、背痛。

4. 恶魔之爪：背痛。

5. 银杏：痴呆症和认知障碍。

6. 圣约翰草：抑郁症。

（三）患者建议

1. 在开始治疗前向全科医生或神经科医生咨询。由于与处方药的潜在相互作用、潜在的禁忌证以及与各自植物相关的潜在不良事件，告诉医疗工作者是很重要的。

2. 可能对缓解某些症状有帮助。

3. 通过专业机构网站寻找合格 / 注册医师，如 http://www.rchm.co.uk，http:// www. herbalmedicine. org. uk。

拓展信息

[1] Ernst, E., Pittler, M.H., Wider, B., and Boddy, K. (2008). *Oxford handbook of complementary medicine*. Oxford: Oxford University Press.

四、针灸

针灸是将极细的针头刺入全身特定穴位的皮肤。针头的位置取决于所治疗的疾病。

（一）作用机制理论基础

传统中医认为，健康和疾病是由体内阴阳力量的平衡以及生命力（气）在一些能量通道"经络"中的流动来控制的。如果气的流动受阻，就会导致身体不适。针灸针沿着这些经络穿过皮肤，通过扭曲转动来刺激气的流动，直到患者感到"去气"的感觉。西医针灸是以生理学概念为基础的，重点是缓解疼痛。

（二）证据

有证据表明，针灸可能对一些疾病有好处，例如；颈部和背部疼痛；与化疗有关的恶心和呕吐；焦虑。

虽然对其他神经系统疾病也进行了研究，但由于研究数量少、研究方法弱，或者研究结果相互矛盾，所以证据并不确定，包括以下方面：阿尔茨海默病的记忆丧失；减少癫痫的发作频率和持续时间；头痛和偏头痛；多发性硬化；帕金森病；脑卒中。

（三）患者建议

1. 在开始治疗之前，请向全科医生或神经科医生咨询。

2. 全科医生可能会转诊到国家卫生系统的治疗。

3. 可能有助于缓解一些症状，特别是疼痛。

4. 如果由合格的医生进行治疗，一般来说风险较低，但在插入部位可能会发生出血，有出血性疾病的患者禁用。

5. 通过专业机构的网站寻找合格 / 注册医师，如英国针灸委员会（http://www. acupuncture.org.uk）。

拓展信息

[1] Ernst, E., Pittler, M.H., Wider, B., and Boddy, K. (2008). *Oxford handbook of complementary medicine*. Oxford: Oxford University Press.

五、催眠疗法

催眠疗法涉及诱导深度放松、恍惚的状态，在这种状态下，潜意识会对暗示开放。

（一）作用机制理论基础

人们认为，催眠状态的诱导使患者能够获得对其情绪和行为的控制。在这种强烈的放松状态下，患者也能获得对一些生理功能的控制。

（二）证据

有证据表明，催眠疗法对一些症状可能是有效的，例如包括以下症状：①头痛；②疼痛控制（如术后和慢性疼痛）；③焦虑；④化疗引起的恶心和呕吐。

虽然有一些试验，如癫痫和脑卒中的康复，但没有确凿的证据表明对其他神经系统疾病有效。

（三）患者建议

1. 在开始治疗前向全科医生或神经科医生咨询。

2. 全科医生可能会将其转诊到国家卫生系统接受治疗。

3. 可能有助于缓解一些症状，特别是疼痛。

4. 由经过适当培训的催眠治疗师进行治疗是安全的，尽管回忆痛苦的记忆可能会让一些患者感到痛苦。

5. 通过专业机构的网站寻找合格 / 注册医师，如催眠治疗协会（http://www. thehypnotherapyass-ociation. co.uk），或英国催眠治疗委员会（http://www.hypnotherapists.org.uk/）。

拓展信息

[1] Ernst, E., Pittler, M.H., Wider, B., and Boddy, K. (2008). *Oxford handbook of complementary medicine*. Oxford: Oxford University Press.

六、整骨疗法

整骨疗法是一种涉及软组织和关节操作的操作疗法。

（一）作用机制理论基础

人们相信，骨骼和关节的错位可以通过操作得到改善，这反过来又会改善身体的血液和淋巴流动。

（二）证据

有证据表明，整骨疗法可能对以下方面有益：急性背痛；肩部疼痛。

虽然有一些试验，如对纤维肌痛的试验，但没有确切的证据表明对神经系统疾病有效。

（三）患者建议

1. 在开始治疗之前，请向全科医生或神经科医生咨询。

2. 整骨疗法教学机构经常开设诊所，由高年级学生在监督下提供治疗。这可能是一个比合格的私人医生更便宜的选择。

3. 可能有助于缓解一些症状，特别是缓解疼痛。

4. 如果是由受过适当培训的医生进行治疗，则相对安全，但如果有任何退行性骨病，如骨质疏松症、骨肿瘤（尤其是脊柱），则应避免进行。

5. 通过专业机构的网站寻找合格 / 注册医师，如骨科总理事会（http://www. osteopathy.org.uk），或英国骨科协会（http://www.osteopathy.org）。

拓展信息

[1] Cerritel, F., Ruffini, N., Lacorte, E., and Vanacor, N. (2016). Osteopathic treatment in neurological diseases: systematic review of the literature. *Journal of the Neurological Sciences*, 369, 333–41.

[2] Ernst, E., Pittler, M.H., Wider, B., and Boddy, K. (2008). *Oxford handbook of complementary medicine*. Oxford: Oxford University Press.

七、脊柱按摩术

与整骨疗法一样，整脊疗法也是一种操作疗法，主要是通过对脊柱的操作来影响身体功能。它主要用于治疗肌肉骨骼问题。

（一）作用机制理论基础

人们认为，脊柱的骨骼错位（半脱位）会破坏生命力的流动，导致健康不良。脊骨神经科的目的是重新调整骨骼以改善症状。

（二）证据

有明确的证据表明整脊疗法对背部疼痛有效，对其他一些神经系统疾病也可能有帮助，但目前没有足够的或相互矛盾的证据来做出明确的判断，例如，偏头痛、头痛、鞭打伤害。

（三）给患者的建议

1. 在开始治疗之前，请向全科医生或神经科医生咨询。

2. 脊骨神经科教学机构经常开设诊所，由高年级学生在监督下提供治疗。这可能是一个比合格的私人医生更便宜的选择。

3. 可能有助于缓解一些症状，特别是疼痛。

4. 轻微的、短暂的不良事件很常见，但严重的并发症（脑卒中或动脉夹层）很少见；如果有任何退行性骨病，如骨质疏松症、骨肿瘤（尤其是脊柱）、脊柱退行性病变或炎症过程，应避免脊柱按摩治疗。

5. 通过专业机构的网站寻找合格 / 注册的医生，如脊骨神经科学委员会（http:// www.gcc-uk. org），或英国脊骨神经科学协会（http:// www. chiropracticuk. co.uk）。

拓展信息

[1] Ernst, E., Pittler, M.H., Wider, B., and Boddy, K. (2008). *Oxford handbook of complementary medicine*. Oxford: Oxford UniversityPress.

八、反射疗法

反射疗法是对脚和手的某些部位进行压力和按摩，这些部位被认为与身体的器官和其他部位有"联系"，其目的是使它们恢复活力和重新获得能量。

（一）作用机制理论基础

许多患者使用反射疗法，并报告它有益处。对其可能地作用机制的猜测包括以下方面：①通过神经系统直接联系；②刺激产生内啡肽；③诱导放松；④通过能量通道进行类似于针灸的"经络"治疗；⑤安慰剂效果和人类治疗关系。

（二）证据

尽管进行了许多系统回顾和随机对照试验研究，但支持反射疗法对神经系统疾病的积极作用的强有力科学证据仍然很少。然而，尽管作用机制尚不清楚，但它是一种非侵入性、非药物性和无害的替代疗法，已证明对一些患者有益。特别是，有一些证据表明，反射疗法对患有多发性硬化的患者有效，其可以减少痉挛并改善膀胱和肠道功能。

（三）患者建议

1. 在开始治疗之前，请向全科医生或神经科医生咨询。

2. 不太可能造成任何伤害，但很少有公开的有益证据。

3. 可能有助于缓解压力，也可能有助于缓解某些症状。

4. 通过专业机构网站寻找合格 / 注册医师，如反射疗法协会（http://www.aor.org.uk）。

参考文献

[1] Siev-Ner, I., Gamus, D., Lerner-Geva, L., and Achiron, A. (2003). Reflexology treatment relieves symptoms of multiple sclerosis: a randomised controlled study. *Multiple Sclerosis*, 9, 356–61.

拓展信息

[1] Ernst, E., Pittler, M.H., Wider, B., and Boddy, K. (2008). *Oxford handbook of complementary medicine*. Oxford: Oxford University Press.

[2] Mackereth, P. and Tiran, D. (2002). *Clinical Reflexology: A Guide for Health Professionals*. Edinburgh: Churchill Livingstone.

九、芳香疗法

芳香疗法使用从各种植物中提取的稀释的精油。在按摩治疗过程中，精油常混合在基础油中，涂抹在皮肤上。精油的吸收也可以通过在洗澡水中加入几滴精油，或从一个小碗或香炉中直接吸收。

（一）作用机制理论基础

人们认为，精油嗅觉刺激会影响大脑。

（二）证据

有一些证据表明该疗法对下列情况有好处或可能有好处：①改善姑息治疗中的生活质量；②焦虑；③背部疼痛。

几乎没有证据表明该疗法对其他神经系统疾病有效，尽管有一些相关试验，如痴呆。阿尔茨海默病患者的幸福感有所改善，但很少注意到其他变化。

（三）患者建议

1. 很少有严重且有害影响的记录，但是芳香疗法在癫痫患者中是禁忌进行的。

2. 开始治疗前，请咨询全科医生或神经科医生。

3. 可能有助于缓解某些症状，特别是缓解疼痛，以及在姑息治疗环境中改善患者症状。

4. 尽管有些患者可能对某些精油有过敏反应，但由经过正确培训的芳香疗法技师进行治疗是安全的。患者不可以服用精油。

5. 通过专业机构的网站寻找合格 / 注册的从业者，如英国芳香疗法委员会（http:// www. aromatherapycouncil.co.uk）。

拓展信息

[1] Ernst, E., Pittler, M.H., Wider, B., and Boddy, K. (2008). *Oxford handbook of complementary medicine*. Oxford: Oxford University Press.

十、按摩

按摩是指对覆盖身体的软组织施加压力和进行操作。通常使用油来减少治疗师的手和患者皮肤间的摩擦，减少任何不适的感觉。

（一）作用机制的理论基础

按摩可以增加血液和淋巴在身体周围的流动，改善肌肉紧张，并诱发放松。

（二）证据

有证据表明，按摩对一些疾病有益或可能有益：①焦虑；②背部和肌肉骨骼疼痛；③抑郁症；④便秘（使用腹部按摩）。

虽然已进行了神经系统疾病的相关研究，并且显示该疗法可能是有益的，但现有证据显示其疗效仍不确定，主要由于现有的研究数量较少，且研究方法质量较差，或由于研究间产生了相互矛盾的结果。例如以下疾病：①阿尔茨海默病和其他痴呆症；②紧张性头疼；③偏头痛；④多发性硬化（焦虑症状）；⑤脑卒中后的疼痛和焦虑；⑥艾滋病毒 / 艾滋病。

（三）患者建议

1. 开始治疗之前，请咨询全科医生或神经科医生。

2. 可能有助于缓解一些症状，特别是改善疼痛、焦虑和便秘。

3. 由经过正确培训的按摩师进行该疗法是安全的。

4. 一些患者可能会对所使用的按摩油产生反应。

5. 如果患者有皮肤病、开放性伤口或深静脉血栓，则禁止进行按摩。

6. 通过专业机构的网站寻找合格 / 注册的从业人员，如英国按摩疗法（http:// www. massagetherapy. co.uk）。

拓展信息

[1] Ernst, E., Pittler, M.H., Wider, B., and Boddy, K. (2008). *Oxford handbook of complementary medicine*. Oxford: Oxford University Press.

十一、引导想象法

想象是一种身心疗法，通过一系列想象的视觉图像来引导患者。患者可能会感受到一种深层的、放松的、集中的状态，这可能反过来影响身体功能。

（一）作用机制的理论基础

想象运作的前提是思想可以影响身体的生理功能。患者被要求想象一个心理图像，例如，想象身体摆脱了所患疾病带来的痛苦，从而刺激大脑，直接对内分泌和神经系统产生影响。

（二）证据

有一些证据表明，该疗法对一些病症有效，例如以下方面：①与癌症有关的焦虑和抑郁症；②术后疼痛；③纤维肌痛。

虽然其他神经系统疾病的相关研究已开展，并显示该疗法可能是有益的，但现有证据不能给出准确回答，主要由于研究方法质量较差，或研究之间产生了相互矛盾的结果，例如：①艾滋病毒/艾滋病；②慢性背痛；③头痛；④多发性硬化；⑤神经性疼痛；⑥脑卒中；⑦在重症监护内患者的睡眠质量。

（三）患者建议

1. 开始治疗之前，请咨询全科医生或神经科医生。

2. 全科医生可能会将其转诊到可以提供引导性想象的 NHS 团体。

3. 可能对缓解某些症状有帮助。

4. 如果由受过适当培训的医生与常规治疗同时进行，该疗法是安全的。

5. 如果患者有严重的精神健康问题，引导性想象是禁忌的，因为他们可能会变得越来越精神化。

6. 寻找一个合格的/注册的从业者。

拓展信息

[1] Ernst, E., Pittler, M.H., Wider, B., and Boddy, K. (2008). *Oxford handbook of complementary medicine.* Oxford: Oxford University Press.

（张鹤立　周晓姝　译　　李葆华　校）

CHAPTER 14

第 14 章　儿科神经科学护理

Paediatric neuroscience care

一、儿童的解剖学特征

（一）概述

在护理患有神经系统疾病的儿童时，护士必须了解儿童从婴儿期到青春期的身体变化。当儿童进入青春期时，儿童则被认为拥有与成熟的成年人相似的身体特征。本节将重点介绍儿童的一般解剖学特征，特别是在处理缺氧、低血压和颅内压升高时，护士应考虑的方面。

（二）上呼吸道

婴幼儿都有相对较低氧气储备和较高氧气需求，因此，婴幼儿的呼吸频率增加以满足他们相对较高的新陈代谢的需求。神经系统受损的儿童（如因头部受伤）特别容易受到血氧水平突然耗尽的影响（因为，有继发性脑损伤的风险），而且由于一些解剖学上的特点，增加了气道阻塞的风险，使情况更加复杂，包括以下方面。

1. 他们的头部与身体大小的比例很大，导致头部在仰卧位时向前弯曲。

2. 他们的气道很小，更容易发生水肿和肿胀。

3. 舌头也比较大，有可能阻塞无意识的婴儿气道。

4. 在 0～6 个月，婴儿倾向于用鼻呼吸，因此，任何导致鼻腔阻塞的东西（如分泌物和鼻饲管）都会影响他们的呼吸功能。

随着婴儿的成长，他们的头变得越来越小，相对于胸腔的大小，他们的气道也越来越大，气道阻塞的危险也随之减少。在整个身体发育过程中，儿童的呼吸机制发生了变化。婴儿拥有一个柔韧的、含有软骨质的肋骨，膈肌是其呼吸的主要肌肉。在较大的儿童中，肋骨是刚性的，横膈膜和肋间肌参与了呼吸的力学过程。

（三）循环系统

幼儿的心脏体积相对较小，为了提供足够的心输出量，他们的心率很快。婴儿不能通过增加每搏输出量来满足增长的需求，因此，其心率升高是很重要的。当神经系统受损儿童出现低血压或心动过缓时，是医疗紧急情况，急需处理。儿童循环容量也较小，微小损害也会产生很严重的后果。

（四）神经系统

1. 颅骨

婴儿的头骨有几个独特的特点：①它是柔软的和可弯曲的（因为不完全骨化）；②它有一个开放的前囟门（直到 18 个月）；③它的颅骨缝隙相对灵活。

这意味着婴儿的头部可以扩大，在出现症状之前可以适应不同程度的颅内压升高。儿童颅骨的完全骨化约在8岁时发生。这意味着年龄大一点的孩子，如果有融合的缝合线和僵硬的头骨，在颅内压升高的情况下会迅速出现不适症状。

2. 脊柱

脊柱和脊髓的大体解剖结构在所有年龄段都是相似的。然而，成年人和儿童之间有一些解剖学上的差异，特别是在创伤患者中，应该加以考虑：①脊柱间韧带更灵活；②椎体是楔形的，屈曲时容易向前滑动；③椎体关节是平的；④儿童的头部与颈部的比例相对较大；⑤脊髓尾端在椎体内的位置随着生长而变化（例如，新生儿的脊髓延伸到 L_2/L_3，而到了成年后则延伸到 L_1/L_2）。

> • 虽然，儿童的脊髓损伤很罕见，但2/3的脊髓损伤者没有异常影像学表现。因此，在完成全面的神经学评估和MRI扫描之前，不能排除明显的脊髓损伤。

3. 脑部

婴儿的大脑在出生后的前6个月里会增大一倍，到2岁时达到其最终成人大小的80%左右。婴儿柔韧的头骨允许这一戏剧性的物理增长期。在孩子出生后的前几年，大脑会产生大量的突触（突触生成），之后会出现长时间的"修剪"或突触的枯萎。前三年的生长发育期通常被称为"敏感期"或"关键期"，被认为对儿童的情感和社会发展很重要。连接中枢神经系统和初级神经系统的运动神经通路的髓鞘化大约在婴儿2岁时发生。年幼的大脑缺乏髓鞘，导致大脑更容易被压缩，使其能够吸收更多的冲击。与成年人相比，儿童的含水量、毛细血管密度和脑血容量更高，使他们更容易在弥漫性脑损伤后出现脑水肿。

二、儿童的神经系统评估

（一）概述

对婴儿或儿童进行全面的神经系统检查，通常是为了实现诊断的目的。它通常包括向父母（或照护者）仔细询问病史，评估神经功能（脑神经、运动神经和感觉神经）、反射、步态、行为和协调，并辅以诊断性检查，如 MRI、CT 和 EEG。与此相反，由护士或初级医生进行的神经系统评估将包括评估意识（脑功能障碍）、评估病灶体征（瞳孔和肢体反应），以及观察心率、呼吸率和血压。

GCS 适用于年龄较大的儿童，但不容易应用于年龄很小的儿童，因此对 GCS 进行了修改，以适应儿科患者神经系统不成熟的情况。例如，婴儿的运动活动取决于神经纤维的髓鞘化（在大脑皮层、丘脑和周围神经之间），这种髓鞘化要到约 2 岁时才完成。

以下是修改后的小儿昏迷量表：①阿德莱德量表；②詹姆斯昏迷量表。

在儿童中，语言反应和运动反应会因年龄而异。例如，一个受惊的 7 岁儿童在评估过程中可能不合作，尽管他的神经系统没有受损；一个正常的婴儿不会说话或服从命令移动他们的四肢；一个新生儿不能做出声音反应或找到疼痛的刺激；一个 6 个月的婴儿最好的运动反应是屈膝和自发运动。只有睁眼可以用标准方法测量。但重要的是使用适合发展的图表，准确反映儿童的正常基线。

护士在进行神经系统评估时，尤其是在观察 5 岁以下儿童的语言和运动活动时，应运用儿童正常发育的相关知识。对于有潜在发育异常的儿童，应使用适合其发育的图表，例如，对于没有语言能力的 12 岁脑瘫患儿，应使用 0—1 岁的图表进行评估，因为这与他们的发育年龄相适应，并能根据他们的能力确定其退化情况。

（二）新生儿

在新生儿恶化的早期阶段，其神经系统改变可能很难被发现。呼吸活动、抖动和眼震颤等动眼肌体征的变化往往比警觉性受损更显著。应单独报告这类观察结果，因为它们是这个年龄组神经系统恶化的重要标志。

（三）快速神经系统评估

对于意识水平突然下降的儿童，初步评估内容应包括在评估其神经系统状况之前支持儿童气道、呼吸和循环的护理措施。对婴儿的神经系统状况进行持续的、反复的评估是至关重要的，这样才能发现他们区别于正常基线的早期变化，并采取早期治疗措施。

1. AVPU 评分

与成年人一样，可以用 AVPU 法对婴儿或儿童的意识水平进行快速的初步评估。这种方法在院前和急诊使用效果好。患者被评估为警觉（alert，A），对声音有反应（voice，V），对疼痛有反应（pain，P），或无反应（unresponsive，U）。被评估为 P 或 U 的儿童的 GCS 分数将 ≤ 8。

2. 改良的格拉斯哥评分表（GCS）

在儿童的状况需要持续评估的情况下（如头部受伤后），改良版 GCS 被用来记录他们的进展。与成年人的 GCS 一样，改良版 GCS 是基于三个方面行为的观察（睁眼、语言反应和最佳运动反应）。这使得临床医生能够通过比较一系列记录的观察结果来监测患者病情，观察其病情的趋势。

3. 疼痛刺激

在儿科诊疗环境中，医务人员可以使用几种方法来应用疼痛刺激，方法的选择应取决于当地的政策、个人偏好和医生的专业知识。没有一种方法被认为是黄金标准。然而，指导所有方法的原则是不造成伤害，并始终向父母 / 照护者解释在做什么以及原因。

引发疼痛反应的方法，包括：①斜方肌挤压法；②眶上压迫法。

4. 其他

头围和触诊前部（也称为额部或矢状部）囟门可以提示颅内压升高或感染性过程，如新生儿脑膜炎。

三、儿童癫痫发作

每年新诊断出的癫痫患者中约有 1/3 是儿童，他们最容易在儿童早期或青春期患上癫痫。然而，癫痫可以在儿童或成年人的任何年龄段发生。癫痫发作这个词意味着其是指任何突然的、短暂的、改变一个人的意识、行为或感觉的事件。癫痫发作是一组皮质神经元的过度和同步放电，就像电击错误一样。这是一种症状，表明大脑的一部分功能不正常。

国际抗癫痫联盟（2014）对癫痫定义如下：如果一个人符合以下任何条件，就被认为患有癫痫病。①至少有两次无诱因的（或反射性的）发作，间隔超过 24h；②一次无诱因（或反射性）发作，并且在两次无诱因发作后进一步发作的概率与一般复发风险相似（至少 60%），在未来 10 年内发生；③诊断为癫痫综合征。

有学习障碍的人癫痫发病率比一般人高，约为 1/3，但因病因和学习障碍的严重程度不同而有很大差异。

（一）病因学

癫痫发作是由起源部位决定的，并可能因以下原因而发生：①发热性惊厥；②发作性疾病；

癫痫；③占据空间的病变；④感染（脑炎、脑膜炎、脑脓肿等）；⑤代谢紊乱；⑥酸中毒；⑦头部损伤；⑧缺氧；⑨电解质紊乱。

（二）临床表现及类型

2017年，国际抗癫痫联盟将癫痫发作的分类更新如下。

1. 局部发作

以前称为部分发作，从大脑的一个区域开始。可能没有意识丧失，但患儿往往有先兆，如味觉或嗅觉改变，面部和身体麻木，或有似曾相识的感觉。在一些儿童中，有意识的改变，儿童可能表现得茫然或不正常。

2. 全身性发作

影响大脑的两侧。这种发作的典型形式有五个不同的阶段。儿童的身体、胳膊和腿会弯曲（收缩）、伸展（伸直）和颤抖（摇晃）。随后是肌肉的收缩和放松（阵挛期）和发作后期。在发作后阶段，患儿可能出现嗜睡、视觉或语言问题、头痛、疲劳或身体疼痛。并非所有阶段都发生在每个患有这类型发作的患者上。

全身性癫痫发作的类型：①强直-阵挛性；②强直；③肌张；④肌阵挛；⑤缺失。

3. 发病原因不明

通常很难确定癫痫发作是局灶性还是全身性发病。症状可能是混乱的，既有运动性的（涉及肌肉强直及阵挛性），也有非运动性的。

有超过40种不同的公认的发作类型，一个人可能经历一种以上的发作类型，但它们对该人来说将是刻板的。准确描述你所看到的情况是很重要的；对发作进行录像往往是有帮助的，因为这有助于医疗小组准确诊断癫痫发作。

（三）诊断

详细的病史可形成诊断。需要进行脑电图、CT或MRI扫描。可将血液检查作为排除标准。

（四）护理目标

护理目标是减少/停止癫痫发作活动，同时尽量减少治疗的不良反应。包括以下选择：①药物治疗；②抗惊厥药物治疗；③手术治疗。

（五）手术治疗

手术目的是去除癫痫的根本原因，从而减少癫痫发作的次数，提高儿童的生活质量。手术只适合于少数患有顽固性癫痫的儿童，选择过程涉及多种检查，包括磁共振扫描、视频遥测、脑电图、SPECT扫描、神经心理学、神经精神病学等。

在评估这些经常有行为或发育问题的年幼儿童时，会出现一些困难，儿科专家在这些评估过程中是必不可少的。

（六）手术类型

1. 半球切除术

切除一个大脑半球的部分/大部分，用于难治性癫痫和广泛的单侧大脑半球疾病的儿童（如半身不遂，Sturge-Weber综合征）。

2. 胼胝体切开术

断开胼胝体是为了防止癫痫发作的传播，而不是开始发作，最常用于治疗"下降"发作。

3. 多次皮层下操作

这包括在大脑皮层中以5cm的间隔进行水平手术，其假设是这样可以阻断癫痫发作的水平传播，同时保留功能皮层的垂直完整性。它用来治疗无法切除的皮层区域，如语言中心，治疗综合征，如获得性失语综合征（Landau-Kleffner）。

4. 颞叶切除术

局灶性切除适用于患有无法控制的局灶性癫痫儿童，其病变已被确定为可切除。癫痫手术结果是可变的和个性化的，只应在专业中心进行。

（七）多学科团队应确保

1. 发作管理/减少。

2. 医院和社区团队之间的良好沟通。

3. 给家庭和孩子提供良好的支持和建议。

拓展信息

[1] Epilepsy Society: ⅏ https://www.epilepsysociety.org.uk/

[2] International League against Epilepsy (2017). Definition & classification. ⅏ https://www.ilae.org/guidelines/definition-and-classification

[3] NICE (2012, updated 2020). Epilepsies: diagnosis and management. Clinical guideline [CG137]. ⅏ https://www.nice.org.uk/guidance/cg137

四、脑性瘫痪

（一）定义和发病率

脑性瘫痪（cerebral palsy，CP），也称大脑性瘫痪、脑瘫，是用来描述一组发生在儿童早期疾病的术语，包括由于出生前或出生后遭受脑损伤而造成的运动障碍的儿童。脑瘫的运动障碍往往与一系列其他问题有关，包括学习障碍、全面发育迟缓和癫痫发作。脑瘫被称为非进行性病理，因为临床情况的变化（直到十几岁）与持续的大脑发育有关。在英国，约有 1/500 的婴儿出生时患有脑瘫，在欧盟，每年约有 10 000 个新病例被诊断出来。约 50% 的脑瘫患儿在妊娠 36 周之前出生。

类型

根据大脑受损的部位，脑瘫可分为痉挛型、无脑型、共济失调型，或这些类型的组合，有时被称为混合型脑瘫。

(1) 痉挛型脑瘫（70%）：大脑皮层中的运动通路受损导致上运动神经元综合征（肌张力过高、动作生硬、反射增加、运动无力、失去选择性运动）。

(2) 动脉硬化症（10%）：基底神经节的运动通路受损导致肌张力障碍性运动（突然的不想要的、不自主的运动）。

(3) 共济失调型脑瘫（20%）：小脑中的运动通路受损导致共济失调运动（笨拙和无意的运动，缺乏协调，一般难以保持姿势）。

(4) 混合型脑瘫：患有脑瘫的儿童有时兼有这三种类型。

（二）病因

1. 先天性：遗传、先天性脑畸形、母体感染（80%）。

2. 分娩和出生时：出生时的外伤、窒息（10%）。

3. 出生后：脑出血、脑膜炎、头部受伤（10%）。

（三）病理生理学

主要病变发生在皮质下白质、基底节、小脑和（或）脑干。在早产儿中，脑室周围白质的损害可由脑室和周围白质的出血或低氧脑损伤引起。这些区域的损伤会对大脑和脊髓之间的运动通路造成重大破坏。

1. 运动功能障碍

(1) 使用和控制肌肉有困难（如走路、写字、吃饭、说话）。

(2) 喂食困难（这些困难通常随着年龄的增长而增加）。

(3) 言语障碍（他们的发音往往不清楚）。

2. 非运动功能（感觉功能障碍）障碍

(1) 视力（约 30% 有斜视），听力损失（约 20%）。

(2) 膀胱功能障碍、失禁、便秘、触觉障碍、流口水。

（四）常见障碍

癫痫（约 30%）、脑积水、学习困难（约 60%；然而，有些脑瘫患者只有中度或轻度困难，而其他患者则非常聪明）、行为问题（约 30%）。

（五）管理

脑瘫是无法治愈的。然而，脑瘫可以由多学科会诊进行有效管理。护理主要目标之一是通过减少症状来减轻病情的影响。常规方法是多学科会诊与父母或照护者合作，最大限度地发挥儿童的潜力，使其过上独立的生活。患有脑瘫的儿童的预期寿命并不比正常人群低多少。

物理治疗有助于促进良好的姿势、舒适和预防挛缩。作业疗法有助于促进独立。言语治疗可以帮助患儿的语言系统发育、进食、饮水和吞咽。

1. 手术治疗

骨科手术、根治术、脑深部电刺激术（在原发性肌张力障碍患者中）。

2. 药物治疗

(1) 全身用药：包括巴氯芬（口服或鞘内）、地西泮、丹曲林、替扎尼丁、左旋多巴。

(2) 局部用药：使用肉毒杆菌毒素（当注射到肌肉中时，通过阻断乙酰胆碱的释放来帮助放松挛缩的肢体）。

拓展信息

[1] International Cerebral Palsy Society: http://www.icps.org.uk
[2] SCOPE: http://www.scope.org.uk

五、先天性畸形

（一）脊髓畸形

1. 脑孔畸形

后脑孔突出于枕骨，有时也突出于枕骨大孔和寰枢轴。前部脑孔涉及额叶，有皮肤覆盖和过度偏斜。手术是在适当的时候进行的，其结果取决于所涉及的脑部结构。

2. 蛛网膜囊肿

蛛网膜发育异常，需要手术干预。

3. 丹迪 - 沃克综合征

描述的是第四脑室的囊性增大，并伴有孔道闭锁和周围大脑萎缩。治疗方法是对囊肿和相关的脑积水进行手术治疗。

4. 阿诺德 - 奇亚里畸形

描述的是一种严重程度越来越高的异常现象，主要涉及后脑。Chiari II 与脊柱裂有关，并伴有脑积水，可能需要进行枕骨大孔减压术。

5. 脊柱裂

(1) 脊髓灰质炎：脊髓暴露在外，有时被一层薄薄的膜覆盖。

(2) 脑膜炎：有一个含有脑膜的腰囊，但神经组织没有暴露。

(3) 脊柱裂闭锁：①脊髓裂，脊髓被骨刺或纤维带分割；②脊髓拴系，脊髓根部被增厚的终末丝拴住；③脂肪瘤或表皮囊肿的存在。

（二）目的

1. 在适当情况下对异常部位进行手术治疗。

2. 由尿动力学团队对肾脏和膀胱进行管理，以及对肠道进行管理。

3. 多学科管理，包括物理治疗、作业治疗。

拓展信息

[1] Association for Spina Bifida and Hydrocephalus: https://www.shinecharity.org.uk/

六、血管异常

（一）闭塞性动脉病

例如，烟雾病（moyamoya syndrome），大脑动脉出现进行性的狭窄或阻塞，从而导致旁路血液供应阻断。可以通过从颅外到颅内循环的血管重建来治疗，有一定效果。

（二）神经血管异常

动静脉畸形和动脉瘤在儿童中很少见，其治疗方法与成年人相似，包括盘绕和栓塞。加仑静脉畸形是先天性畸形，常常导致出生时的心力衰竭，这种畸形的结果是可变的。

（三）脑血管

急性脑卒中是一种临床综合征，有急性局灶性神经功能缺损，可定义为，①动脉缺血性脑卒中：通常由镰状细胞病引起；②大脑静脉血栓。

（四）目的

一旦脑卒中后病情稳定，治疗目标是开始早期康复。

（五）治疗

1. 适当时应开始抗凝，但患有镰状细胞病的儿童应定期输血以保持 HbS ＜ 30%。

2. 对所有神经血管异常儿童早期进行残疾的评估及管理，应包括以下内容：①对喂养和交流进行言语治疗和评估；②疼痛管理；③物理治疗和作业治疗；④与社区团队联系；⑥心理学辅导。

拓展信息

[1] Royal College of Physicians (2017). Stroke in childhood: clinical guidelines for diagnosis, management and rehabilitation. ✎ https://www.rcpch.ac.uk/resources/stroke-childhood-clinical-guideline-diagnosis-management-rehabilitation

七、神经退行性疾病

儿童时期的神经退行性疾病包括中枢神经系统、初级神经系统的疾病，或两者的结合。不同的情况会导致症状出现在不同的发展阶段，从出生前到儿童期的任何阶段。病情可能是迅速致命

的（几个月内），也可能是非常缓慢的进展，有多年的稳定期。大多数是遗传性的，许多人遵循一个非常经典的模式，而其他人，甚至在兄弟姐妹中，以不同的方式和在不同的年龄出现。

（一）分类

可分为：①神经代谢型；②脊髓小脑型；③神经肌肉型；④后天获得型。

（二）神经代谢性疾病（示例）

1. 神经元储存性疾病

(1) 巴滕氏病：常染色体隐性遗传。

(2) 尼曼 – 皮克病：常染色体隐性遗传。

(3) 泰 – 萨综合征：常染色体隐性遗传。

(4) 黏多糖病：大多数是常染色体隐性遗传。

2. 白质营养不良症

(1) 克拉伯氏白营养不良症：常染色体隐性遗传。

(2) 变态性白营养不良症：常染色体隐性遗传。

(3) 肾上腺脑白质营养不良症：X– 连锁隐性遗传。

(4) 佩梅样病：X– 连锁隐性。

(5) 白质消融性脑病：常染色体隐性遗传。

(6) 巨脑性白质脑病：常染色体隐性遗传。

3. 线粒体

(1) 利氏病：常染色体或 X– 连锁隐性遗传。

(2) 阿尔佩尔病：常染色体隐性遗传。

（三）脊髓小脑病（示例）

1. 弗里德赖希共济失调：常染色体隐性遗传。

2. 共济失调：毛细血管扩张症 – 常染色体隐性遗传。

3. 亨廷顿病：常染色体显性遗传。

4. 小儿神经轴性营养不良症：常染色体隐性遗传。

5. 多发性硬化：散发性。

（四）神经肌肉型（示例）

1. 迪谢内肌营养不良：X– 连锁隐性遗传。
2. 脊髓型肌萎缩症：常染色体隐性遗传。

（五）获得性疾病（示例）

1. 拉斯姆森脑炎：散发性。
2. 亚急性硬化性盘状脑炎：散发性。

（六）检查

检查的主要目的是诊断、预后和遗传咨询，这也可能导致将来进行产前检查的可能性。治愈性治疗的可能性很小，但在某些情况下可以延缓疾病的发展，如饮食操作、替代辅酶、维生素、骨髓移植。

诊断将在以下几个方面的结合下进：①磁共振扫描；②脑电图、肌电图；③血液 / 尿液 / 脑脊液生物化学检查；④肌肉 / 神经 / 皮肤活检。

（七）症状和管理

呈现的特征是功能丧失：运动、认知或综合功能丧失。在提出用药、干预和治疗时，应考虑到疾病的内在进展性，目标是维持和改善生活质量，防止继发并发症。

在神经退行性疾病中，常见下列症状，应积极考虑并治疗：癫痫、技能退步、视觉恶化和丧失、痉挛和肌肉痉挛、肌张力低下 / 行动不便、胃 – 食道反流、喂养困难、吸气、胸部感染、便秘、睡眠障碍、口腔分泌物过多且令人不安、行为障碍、本质上的烦躁。

（八）支持

多学科会诊团队所有成员的支持对于解决儿童、父母和兄弟姐妹的身体、情感、教育、财务、伦理和实际需求是至关重要的。应考虑到有

关撤销儿童护理 / 临终关怀的伦理问题，特别是考虑到最近高调的媒体案例。

拓展信息

[1] Contact a Family (an organization that offers concise information on all conditions mentioned): http://www.cafamily.org.uk
[2] Wilkinson, D. and Savulescu, J. (2018). *Ethics, Conflict and Medical Treatment for Children: From Disagreement to Dissensus*. London: Elsevier. https://www.ncbi.nlm.nih.gov/books/NBK537990/

八、儿童脑积水

脑积水是迄今为止最常见的儿科神经外科疾病。它通常在出生后的最初十年被诊断出来，尤其是在小于 1 岁的婴儿中。儿童脑积水与成人脑积水有许多相同的特点，但也有一些明显的区别，此处将重点介绍。

儿童脑积水（和成年人一样）通常被描述为脑脊液压力增加导致脑室系统扩张的一种情况。它是由多种疾病引起的，其中脑脊液的产生和吸收不平衡导致脑脊液的过度积聚。据报道，美国的发病率为每 1000 名活产婴儿中 3 人，欧洲为每 1000 名活产婴儿中 1 人。

（一）非沟通性和沟通性脑积水

脑积水是由脑室系统内的解剖学障碍（非沟通性脑积水）或脑脊液重吸收部位的功能性障碍（沟通性脑积水）引起的。人们认识到有些婴儿（有脑室内出血者）可能同时具有这两种类型。可进一步分为先天性和后天性（获得性）原因（表 14–1）。

（二）临床表现

脑积水的体征和症状因年龄和病因而异（表 14–2 和表 14–3）。

表 14-1　脑积水的先天性和后天性原因

先天性原因	后天性原因
• 髓腔积液 • 输液管狭窄 • 丹迪 – 沃克综合征 • Chiari 畸形	• 脑室内出血 • 脑膜炎后遗症 • 脑肿瘤 • 头部受伤 • 蛛网膜下腔出血

表 14-2　婴儿脑积水的体征和症状

急性起病	逐渐起病
• 呕吐 • 头围增大 • 囟门紧张或隆起 • 颅骨缝隙开放 • 眼睛呈日落样 • 嗜睡和喂养不耐受	• 颅内压升高的关键症状 • 发育迟缓 • 肌力改变 • 视觉障碍和视盘水肿

表 14-3　大龄儿童脑积水的体征和症状

急性起病	逐渐起病
• 颅内压升高的关键症状 • 头痛和呕吐 • 意识水平下降 • 倦怠 • 眼球运动功能紊乱 • 肌张力增加	• 行为改变 • 精神不集中 • 嗜睡增加 • 视觉障碍和视盘水肿

（三）检查

对于前囟门开放的婴儿，颅脑超声检查是首选，因为侧脑室和第三脑室可以很容易地被看到。超声检查还可以避免辐射，并且在病房环境中相对容易使用。

由于辐射对大脑发育的危险性，在幼小的孩子身上尽量避免使用 CT。但 CT 仍然是观察年长儿童脑室系统的最有效方法，通常用于诊断脑积水或分流阻塞。

MRI 和颅内超声一样，避免了辐射，也能产生更高分辨率的图像。

颅内压监测可用于记录 24h 内颅内压的变化和触发因素（偶尔连续记录数天）。

（四）治疗

脑脊液分流术仍然是儿童治疗的主要方法；然而，另一种方法，即使用内镜第三脑室造口术，允许脑脊液通过第三脑室底部的孔排入蛛网膜下腔，从而避免使用分流术及其所有相关的并发症。在内窥镜下的第三脑室造口术中，对于小于 18 个月的患者应谨慎对待，因为由于开颅 / 颅骨缝隙不完全融合，失败率很高。

（五）多学科会诊

所有患者和照护者在出院时应了解分流或脑室造口术失败的可能症状。随访护理应包括至少每 3 年到专门的脑积水诊所就诊。可能从儿科转入成人服务的青少年患者应接受警惕的过渡性护理。

拓展信息

[1] Association for Spina Bifida and Hydrocephalus: ✆ https://www.shinecharity.org.uk/

九、儿童时期的脑部肿瘤和脊髓肿瘤

（一）脑肿瘤

小儿脑瘤占儿童癌症的 20%～25%，是 15 岁以下儿童第二大常见的癌症，也是最常见的实体瘤。病因基本上是未知的，但有一小部分是遗传性的，对环境因素仍有争议。几乎所有的儿童脑瘤都是原发性肿瘤，很少扩散到中枢神经系统以外。

该病的结局取决于以下方面：①诊断时的年龄；②肿瘤的位置；③肿瘤类型；④诊断时肿瘤的大小；⑤发病率和死亡率。

儿童脑肿瘤的主要类别

(1) 星形细胞瘤：可发生在整个中枢神经系统，按 1～4 级或按组织学描述分类，如柔毛细胞性、弥漫性、无细胞性和胶质母细胞瘤。

预后：完全切除的低等级星形细胞瘤预后良好，高等级肿瘤预后较差。

(2) 髓母细胞瘤（后窝的原始神经外胚层肿瘤）：20%，男性居多，高峰年龄为5—8岁，在青春期有第二个高峰。

预后：尽管有所改善，但婴儿和发病时有脊柱转移者的预后仍然不佳。

(3) 上皮瘤：最常发生在后窝。

预后：取决于患儿的年龄、切除的程度、组织学和诊断时是否有转移。

(4) 脑干肿瘤：少数是囊性的、局灶性的和可手术的，但大多数前景不佳。

(5) 中线肿瘤：包括颅咽管瘤、生殖细胞肿瘤、视路肿瘤、下丘脑肿瘤和松果体肿瘤。

预后：在技术上难以切除，长期来看，发病率很高。

（二）临床表现

疾病症状各不相同，临床表现取决于是否存在以下情况：大脑水肿、颅内压升高、浸润/压迫大脑的特定区域。

早晨的头痛和呕吐是常见的症状，应进一步检查。与肿瘤位置一致的局灶性神经系统体征可包括视觉障碍、内分泌障碍、偏瘫、癫痫发作、认知能力改变、共济失调和脑神经受累。患儿的年龄和发育情况可能使最初的诊断变得困难，诊断的延误也不少见。

（三）护理目标

1. 总体目标是治愈，不幸的是，这可能不是一个长期的现实。手术、放疗、化疗或质子束治疗的目的必须与家庭进行个别讨论。

2. 质子射线治疗是一种放疗，它使用高能质子束，而不是高能X线（光子）来精确瞄准肿瘤，减少对周围健康组织的损害。它只适合于某些类型的肿瘤，因为它不会比放疗带来更好的结果，

而放疗仍被认为是对大多数肿瘤最合适的治疗方法。该疗法本身是无痛的，尽管患者可能会经历与传统放疗类似的不良反应。

3. 辅助治疗的不良反应和发病率在发育中的大脑中可能很高，因此在婴儿<3岁时避免使用放射治疗。因此，在这一年龄组使用化疗，如果复发，则保留放疗，直到孩子长大。

4. 缓解或控制和处理症状，如头痛、癫痫发作等。

5. 保持生活质量和尊严。

6. 如果需要，通过插入脑室腹腔分流器或形成脑室造口来治疗继发性脑积水。

7. 对儿童和家庭进行心理护理。

8. 长期关注的问题包括认知、内分泌、视觉和人格变化、身体形象、家庭动态和死亡率。

（四）脊柱肿瘤

儿童的原发性脊柱肿瘤是罕见的，包括：①硬膜外：压迫脊髓，通常为转移瘤；②髓内：脑膜瘤（在儿童中罕见）；③髓内：星形细胞瘤、外胚层瘤。

1. 临床表现

婴儿的症状可能难以诊断，如婴儿尚未有膀胱和肠道功能障碍，以及婴儿尚未有移动或爬行的活动和腿部运动。术后对脊柱稳定性和骨骼生长的关注可能需要使用脊柱外套，以确保安全并减少脊柱生长过程中出现脊柱侧弯的风险。

2. 多学科会诊应该确保以下方面

(1) 三级转诊医院、共享护理医院或全科医生之间在化疗和持续监测方面的联络。

(2) 当地理疗师/作业治疗师可以评估适应性/移动辅助工具。

(3) 必要时，投入当地的言语治疗。

(4) 与当地社会工作者联系，以确保对国家福利和麦克米伦支持的认识。

(5) 与学校联系。

(6) 解决支持需求（大家庭、兄弟姐妹、祖父母）。

(7) 各方之间的有效沟通。

(8) 向家庭和与儿童护理有关的所有学科提供适当的、准确的信息。

拓展信息

[1] HeadSmart: ✍ https://www.headsmart.org.uk/

十、创伤性脑损伤

头部损伤是儿童期获得性残疾和死亡的最常见原因。发病高峰期出现在 5 岁以下的儿童和青春期中期至晚期。儿童头部受伤后的死亡率比成年人低，但由于儿童的年龄和发展潜力，前者的长期后遗症往往更具破坏性。

儿童头部受伤的重大影响往往没有被认识到，直到儿童在学术上或社会上受到"挑战"（这可能是几年后的事），才认识到困难，这些困难通常是行为上的（特别是在青春期开始时）或与学习有关。

（一）生理上的差异

优化和控制儿童脑灌注压（CPP）的原则与成年人相似，但与年龄有关。此外，低血容量和体温调节在急性病患儿中控制得很差，而且幼儿气道的独特特征在复苏过程中也是一种挑战。

与成年人相比，婴儿的头皮很薄，仅凭肉眼很难辨别伤情。此外，婴儿的颅骨很薄，而且柔韧，有一定的弹性，这往往导致大脑变形的模式比成年人的颅骨更分散。未成熟的大脑相对较大，颈椎活动性强，对肌肉的支持较弱，因此更容易受伤。最后，由于髓鞘化不完全（通常在 2 岁左右完成），含水量较高，以及其他生理上的差异，未成熟的大脑更容易受到加速 - 减速的剪切应力的影响。

在大脑成熟之前的弥漫性脑损伤可能导致明显的认知和行为缺陷。

在幼儿中，头部损伤主要是由从窗户、楼梯、树木和操场设备上跌落引起的；由于儿童的道路安全意识比成年人差，所以行人事故的发生率也较高。预防伤害是最重要的，如使用汽车座椅、系安全带、使用自行车头盔，以及对儿童进行充分的监督。

（二）非意外伤害

必须始终考虑所有婴儿和儿童的非意外伤害，即"摇晃婴儿综合征"，并启动适当的儿童保护协议。由摇晃造成的婴儿硬膜下血肿有很高的死亡率和发病率，特别是那些有明显和弥漫性白质低密度的婴儿。

多学科会诊对于这些儿童和家庭的管理是至关重要的，因为他们可能有长期的护理需求。

（三）临床表现

评估婴幼儿的意识水平是困难的，应使用适当的小儿昏迷量表。临床评估常常被证明是困难的，在婴儿有颅内损伤的情况下，可能会有正常的神经学评估。

（四）护理目标

1. 稳定患儿病情和处理原发性脑损伤。
2. 稳定颈椎。
3. 减少继发性脑损伤。
4. 儿童康复和重返学校。
5. 对家庭和照护者的支持。

拓展信息

[1] Children's Brain Injury Trust: ✍ http://www.cbituk.org
[2] NICE (2019). Head injury: triage, assessment, investigation and early management of head injury in infants, children and adults. Clinical guideline [CG176]. ✍ https://www.nice.org.

uk/guidance/cg176

十一、获得性脑损伤

根据定义，获得性脑损伤（acquired brain injury，ABI）不是遗传性、先天性或退行性的。

（一）病因

包括：①大脑肿瘤；②毒素；③代谢异常；④感染：脑膜炎、脑脓肿、脑炎；⑤缺氧：缺血性损伤；⑥大脑出血。

（二）临床表现

早期临床表现可能包颅内压升高的症状，也可能与潜在的原因有关，可能是整体性的（如缺氧缺血性损伤）或局灶性的（如脑肿瘤）。

（三）护理目标

1. 立即处理 ABCD（气道、呼吸、循环和残疾）和颅内压升高的问题。

2. 早期发现继发性并发症，以减少急性期继发性脑损伤的影响，缺氧、高碳酸血症、低血压贫血或血清葡萄糖水平升高。

3. 及时诊断并转诊到专科服务机构进行疾病管理，是优化最终康复和改善预后的必要条件。

4. 长期管理对多学科会诊提出了独特的挑战，包括在身体和心理护理方面的早期康复以及对家庭的支持和建议。

5. 获得性脑损伤影响到整个家庭，而不仅仅

是患者。所有的管理都必须以患者为中心，考虑到他们的喜好，维护他们的尊严、自尊和决策能力。

6. 必须提供个性化护理，因为没有两个患者会出现相同的运动、认知、生理或心理反应。

7. 儿童和年轻人在重新融入他们的家庭、学校或可能的工作场所时需要额外的支持。这包括解决一些可能妨碍他们恢复正常生活的环境问题，如轮椅通道、浴室设施。

8. 与不太严重的获得性脑损伤有关的一些症状，可能在明显的身体问题解决后，表现为认知和行为问题。

9. 在校护士是一种宝贵的资源，必须被纳入未来的管理计划中。

10. 神经心理学评估对于经历记忆或社会心理困难的儿童是很重要的，这些困难经常被低估，加剧了新的学习和行为的困难。

11. 获得资源、资金或制定"一揽子护理计划"，特别是当个人高度依赖专业或护理支持时，可能是一个漫长的过程。对短期和长期护理需求的早期规划和预测是至关重要的。

拓展信息

[1] Cerebra (an organization for brain injured children and young people): ✆ http://www.cerebra.org.uk
[2] Contact a Family (an organization that offers concise information on all conditions mentioned). ✆ http://www.cafamily.org.uk

（张鹤立 周晓妹 译 李葆华 校）

附录 A   符号与缩略语
Symbols and abbreviations

▶▶	act quickly	迅速行动
↓	decreased	下降
↑	increased	上升
❶	warning	警示
A&E	Accident and Emergency	急诊室
ABCD	Airway，breathing，circulation and disability	气道、呼吸、循环、残疾
ABG	arterial blood gas	动脉血气
ABI	acquired brain injury	获得性脑损伤
ACh	acetylcholine	乙酰胆碱
ACTH	adrenocorticotrophic hormone	促肾上腺皮质激素
AD	Alzheimer's disease	阿尔茨海默病
ADH	antidiuretic hormone	抗利尿激素
AED	antiepileptic drug	抗癫痫药物
AEP	auditory evoked potential	听觉诱发电位
AHP	allied health professional	综合医疗保健人员 / 保健辅助人员
ALS	amyotrophic lateral sclerosis	肌萎缩侧索硬化
ANS	autonomic nervous system	自主神经系统
ARDS	acute respiratory distress syndrome	急性呼吸窘迫综合征
BAEP	brainstem auditory evoked potential	脑干听觉诱发电位
BAPEN	British Association of Parenteral and Enteral Nutrition	英国肠外与肠内营养协会
BBB	blood-brain barrier	血脑屏障
BE	base excess	碱剩余
BIPAP	biphasic positive airway pressure	双向气道正压

BIS	Bispectral Index	双频指数
BMI	body mass index	体质指数
BMR	basal metabolic rate	基础代谢率
BP	blood pressure	血压
Bpm	beats per minute	每分钟心跳次数
Ca^{2+}	calcium	钙离子
CAM	complementary and alternative medicine	补充与替代医疗
CaO_2	amount of oxygen carried by 100ml of arterial blood	100ml 动脉血携带的氧气量（动脉血氧含量）
CBF	cerebral blood flow	脑血流量
CBV	cerebral blood volume	脑血容量
CFS	chronic fatigue syndrome	慢性疲劳综合征
CIDP	chronic inflammatory demyelinating polyneuropathy	慢性炎症性脱髓鞘性多发性神经病
CJD	Creutzfeldt-Jakob disease	克罗伊茨费尔特 - 雅各布病（克 - 雅病）
CJO_2	jugular venous oxygen content	颈静脉氧含量
CMV	Cytomegalovirus	巨细胞病毒
CNS	central nervous system	中枢神经系统
CO_2	carbon dioxide	二氧化碳
COMT	catechol-O-methyltransferase	儿茶酚 -O- 甲基转移酶
COPD	chronic obstructive pulmonary disease	慢性阻塞性肺疾病
CP	cerebral palsy	脑性瘫痪
CPAP	continuous positive airway pressure	持续气道正压
CPP	cerebral perfusion pressure	大脑灌注压
CQC	Care Quality Commission	英国护理质量委员会
CRP	C-reactive protein	C 反应蛋白
CSF	cerebrospinal fluid	脑脊液
CSW	cerebral salt wasting	脑性盐耗
CT	computed tomography	计算机断层扫描

CTA	computed tomography angiography	计算机体层血管成像
DBS	deep brain stimulation	脑深部电刺激
DH	Department of Health	英国卫生部
DLB	dementia with Lewy bodies	路易体痴呆
DMT	disease-modifying therapy	疾病改善疗法
DNA	deoxyribonucleic acid	脱氧核糖核酸
DVT	deep vein thrombosis	深静脉血栓
EBV	Epstein-Barr virus	EB 病毒
ECG	electrocardiogram	心电图
ECoG	electrocorticography	脑皮层电图描记法
EDH	extradural haematoma	硬脑膜外血肿
EDSS	Expanded Disability Status Scale	残疾状态扩展量表
EEG	electroencephalogram	脑电图
EMG	electromyography	肌电图
ESPEN	European Society for Clinical Nutrition and Metabolism	欧洲营养与代谢临床学会
ESR	erythrocyte sedimentation rate	红细胞沉降率
EVD	external ventricular drain	体外脑室引流
FBC	full blood count	全血计数
fMRI	functional magnetic resonance imaging	功能磁共振成像
FSH	follicle-stimulating hormone	促卵泡生成素
FVC	forced vital capacity	用力肺活量
GA	general anaesthetic	全身麻醉
GABA	gamma aminobutyric acid	γ- 氨基丁酸
GBS	Guillain-Barré syndrome	吉兰 - 巴雷综合征
GCS	Glasgow Coma Scale	格拉斯哥昏迷指数
GIRFT	Getting It Right First Time	"一次就做对"
GP	general practitioner	全科医师

HAART	highly active antiretroviral therapy	高效抗逆转录病毒治疗
Hb	haemoglobin	血红蛋白
HCT	haematocrit	红细胞压积
HD	Huntington disease	亨廷顿病
HI	head injury	头部创伤
HIV	human immunodeficiency virus	人免疫缺陷病毒
HSV	herpes simplex virus	单纯性疱疹病毒
ICH	intracerebral haematoma	脑内血肿
ICP	intracranial pressure	颅内压
ICS	integrated care system	整合照护系统
IIH	idiopathic intracranial hypotension	特发性颅内低血压
IM	intramuscular injection	肌内注射
IT	information technology	信息技术
ITU	intensive therapy unit	重点治疗病房
IV	intravenous injection	静脉注射
IVIg	intravenous immunoglobulin	静脉注射用人免疫球蛋白
K^+	potassium	钾离子
LH	luteinizing hormone	促黄体生成素
LMN	lower motor neuron	下运动神经元
LOC	level of consciousness	意识水平
LP	lumbar puncture	腰椎穿刺
MAO-B	monoamine oxidase B	单胺氧化酶 B
MAP	mean arterial pressure	平均动脉压
MCI	mild cognitive impairment	轻度认知功能障碍
MDT	multidisciplinary team	多学科团队
ME	myalgic encephalomyelitis	肌痛性脑脊髓炎
MI	myocardial infarction	心肌梗死

MMSE	Mini Mental State Examination	简易智力状态检查
MND	motor neurone disease	运动神经元病
MRA	magnetic resonance angiography	磁共振血管造影
MRI	magnetic resonance imaging	磁共振成像
MRSA	meticillin-resistant Staphylococcus aureus	耐甲氧西林金黄色葡萄球菌
MS	multiple sclerosis	多发性硬化
MSA	multiple system atrophy	多系统萎缩
Na^+	sodium	钠离子
NBM	nil by mouth	不可进食 / 切勿吞食
NEAD	non-epileptic attack disorder	非癫痫发作性疾病
NG	nasogastric	鼻饲
NICE	National Institute for Health and Care Excellence	英国国家卫生与临床优化研究所
NMC	Nursing and Midwifery Council	英国护理及助产士委员会
NSAID	non-steroidal anti-inflammatory drug	非甾体抗炎药
NSF	National Service Framework	英国国家服务框架
O_2	oxygen	氧气
obs	observations	观察
OT	occupational therapist	职业治疗师，作业治疗师
P	pulse	脉搏
PBP	progressive bulbar palsy	进行性延髓麻痹
PCT	Primary Care Trust	英国初级护理信托公司
PD	Parkinson disease	帕金森病
PE	pulmonary embolus	肺栓塞
PEEP	positive end-expiratory pressure	呼气末正压
PEG	percutaneous endoscopic gastrostomy	内镜下经皮造瘘术
PET	positron emission tomography	正电子发射体层摄影
physio	physiotherapist/physiotherapy	物理治疗师 / 物理治疗

PICC	peripherally inserted central catheter	经外周静脉植入中心静脉导管
PLS	primary lateral sclerosis	原发性脊髓侧索硬化
PMA	progressive muscular atrophy	进行性肌萎缩
PML	progressive multifocal leucoencephalopathy	进行性多灶性白质脑病
PNES	psychogenic non-epileptic seizure	心因性非癫痫性发作
PNS	peripheral nervous system	周围神经系统
PPMS	primary progressive multiple sclerosis	原发性进展型多发性硬化
PR	per rectum	经直肠
PSP	progressive supranuclear palsy	进行性核上性麻痹
PWP	person/people with Parkinson	帕金森患者
QoL	quality of life	生活质量
RCN	Royal College of Nursing	英国皇家护理学会
RCP	Royal College of Physicians	伦敦皇家内科医师学会
REM	rapid eye movement	快速眼动
RICP	raised intracranial pressure	颅内压升高
RRMS	relapsing-remitting multiple sclerosis	复发 - 缓解性多发性硬化
SAH	subarachnoid haemorrhage	蛛网膜下腔出血
SCI	spinal cord injury	脊髓损伤
SDH	subdural haematoma	硬脑膜下血肿
SE	status epilepticus	癫痫持续状态
SIGN	Scottish Intercollegiate Guidelines Network	苏格兰校际指南网
SIMV	synchronized intermittent mandatory ventilation	同步间歇指令性通气
SLE	systemic lupus erythematosus	系统性红斑狼疮
SLT	speech and language therapist	言语 - 语言治疗师
SMA	spinal muscular atrophy	脊髓性肌萎缩
SNOD	specialist nurse in organ donation	器官捐献专科护士
SPECT	single-positron emission computerized tomography	单光子发射计算机断层成像

SPMS	secondary progressive multiple sclerosis	继发性进行性多发性硬化
SSEP	somatosensory evoked potentia	躯体感觉诱发电位
STP	sustainability and transformation partnership	可持续发展和转型伙伴关系
SUDEP	sudden death in epilepsy	癫痫猝死
TB	tuberculosis	肺结核
TBI	traumatic brain injury	创伤性脑损伤
TENS	transcutaneous electronic nerve stimulation	经皮神经电刺激
TIA	transient ischaemic attack	短暂性脑缺血发作
TSH	thyroid-stimulating hormone	促甲状腺激素
UMN	upper motor neuron	上运动神经元
VEP	visual evoked potentials	视觉诱发电位
VZV	varicella zoster virus	带状疱疹病毒
WHO	World Health Organization	世界卫生组织

附录 B 脑动脉循环（Willis 环）
Cerebral arterial circulation (Circle of Willis)

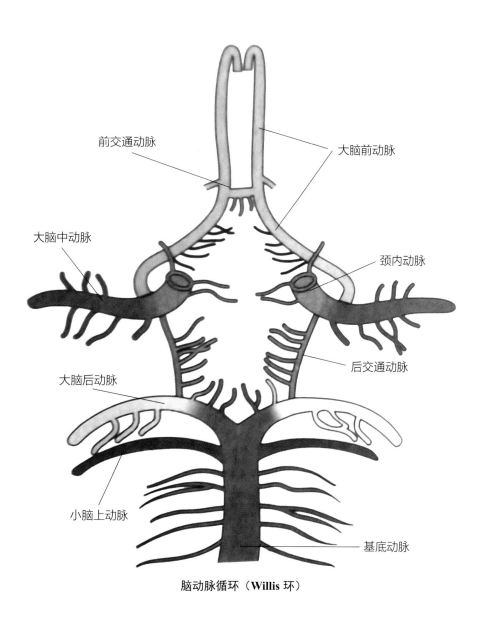

前交通动脉

大脑前动脉

大脑中动脉

颈内动脉

后交通动脉

大脑后动脉

小脑上动脉

基底动脉

脑动脉循环（Willis 环）

改编自 Fizgerald O'Connor I.,Urdang M.(2008) Handbook for Surgical Cross-Cover，经 Oxford University Press 授权

附录 C　格拉斯哥昏迷评分观察表

Glasgow coma scale

请勿粘贴患者标签

姓名：
出生日期：
医院编号：
NHS 编号：
会诊医师：

格拉斯哥昏迷评分观察表

日期：																		
小时：																		
分钟：																		
睁眼反应	自发睁眼	4																
	呼叫时睁眼	3																
	疼痛刺激时睁眼	2																
不可测（NT）	任何刺激无反应	1																
言语反应	定向力正常	5																
	句子完整	4																
	可回答单词	3																
不可测（NT）	仅有声音	2																
	无反应	1																
运动反应	能遵嘱运动	6																
	疼痛可定位	5																
记录上肢的最佳	正常屈曲	4																
反应	异常屈曲	3																
不可测（NT）	伸展	2																
	无反应	1																
格拉斯哥昏迷总分																		
瞳孔	右	大小																
+＝有反应		反应																
-＝无反应	左	大小																
S＝反应迟钝		反应																
四肢运动	上肢	正常肌力																
		轻微无力																
如有差异分别记		严重无力																
录左（L）右（R）		异常屈曲																
		伸展																
		无反应																

240